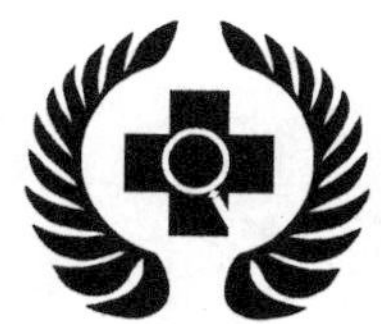

全国高职高专医药院校药学及医学检验技术专业工学结合“十二五”规划教材

供医学检验、卫生检验、药品质量检验、食品检验及相关专业使用

免疫学检验技术

主　编　甘晓玲　郑风英
副主编　吴正吉　孙中文　蒋　斌　魏仲香　邓维秀
编写指导　重庆市医学检验质量控制中心　廖　璞
编　者　（以姓氏笔画为序）
王玉红　（郑州铁路职业技术学院）
方足良　（岳阳职业技术学院）
邓维秀　（湖北医药学院）
甘晓玲　（重庆医药高等专科学校）
白英明　（南方医科大学）
池　明　（长春医学高等专科学校）
孙中文　（苏州卫生职业技术学院）
阳大庆　（怀化医学高等专科学校）
李平飞　（湖北医药学院）
杨国宗　（漳州卫生职业学院）
吴正吉　（重庆医药高等专科学校）
宋兴丽　（信阳职业技术学院）
张　凯　（广州医学院护理学院）
郑风英　（滨州职业学院医疗学院）
郑海筝　（长春医学高等专科学校）
徐勇杰　（鹤壁职业技术学院医学院）
蒋　斌　（合肥职业技术学院）
魏仲香　（聊城职业技术学院）

华中科技大学出版社
http://www.hustp.com
中国·武汉

内 容 简 介

本书为全国高职高专医药院校药学及医学检验技术专业工学结合“十二五”规划教材。

本书在编写中坚持理论知识“必要、实用”的原则，结合高职高专教育的特点和人才培养目标，针对职业岗位所需的知识和能力结构、技能要求，认真遴选教材内容，精心设计编排，突出知识的应用性，以满足“岗位需要、就业需要、社会需要”。全书包括“免疫学检验必备知识 ”和“免疫检验技术与临床”两个项目，共十五项任务。

本书可供高职高专医学检验、卫生检验、药品质量检验、食品检验及相关专业学生使用。

图书在版编目(CIP)数据

免疫学检验技术/甘晓玲　郑风英　主编.—武汉:华中科技大学出版社,2012.8
ISBN 978-7-5609-8015-7

Ⅰ.免…　Ⅱ.①甘…　②郑…　Ⅲ.免疫学-医学检验-高等职业教育-教材　Ⅳ.R446.6

中国版本图书馆 CIP 数据核字(2012)第 104579 号

免疫学检验技术　　甘晓玲　郑风英　主编

策划编辑:荣　静
责任编辑:陈　鹏
封面设计:范翠璇
责任校对:周　娟
责任监印:徐　露
出版发行:华中科技大学出版社(中国·武汉)　电话:(027)81321913
武汉市东湖新技术开发区华工科技园　邮编:430223
录　排:华中科技大学惠友文印中心
印　刷:北京虎彩文化传播有限公司
开　本:787mm×1092mm　1/16
印　张:18.25　插页:3
字　数:443 千字
版　次:2019 年 1 月第 1 版第 6 次印刷
定　价:42.00 元

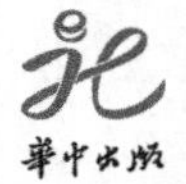

全国高职高专医药院校
工学结合"十二五"规划教材

编委会

总序

ZONGXU

高职高专药学及医学检验技术等专业是以贯彻执行国家教育、卫生工作方针，坚持以服务为宗旨、以就业为导向的原则，培养热爱祖国、拥护党的基本路线，德、智、体、美等全面发展，具有良好的职业素质和文化修养，面向医药卫生行业，从事药品调剂、药品生产及使用、药品检验、药品营销及医学检验等岗位的高素质技能型人才为人才培养目标的教育体系。教育部《关于推进高等职业教育改革创新，引领职业教育科学发展的若干意见》(教职成〔2011〕12 号)明确提出要推动体制机制创新，深化校企合作、工学结合，进一步促进高等职业学校办出特色，全面提高高等职业教育质量，提升其服务经济社会发展能力。文件中的这项规划，为高职高专教育以及人才的培养指出了方向。

教材是教学的依托，在教学过程中和人才培养上具有举足轻重的作用，但是现有的各种高职高专药学及医学检验技术等专业的教材主要存在以下几种问题：①本科教材的压缩版，偏重于基础理论，实践性内容严重不足，不符合高等卫生职业教育的教学实际，极大影响了高职高专院校培养应用型人才目标的实现；②教材内容过于陈旧，缺乏创新，未能体现最新的教学理念；③教材内容与实践联系不够，缺乏职业特点；④教材内容与执业资格考试衔接不紧密，直接影响教育目标的实现；⑤教材版式设计呆板，无法引起学生学习兴趣。因此，新一轮教材建设迫在眉睫。

为了更好地适应高等卫生职业教育的教学发展和需求，体现国家对高等卫生职业教育的最新教学要求，突出高职高专教育的特色，华中科技大学出版社在认真、广泛调研的基础上，在教育部高职高专相关医学类专业教学指导委员会专家的指导下，组织了全国 60 多所设置有药学及医学检验技术等专业的高职高专医药院校近 350 位老师编写了这套以工作过程为导向的全国高职高专医药院校药学及医学检验技术专业工学结合“十二五”规划教材。教材编写过程中，全体主编和参编人员进行了认真的研讨和细致的分工，在教材编写体例和内容上均有所创新，各主编单位高度重视并有力配合教材编写工作，编辑和主审专家严谨和忘我的工作，确保了本套教材的编写质量。

本套教材充分体现新教学计划的特色，强调以就业为导向、以能力为本位、以岗位需求为标准的原则，按照技能型、服务型高素质劳动者的培养目标，坚持“五性”(思想性、科学性、先进性、启发性、适用性)，强调“三基”(基本理论、基本知识、基本技能)，力求符合高职高专学生的认知水平和心理特点，符合社会对高职高专药学及医学检验技术等专业人才的需求特点，适应岗位对相关专业人才知识、能力和素质的需要。本套教材的编写原则和主要特点如下。

(1) 严格按照新专业目录、新教学计划和新教学大纲的要求编写，教材内容的深度和广度严格控制在高职高专教学要求的范畴，具有鲜明的高职高专特色。

(2) 体现"工学结合"的人才培养模式和"基于工作过程"的课程模式。

(3) 符合高职高专医药院校药学及医学检验技术专业的教学实际，注重针对性、适用性以及实用性。

(4) 以"必需、够用"为原则，简化基础理论，侧重临床实践与应用。

(5) 基础课程注重联系后续课程的相关内容，专业课程注重满足执业资格标准和相关工作岗位需求。

(6) 探索案例式教学方法，倡导主动学习。

这套教材编写理念新，内容实用，符合教学实际，注重整体，重点突出，编排新颖，适合于高职高专医药院校药学及医药检验技术等专业的学生使用。这套规划教材得到了各院校的大力支持和高度关注，它将为新时期高等卫生职业教育的发展作出贡献。我们衷心希望这套教材能在相关课程的教学中发挥积极的作用，并得到读者们的喜爱。我们也相信这套教材在使用过程中，通过教学实践的检验和实际问题的解决，能不断得到改进、完善。

全国高职高专医药院校药学及医学检验技术专业工学结合"十二五"规划教材

编写委员会

前言

QIANYAN

《免疫学检验技术》是根据教育部有关高等职业教育的精神和临床检验行业人才需求而组织编写的。本书在编写中坚持理论知识“必要、实用”的原则，结合高职高专教育的特点和人才培养目标，针对职业岗位所需的知识和能力结构、技能要求，认真遴选教材内容，精心设计编排，突出知识的应用性，以满足“岗位需要、就业需要、社会需要”。

本书包括“免疫学检验必备知识”和“免疫检验技术与临床”两个项目，共十五项任务。本着“经典、前沿、实用，课程与考证融合，学习与岗位结合，理论与实践并重”的原则，借鉴了其他相关教材的成功经验，围绕临床免疫检验常规工作，在编排方面进行了尝试。其主要特点是：①各项任务按照“共用”的必备基础知识、“特用”的专业知识、“实用”的实践技能的思路逐一进行编写，并牢牢把握教材的定位，即使用对象（学生）、服务对象（专业）、作用对象（岗位）的定位；②重点阐述与免疫检验岗位相关的基本理论知识及其技能应用，将免疫学与临床医学、常规检验、质量控制等方面融合，结合就业岗位的基本技能、专业综合技能要求编排各任务，使知识与应用相结合，专业技能与相关岗位要求相结合，学习与就业发展相结合，立求重点突出、兼顾全面、循序渐进、除旧布新、易读可读，从而体现本书为职业服务的功能性；③坚持质量优先，题材上涵盖检验技术与案例应用，内容上强调选材的先进性、方法的可操作性，使读者明了，起到实践指导作用；④每项任务后附学习重点提示，对知识要点进行点拨、归纳，帮助理解；⑤为方便师生及时获取本领域最新研究成果及信息，培养学生的自学能力，拓展思维空间，同时使学生了解学习本课程的意义和用途，书后提供了免疫学及相关知识学习网站。为了增强学生对本课程的热爱，提高学习信心，书后附录了免疫学在人类文明发展史上的重大成就概览。

本书供医学检验、卫生检验、药品质量检验、食品检验及相关专业使用，由于各专业应用的侧重点不同，因此，编写时考虑了教材的兼容性和适用性。各专业使用时根据其培养目标选用不同内容进行教学，其他相关内容可作为专业发展方向、专业拓展进行选学。殷切希望该书的出版能符合行业发展需要，服务于学生，服务于行业技术人员。

在编写中我们得到重庆市医学检验质量控制中心、重庆市第三人民医院检验科、重庆市肿瘤医院临床实验中心的行业专家指导，各编者单位领导和同行们的支持，并参考了许多相关书籍、文献资料，引用了大量的插图，在此一并致以衷心的感谢。由于免疫学发展迅速，应用领域不断扩大，内容不断更新，也限于编者的水平，书中难免有欠缺之处，恳请前辈和师生同仁们在使用过程中不吝指正，提出宝贵意见。

编　者

2012 年 6 月

目录

MULU

项目一　免疫学检验必备知识

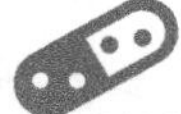

任务一　认知免疫的由来与发展

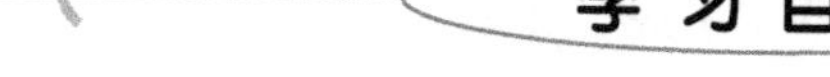

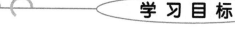

学习目标

1. 掌握免疫的概念、功能。
2. 熟悉免疫学检验的概念及应用。
3. 知晓免疫的类型、免疫学的主要成就。

单元一　免疫的基本概念

一、免疫的概念与功能

人类对机体免疫功能的认识首先是从抗感染免疫开始的。我国古代医学家在与疾病作斗争的过程中逐渐发现了病后免疫现象，如天花患者染病后不再患天花。长期以来，传统的免疫概念认为，免疫(immunity)是指机体对传染性疾病的抵御能力，即机体通过免疫系统识别和清除病原微生物的功能。随着免疫学研究的不断深入，人们逐渐认识到机体不仅能识别和清除入侵的病原微生物，也能识别并清除体内的肿瘤细胞、自身衰老损伤的组织细胞等。因此，现代免疫的概念是指机体通过免疫系统识别"自我"而排出"非己"的抗原性异物，维持自身生理平衡和稳定的一种生理功能。"非己"的抗原性异物包括外环境中侵入的病原微生物和其产生的毒素，内环境中自身衰老残损的组织细胞以及因基因突变产生的肿瘤细胞等。机体的免疫系统识别和清除抗原性异物的反应过程称免疫应答。免疫应答的生理效应是清除这些抗原性异物，实现免疫防御、免疫自稳和免疫监视的功能，但当机体免疫功能调节紊乱时可表现异常免疫应答，导致机体组织、器官发生损伤，出现临床疾病，如自身免疫病、超敏反应性疾病等(表 1-1)。

表 1-1 免疫的功能及其表现

免疫功能	正常表现	异常表现
免疫防御	清除病原微生物及其毒素，抗感染	过强：超敏反应 过弱：免疫缺陷病
免疫自稳	清除自身衰老残损的组织细胞，维持自身稳定	自身免疫病
免疫监视	清除突变细胞，预防肿瘤发生	易患肿瘤、病毒感染

二、机体发挥免疫作用的形式

一个简单的单细胞生物，其细胞膜构成了最原始的免疫系统。随着生物的进化，免疫系统也逐渐完善，分化出专门执行免疫功能的器官、组织和细胞等，构成了高等的免疫系统。根据生物种系和个体免疫系统的进化、发育及其作用特征，机体发挥免疫作用的形式可分为两种，即固有免疫和适应性免疫。从种系发育来看，无脊椎动物的免疫仅为固有免疫，而脊椎动物除固有免疫外，还发展了适应性免疫。从个体上看，病原体等异物进入时机体首先发挥的是固有免疫，然后产生适应性免疫。固有免疫和适应性免疫的主要区别在于，前者可非特异性地防御各种入侵病原微生物，而后者则是高度特异性地针对某一特定病原微生物，是后天生活过程中接受特定病原微生物刺激而获得的。此外，一个特定病原微生物的反复入侵并不改变固有免疫的作用模式和效果，因其是机体与生俱来的。随着与同一抗原（如病原微生物）的反复相遇，适应性免疫的应答能力在适应的经历中“获得”且应答模式和效应不断改善和增强，并产生针对这一特定微生物的免疫记忆效应。因此，固有免疫是生物体抵御病原微生物入侵的第一道防线，是适应性免疫的基础；适应性免疫是在固有免疫的基础上发展起来的，是机体获得性的、特异性的高效防御机制（表 1-2）。固有免疫和适应性免疫两者紧密结合，相互作用，协同发挥机体的免疫功能。值得注意的是免疫概念一般是指适应性免疫，免疫应答也一般是指适应性免疫的反应过程。

表 1-2 固有免疫和适应性免疫的比较

要　点	固有免疫	适应性免疫
获得形式	先天固有，无需抗原激发	后天由抗原激发后获得
免疫作用	非特异性	特异性
免疫记忆	无	有
免疫放大效应	无	有

适应性免疫的种类可按照机体接受抗原刺激发生免疫反应的次数分为初次应答和再次应答；按照机体接受抗原刺激后是否发生免疫效应分为正免疫应答和负免疫应答（免疫耐受）；按照参与免疫应答的免疫细胞差异分为 B 细胞介导的体液免疫和 T 细胞介导的细胞免疫；按照机体获得免疫的方式分为自然免疫和人工免疫。

单元二　免疫学与免疫学检验

一、免疫学及其分支学科

免疫学(immunology)是研究机体免疫系统的结构与功能、免疫应答的机制及其在疾病诊断和防治中的应用的一门现代医学学科。免疫学可分为基础免疫学和临床免疫学。前者主要研究免疫系统的结构、功能,免疫应答的机制等;临床免疫学是在基础免疫学理论的指导下,运用免疫学方法和技术,研究疾病特别是传染病、肿瘤、自身免疫病、器官移植、血液病、变态反应和免疫缺陷病的发病机制、诊断和治疗的多个分支学科的总称。如免疫病理学、移植免疫学、肿瘤免疫学、感染免疫学等均属于临床免疫学。

免疫学检验(laboratory immunology)是研究免疫学技术及其在医学领域中的应用,理论与实践紧密结合的一门学科。该学科重点阐述免疫学技术的设计原理、类型、技术要点、临床应用和方法学评价。它是基础免疫学和临床免疫学之间的桥梁,是医学检验的重要组成部分。通过免疫学技术检测,可获取机体免疫系统的信息,了解免疫物质动态变化,并对其免疫系统的功能作出评价。免疫学检测是一种微量化学分析方法,能超微量地、特异性地对免疫分子、微生物成分以及生物化学成分等免疫物质进行分析,检测各种生理的和病理的免疫学指标,从而进行疾病的诊断、评估疗效和预后判断。

目前,标记免疫技术不断完善,使免疫学技术取得了质的飞跃。随着单克隆抗体技术和计算机应用技术的发展使得荧光免疫技术、酶联免疫分析技术、速率放射免疫分析技术、化学发光免疫技术、流式细胞免疫分析技术和免疫印迹技术等新技术、新方法以自动化的形式广泛用于临床实验诊断,各项技术具有的高特异性、高敏感性和高稳定性等特征使它们在临床诊断、治疗、预防和研究中发挥了重要作用。

二、免疫学检验的任务

免疫学检验的主要任务是利用免疫学检测原理与技术进行免疫学检测。其工作内容主要包括两方面:一是对免疫活性细胞、抗原、抗体、补体、细胞因子等免疫相关物质的检测;二是检测体液中微量物质如激素、酶、血浆微量蛋白、血液药物浓度、微量元素等。这些检测结果可为临床诊断、分析病情、调整治疗方案和判断预后等提供有效的实验数据。由于免疫学检验的结果与免疫学诊断直接相关,掌握免疫学技术,正确选择、应用及评价免疫学检验技术,这是免疫学检验人员必备的基本技能。了解每一项技术的特异性、敏感性和稳定性,掌握每一项检测指标对疾病的临床诊断价值,正确解释免疫学检测所得到的信息,这是学习免疫学检验的目的。为保证实验结果不出现错误,应执行标准化程序操作,规范实验仪器的校准,建立质量控制制度,以确保检测质量。因此,建立质量控制意识,是免疫学检验工作者必备的职业素养。另外,由于免疫学检验与临床医学紧密结合,要求检验专业人员应加强与临床的交流沟通,掌握临床信息,正确分析检测结果的临床意义。

三、免疫学的发展简史

公元713年我国古代医师在医治天花的长期临床实践中,大胆使用了将天花痂粉吹入正常人鼻孔，试图用这种方法让健康人感染一次轻症天花，从而达到预防天花的目的。这种经验性的方法虽然有一定的风险，但其免疫预防的效果是十分明显的。据记载，天花流行期间，感染者通常有15%～20%的死亡率，而采用接种后死亡率最多也只有2%～3%，这是中国人对人类作出的巨大贡献。

到了18世纪末，英国乡村医师E. Jenner也观察到挤奶女工多患牛痘(人感染牛天花而产生的一种轻型的局部痘疹)，但不患人类天花，为此E. Jenner进行了人体试验研究，创立了牛痘苗接种，这是世界上第一例成功的疫苗。这表明免疫学由经验发展时期发展到了以科学实验为基础的科学发展时期。

牛痘苗发明后的一百年左右时间，由于传染病的病原问题没有解决，免疫学的研究几乎没有很大发展。直至19世纪中后期，随着显微镜技术和微生物研究的发展，也推动了免疫学研究的发展，特别是抗感染免疫得到迅速发展。1883年，俄国动物学家E. Metchnikoff发现了白细胞的吞噬作用，并提出了细胞免疫(cellular immunity)学说。1890年，德国医师E. von Behring和日本学者北里发现了白喉抗毒素，1894年比利时血清学家J. Bordet发现了补体。这些发现支持免疫的基础是化学物质，提出了体液免疫(humoral immunity)学说。两种学派曾一度论战不休，直到20世纪初英国医师A. Wright发现了调理素，德国学者P. Ehrlich提出侧链学说，才将两种学说统一起来。E. von Behring因此成为第一届诺贝尔医学奖得主，Metchnikoff和Ehrlich分享了1908年诺贝尔医学奖。

在这一时期，对抗原抗体反应的研究也逐渐形成和发展起来。1896年H. Durham等人发现了凝集反应，1897年R. Kraus发现了沉淀反应，1900年J. Bordet发现了补体结合反应。这些实验逐渐在临床检验中得到应用，此后的几十年中，血清学研究代表了免疫学发展的主流。

自20世纪以来，免疫学进入飞速发展阶段。20世纪40年代中期，Snell通过同类系小鼠培养实验研究，发现并证实了小鼠中H-2复合体及其在同种异体移植排斥中的作用。1945年R. Owen发现异卵双生的两只小牛的不同血型可以互相耐受，Macfaxlane Burnet对R. Owen的发现提供了理论上的解释，提出了获得性免疫耐受。

20世纪50年代，法国的Jean Dausset发现并鉴定了人白细胞抗原(HLA)系统。Yalow创建的放射免疫分析技术，开创了现代免疫标记分析技术，奠定了三大标记(酶标记、荧光标记和同位素标记)技术在临床检验中的重要地位。Yalow因此获得1977年诺贝尔医学奖。

1975年Cesar Milstein与Georges F. Kohler建立了单克隆抗体制备技术，该技术促成了现在的实验诊断和分子生物学的革命性的进展。Cesar Milstein与Georges F. Kohler共同获得1984年诺贝尔医学奖。

近几十年来，免疫学以其辉煌的成就令人瞩目，特别是免疫学技术的独特优势有力地推动了医学和生命科学各领域的研究，并促进了临床医学的进步。美国科学家布鲁斯·博伊特勒、卢森堡科学家朱尔斯·霍夫曼和加拿大科学家拉尔夫·斯坦曼凭借在免疫医学领域的研究共同获得2011年诺贝尔医学奖。目前，免疫学仍然是医学和生命科学领域的带头学科之一。

(吴正吉　甘晓玲)

重点提示

1. 免疫概念的理解　免疫是机体生命活动特征之一，是机体对“自我”与“非己”物质的反应，主要表现为识别和清除两个过程。

2. 免疫的双重性　免疫的效应是清除“非己”异物，正常情况下对机体有利，产生免疫保护作用，异常情况下也有害，引起机体损伤。

3. 免疫的功能　针对不同的抗原性异物而发挥免疫防御、免疫稳定、免疫监视等功能。

4. 免疫作用的方式　生物体生来俱有的免疫作用为固有免疫，其免疫效应是阻挡、清除所有入侵异物。生物体通过接触特定抗原性异物而获得适应性免疫，其免疫效应只清除特定抗原性异物。

目标检测

一、单项选择题

1. 免疫是指(　　)。

A. 机体抗感染的过程　　B. 机体识别和排除抗原性异物的过程

C. 机体防御病原微生物的过程　　D. 机体识别和清除自身衰老损伤细胞的过程

E. 机体抗肿瘤的过程

2. 牛痘苗的发明者是(　　)。

A. 德国人 Behring　　B. 法国人 Pasteur

C. 德国人 Ehrlich　　D. 英国人 Jenner

E. 英国人 Wright

3. 免疫对机体的保护作用应除外(　　)。

A. 防御病原体入侵　　B. 耐受机体自身正常物质

C. 清除机体自身异常物质　　D. 超敏反应

E. 消灭突变细胞

4. 唾液中的溶菌酶的杀菌作用应属于下列哪种免疫方式？(　　)

A. 适应性免疫　　B. 固有免疫

C. 体液免疫　　D. 细胞免疫

E. 人工免疫

5. 机体接种疫苗后所获得的免疫力属于下列哪种免疫方式？(　　)

A. 适应性免疫　　B. 固有免疫　　C. 体液免疫

D. 细胞免疫　　E. 抗感染免疫

二、简答题

1. 简述免疫的生理效应和病理效应。

2. 简述免疫检验人员的主要任务。

任务二　认知启动免疫的核心要素——抗原

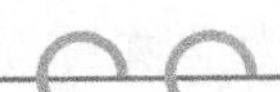
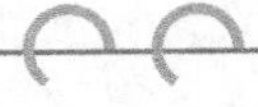

学习目标

1. 掌握抗原和抗原决定簇的概念，掌握抗原的性能。
2. 掌握决定抗原免疫原性的因素，认识抗原在免疫应答中的重要地位。
3. 熟悉抗原的特异性和交叉反应，理解抗原与抗体特异性结合的临床意义。
4. 举例说出天然抗原的种类，了解它们在临床和实际工作中的作用。

单元一　抗原的概念和特性

一、抗原的概念

抗原(antigen，Ag)是一种能刺激机体免疫系统产生特异性免疫应答，并能与相应免疫应答产物(抗体或效应 T 细胞)在体内、外发生特异性结合的物质，如细菌、病毒等。抗原是特异性免疫应答的启动者和驱动力。

二、抗原的特性

抗原一般具备以下两种基本特性。

1. 免疫原性　免疫原性是指抗原刺激机体的免疫细胞活化、增殖、分化，产生免疫效应物质(抗体或效应 T 细胞)的特性，简言之，即刺激机体发生免疫应答，产生免疫效应物质的特性。例如：乙型肝炎病毒进入机体后(自然感染或接种疫苗)，其抗原能激发产生抗乙型肝炎病毒的抗体和效应 T 细胞。

2. 免疫反应性　免疫反应性也称抗原性，是指抗原与抗体或效应 T 细胞发生特异性结合反应的能力。如乙型肝炎病毒在一定的条件下，与相应抗体结合可出现免疫反应。

免疫学中将同时具有免疫原性和免疫反应性的物质称为完全抗原，即通常所称的抗原，如各种病原微生物、寄生虫及异种蛋白质等。若某物质本身只有免疫反应性而无免疫原性称之为半抗原(hapten)或不完全抗原，如青霉素只能与抗青霉素的抗体结合，而不能诱导产生该抗体，但当其与大分子蛋白质结合后便获得免疫原性，即蛋白质赋予青霉素刺激机体产生抗体的能力，将此蛋白质称为载体。

在某些情况下，抗原诱导机体对该抗原不产生免疫效应物质(免疫耐受)时，该抗原被称为耐受原；当抗原刺激机体发生过敏(超敏)反应时，称为变应原。

单元二　决定抗原免疫原性的因素

免疫原性是判断一种物质能否作为抗原，以及诱导特异性免疫应答能力强弱的首要因素。某物质是否具有免疫原性，取决于物质本身的理化性质、机体对其刺激的反应及免疫方式。

一、物质的理化性质

1. 相对分子质量大小　作为一种具有免疫原性的物质相对分子质量一般在 10 kD 以上。一般而言，相对分子质量越大，免疫原性就越强。因大分子物质不易被迅速降解或清除，在体内停留时间较长，可刺激淋巴细胞活化、增殖产生效应物质。

2. 化学组成与结构　抗原物质必须有一定的化学组成和稳定结构。通常抗原的结构越复杂其免疫原性就越强。如天然蛋白质结构均较复杂，无论是单纯的蛋白质还是糖蛋白、核蛋白或脂蛋白，都是良好的抗原。尤其是含有大量芳香族氨基酸（酪氨酸）的蛋白质，因其含结构较稳定的苯环氨基酸，在体内不易被酶破坏降解，能较长时间停留，往往具有更强的免疫原性。如胰岛素序列中含芳香族氨基酸，结构较稳定，虽相对分子质量仅为 5.7 kD，却仍有免疫原性。而明胶相对分子质量虽达 100 kD，但结构简单，由直链氨基酸组成，缺乏苯环氨基酸，易被酶降解成小分子很快清除，不能充分刺激淋巴细胞产生效应物质，故免疫原性很弱。

3. 物理性状　分子的性状也影响着抗原的免疫原性。一般情况下，聚合状态的蛋白质、颗粒性抗原的免疫原性较单体蛋白质或可溶性抗原的免疫原性强，因此，常将许多免疫原性较弱的物质吸附在某些大颗粒表面或载体蛋白上，以增强其免疫原性。

二、物质的异物性

“异物”是指凡化学结构与宿主成分不同或在胚胎期从未与宿主淋巴细胞接触过的物质。异物性是指该物质与宿主组织成分间差异的程度，它是决定抗原免疫原性的首要条件。

正常情况下，机体的免疫系统有精确识别“自己”和“非己”物质的能力。一般来说，种族亲缘关系相距越远，组织结构间的差异越大，免疫原性也就越强。例如马血清与人血清的化学结构不同，对人来说有异物性，免疫原性也就越强。又如鸭血清蛋白对于鸡免疫原性弱，而对于家兔则免原性较强。

根据亲缘关系，具有异物性的物质包括以下三类。

1. 异种物质　无种系关系的两种物质间，存在着免疫原性。如对人体而言，各种病原微生物与其代谢产物、寄生虫、异种动物蛋白质、植物蛋白等均属异种物质，具有异物性。

2. 同种异体物质　该物质有种系关系，但不同个体间存在差异，如人类红细胞血型抗原和组织相容性抗原。

3. 自身物质　自身组织成分通常对机体没有免疫原性，但在外伤、感染、电离辐射或药物等作用下，使自身组织结构发生改变，或从未与淋巴细胞接触过的隐蔽成分（如精子、眼内容物等）得以释放入血液，可被机体免疫系统视为“非己”物质（抗原）而引起免疫应答，导致自身免疫性疾病。

三、其他因素

1. 宿主反应性 由于个体遗传因素的差异,因此,对同一种抗原的免疫应答能力也不同。例如,纯化多糖对人和小鼠具有免疫原性,而对豚鼠则无。同一物种不同品系接受同一抗原刺激时,有些品系能产生抗体,有些品系则不能,这表明机体对某种物质的应答能力受其遗传基因(见主要组织相容性复合体)的控制。此外,年龄、性别和健康状态也会影响机体对抗原的应答能力。一般青壮年者比幼年和老年者的免疫功能强。

2. 抗原免疫方式 抗原进入机体的途径、剂量、次数、间隔时间以及是否使用免疫佐剂,也可影响免疫应答的发生。

(1) 免疫途径:可影响免疫应答的强度,由强到弱依次为皮内注射>皮下注射>肌内注射>腹腔注射>静脉注射。经口服用则易被消化、降解失去免疫原性。

(2) 免疫剂量:每种抗原均有其最适剂量。通常特大剂量或特小剂量都可使动物产生免疫耐受,而中剂量则可诱导抗体产生。大部分抗原需要多次免疫才能产生明显的免疫效果,所以,免疫次数和间隔时间也是影响免疫产生的因素之一。

(3) 免疫佐剂:属非特异性免疫增强剂,与抗原同时或预先注入机体后,可增强该抗原的免疫原性或改变免疫应答类型。常用于预防接种及制备免疫血清,也用于抗肿瘤与抗感染的辅助治疗(详见任务六)。

单元三 抗原的特异性

抗原的特异性是指抗原刺激机体产生免疫应答及其与应答产物(抗体和/或效应T细胞)发生特异性结合所显示的专一性。如伤寒杆菌免疫机体产生针对伤寒杆菌的抗体,且只能与伤寒杆菌结合发生反应,而不能与痢疾杆菌发生反应。因此,抗原的特异性既表现在免疫原性上,也表现在免疫反应性上。特异性是免疫应答最重要的特点,也是免疫学诊断与防治的理论依据。抗原的特异性决定了免疫应答的特异性,而抗原决定簇是抗原特异性的物质基础。

一、抗原决定簇

1. 概念 抗原决定簇(antigenic determinant, AD)是指存在于抗原分子中决定抗原特异性的特殊化学基团。由于该化学基团在抗原分子的表面,又称表位(epitope)。

抗原决定簇一般由6～19个氨基酸残基、5～7个多糖残基或核苷酸组成。一种抗原分子可有一种或多种不同的抗原决定簇,多数抗原具有多种不同的抗原决定簇,故具有多种不同的特异性。位于抗原物质表面的抗原决定簇易与抗原识别受体或抗体结合,称为功能性表位;而位于分子内部的表位无免疫原性,称为隐蔽性表位,若因理化因素或酶降解修饰而暴露出来,可成为功能性表位,诱发特异性免疫应答。

抗原结合价是指一个抗原分子上能与相应抗体特异性结合的表位数目。大多数天然抗原分子结构复杂,由多种、多个抗原决定簇组成,故为多价抗原,能与相应的多个抗体分子特异性结合。

2. 作用 抗原可通过表位与T细胞或B细胞表面的抗原受体(TCR/BCR)结合，激活之引起免疫应答，也可借表位与相应抗体特异性结合。因此，抗原决定簇是被T细胞或B细胞识别的标志，是免疫效应物结合部位，是抗原具有特异性的物质基础。

T细胞的TCR所识别的抗原决定族(T细胞决定族)多位于抗原分子内部，必须由抗原提呈细胞(APC)将抗原加工处理为多肽，并与主要组织相容性复合体(MHC)结合，才能被TCR识别。B细胞决定簇常存在于抗原分子表面，可直接被B细胞识别。

用几种化学基团如苯胺、对氨基苯甲酸、对氨基苯磺酸和对氨基苯砷酸等半抗原通过偶氮化作用，分别与同一种载体蛋白结合组成人工结合抗原(复合抗原)，免疫动物，采取其抗血清(含抗体)分别与上述半抗原进行体外试验。表2-1结果显示不同的半抗原只能与其相应抗体结合，而不能与其他抗体反应，这充分说明抗原特异性是由抗原表位的化学基团性质、数目和空间构象决定，而非整个抗原分子。

表2-1 不同化学基团及空间位置对抗原特异性的影响

各类抗体		半抗原					
		苯胺	对氨基苯甲酸			对氨基苯磺酸	对氨基苯砷酸
			邻位	间位	对位		
抗-苯胺抗体		++	—	—	—	—	—
抗-对氨基苯甲酸抗体	邻位	—	++	—	—	—	—
	间位	—	—	++	—	—	—
	对位	—	—	—	++	—	—
抗-对氨基苯磺酸抗体		—	—	—	—	++	—
抗-对氨基苯砷酸抗体		—	—	—	—	—	++

注:“—”,无反应;“++”,有反应。

二、共同抗原与交叉反应

天然抗原分子结构复杂，具有多种抗原决定簇，每种抗原决定簇都能刺激机体产生一种特异性的抗体。因此，复合抗原能刺激机体产生多种抗体。两种不同的抗原分子所具有的相同或相似的抗原决定簇，称为共同抗原或共同表位。抗体与具有相同或相似的抗原决定簇的抗原之间发生的反应，称交叉反应。例如：抗原1和抗原2两种抗原具有某种相同的抗原决定簇，由抗原1刺激机体产生的抗体，不仅能与抗原1特异性结合，还能与抗原2相同的抗原决定簇发生反应(图2-1)。

交叉反应的主要生物学意义：利用不同微生物之间的交叉反应，协助临床疾病的诊断(详见异嗜性抗原)；利用两种微生物(如人天花病毒与牛痘病毒)之间的交叉作用，制备疫苗预防传染病，如众所周知的接种牛痘苗预防天花。另一方面，由于交叉反应的存在，会影响免疫学检测方法的特异性，可因出现假阳性而导致误诊。若用单克隆抗体代替多价抗体血清则可避免假阳性，提高检测方法的特异性。

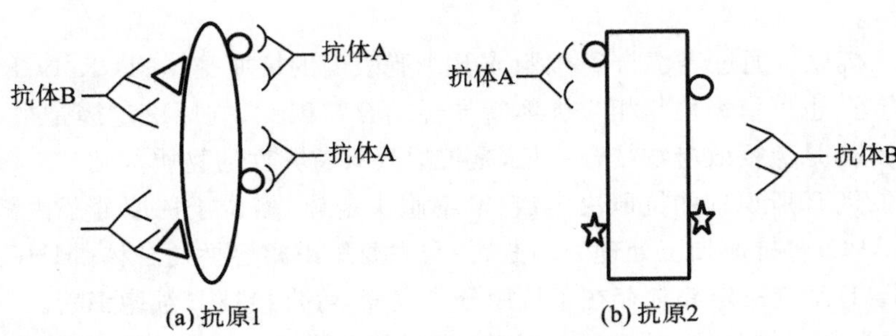

图 2-1 交叉反应示意图

注：抗原 1 和抗原 2 为不同抗原，具有相同抗原决定簇，与同一特异性抗体发生交叉反应。

单元四 抗原的种类

一、天然抗原

(一) 自身抗原

能引起自身免疫应答的自身组织成分称为自身抗原。通常机体对自身成分不产生免疫应答，即免疫耐受。但在某些因素作用下(自身成分结构改变或隐蔽成分暴露等)，自身成分可成为抗原，引起免疫应答，导致自身免疫病。

1. 隐蔽的自身抗原 隐蔽的自身抗原即正常情况下与血流和免疫细胞相对隔绝的自身组织成分。主要有眼晶状体蛋白、眼葡萄膜色素蛋白、甲状腺球蛋白、精子和神经髓鞘磷脂碱性蛋白等。这些自身成分由于所处解剖位置特殊，在胚胎期未曾与自身淋巴细胞接触，机体未能对其建立免疫耐受。因此，如因外伤、感染或手术等使之进入血流，这些隐蔽的自身成分被释放，即成为自身抗原，刺激免疫系统(免疫细胞)可引起自身免疫应答，严重者则发生自身免疫病。如甲状腺球蛋白抗原释放引起的甲状腺炎(桥本甲状腺炎)；眼外伤眼葡萄膜色素蛋白释放引起的交感性眼炎；精子抗原释放引起的男性免疫性不育等。

2. 修饰改变的自身抗原 某些物理、化学和生物因素(如微生物感染等)作用，自身组织细胞结构发生改变或暴露出新的抗原决定簇时，可刺激机体产生免疫应答，引起自身免疫病。如服用甲基多巴类药物后，可使红细胞表面化学结构发生改变，成为自身抗原，从而引起自身免疫性溶血性贫血。

(二) 异种抗原

来自另一物种的抗原物质称为异种抗原。如各种病原微生物与其代谢产物、寄生虫及动物免疫血清等，对于人就是异种抗原。

1. 病原微生物及其代谢产物 各种病原微生物，如细菌、病毒、立克次体、螺旋体、衣原体和寄生虫等，对机体均是良好的抗原。它们虽然结构简单，但化学组成相当复杂，含有多种不同的蛋白质、糖蛋白和类脂，所以是多种抗原决定簇组成的复合物。以细菌为例，其抗原成分包括：①表面抗原，如肺炎球菌的荚膜抗原和伤寒杆菌的 Vi 抗原；②菌体抗原，如肠道杆菌的 O 抗原；③鞭毛抗原，如伤寒杆菌的 H 抗原等。这些抗原可作为细菌鉴定分型的依据，而且在研究致病作用及疫苗制备上也有重要意义。

2. 细菌外毒素和类毒素 细菌在生长代谢过程中，产生一些毒性物质也是很好的抗原，如外毒素，其成分为蛋白质，有很强的免疫原性，能刺激机体产生相应的抗毒素抗体，即抗毒素。外毒素经0.3%～0.4%甲醛溶液处理后，失去毒性而保留其免疫原性，成为类毒素，以此用于人工自动免疫，刺激机体产生相应抗体，可预防由外毒素引起的疾病，如白喉和破伤风病。

3. 动物免疫血清 抗毒素是用类毒素免疫动物（马），采取其血清制备而成的。这种动物免疫血清（含抗毒素）对人体具有双重性：一方面提供特异性抗毒素抗体，能与体内相应的外毒素结合，用于防治外毒素引起的疾病；另一方面马血清对人体是异种抗原，可刺激机体产生抗体，可能发生超敏反应。因此，使用动物免疫血清之前，必须进行皮肤过敏试验。

（三）同种异型抗原

同种异型抗原是指在同一种属的不同个体之间存在的特异性抗原。人类重要的同种异型抗原包括：ABO血型抗原、Rh血型抗原和人类主要组织相容性抗原（人类白细胞抗原）系统。

1. ABO血型系统 根据人类红细胞膜表面A、B抗原种类的不同，可将血型分为A型、B型、O型和AB型四种类型。A型和B型血红细胞膜上分别有A抗原和B抗原；AB型血红细胞膜上有A抗原和B抗原两种；而在O型血红细胞膜上既无A抗原，又无B抗原。人类血清中存在天然血型抗体，如B型人血清中含有抗A抗体，A型人血清中含有抗B抗体；O型人血清中具有抗A和抗B两种抗体，而AB型人血清中无抗A和抗B抗体。ABO血型的天然抗体主要属IgM，不能通过胎盘。

ABO抗原物质不仅存在于人红细胞膜表面，也广泛存在于除中枢神经系统外的各种组织细胞表面，如血管内皮细胞等。此外，在唾液、精液、尿液和乳汁等体液中也可检出。目前用免疫学方法检测血型抗原，可帮助血型鉴定、亲子鉴定、案情辅证。

2. Rh血型系统 研究发现，将恒河猴红细胞免疫家兔后获得的抗体可与多数人的红细胞发生凝集，表明在人类红细胞和恒河猴红细胞表面具有相同的抗原成分，称之Rh抗原。红细胞表面有Rh抗原者为Rh^+，缺乏者则为Rh^-。人类血清中不存在Rh血型的天然抗体，抗Rh抗体只是在接受Rh抗原刺激的情况下产生，如通过输血Rh^+红细胞进入Rh^-者体内或Rh^-妇女怀一Rh^+的胎儿，后者可因分娩时胎盘剥离导致胎儿Rh^+红细胞进入母体，刺激使之产生抗Rh抗体。此抗体为IgG类型抗体，若再次妊娠Rh^+胎儿时，即可通过IgG抗体与胎儿体内红细胞表面Rh抗原特异性结合，引起新生儿溶血症。

3. 人类主要组织相容性抗原 人类主要组织相容性抗原，因首先在外周血白细胞表面发现，而得名人类白细胞抗原（human leukocyte antigen，HLA）。HLA是最复杂的同种异型抗原，分布于所有有核细胞、血小板和胸腺上皮细胞表面，主要参与免疫应答和免疫调节，引起同种移植排斥反应等（详见任务三）。

（四）异嗜性抗原

异嗜性抗原是一类与种属特异性无关，存在于人、动物、植物或微生物之间的共同抗原，因首先由Forssman发现，故又称为Forssman抗原。在医学实践中，异嗜性抗原对于探讨疾病病因及协助诊断等方面具有重要作用。

1. 用于免疫相关疾病的病因探讨 乙型溶血性链球菌的某些抗原与人体的肾小球基底膜、心瓣膜和心肌组织有共同抗原。当机体感染乙型溶血性链球菌所产生的抗体，除与该细菌特异性结合外，还可与含有共同抗原（异嗜性抗原）的组织（肾小球基底膜等）结合，通过免疫应答造成机体组织损伤，如链球菌感染后肾小球肾炎、心肌炎或风湿病等。此外，大肠杆菌 O_{14} 型的脂多糖与人结肠黏膜之间存在共同抗原，可导致溃疡性结肠炎的发生。

2. 用于疾病的协助诊断 斑疹伤寒立克次体与变形杆菌 OX19、OX2 有共同抗原成分，临床可采用此变形杆菌菌株代替立克次体作为抗原，用其与斑疹伤寒患者的血清做凝集试验（外斐氏试验），进行辅助诊断。传染性单核细胞增多症病原体（EB 病毒）与绵羊红细胞之间有共同抗原，可根据绵羊红细胞能否与患者血清发生凝集反应进行诊断。肺炎支原体与 MG 株链球菌有共同抗原成分，可用 MG 株链球菌代替肺炎支原体进行临床血清学诊断。

另外，与 ABO 天然血型抗体产生有关的异嗜性抗原，如大肠杆菌 O_{86} 型含人血型 B 物质，肺炎球菌 14 型含人血型 A 物质。

二、人工抗原

用化学合成法或基因重组法制备含有已知化学结构决定簇的抗原，称为人工抗原。它对免疫学理论研究和分子疫苗的制备都具有重要意义。

（一）人工结合抗原

将无免疫原性的简单化学基团如二硝基苯（DNP）或三硝基苯（TNP）与蛋白质载体偶联，形成载体-半抗原结合物，即为人工结合抗原。应用此种抗原证明了抗原与抗体特异结合的化学基础，以及在抗体生成过程中 T 细胞与 B 细胞的协同作用。

（二）人工合成抗原

用化学方法将活化氨基酸聚合，使之成为合成多肽。由一种氨基酸形成的聚合体称为同聚多肽，如由左旋赖氨酸形成的同聚多肽。由两种或两种以上氨基酸形成的聚合多肽称为共聚多肽，如由酪氨酸、谷氨酸与多聚丙氨酸和赖氨酸组成的共聚多肽。应用这些人工合成多肽可研究氨基酸种类、序列与蛋白质免疫反应性及免疫原性的关系，也可研究机体遗传性与免疫的关系。

（三）基因工程抗原

基因工程抗原是抗原基因通过质粒载体在原核或真核细胞中表达的蛋白质抗原，多以大肠杆菌或酵母菌为表达系统。用基因工程生产出来的抗原，大部分是无毒的，可以通过它来制造疫苗。基因工程抗原特异性强，反应迅速，灵敏性高，而且成本低。由于其相对分子质量大、稳定性好，能将特异性抗原决定簇基因融合表达，产物包含更多的抗原决定簇，可提高试剂盒的灵敏度，提高检出率。

三、胸腺依赖性抗原与胸腺非依赖性抗原

（一）胸腺依赖性抗原

胸腺依赖性抗原（thymus dependent antigen，TD-Ag）是指刺激 B 细胞产生抗体需 T

细胞的辅助的抗原。天然抗原大多为TD抗原,如细菌、病毒、细胞和血清蛋白等。其分子较大,结构复杂,抗原决定簇种类繁多,既有T细胞抗原决定簇,又有B细胞抗原决定簇。

(二)胸腺非依赖性抗原

胸腺非依赖性抗原(thymus independent antigen,TI-Ag)是指可直接刺激B细胞产生抗体不需要T细胞辅助的抗原,如细菌脂多糖、荚膜多糖和聚合鞭毛素等。该类抗原结构简单,同一B细胞抗原决定簇重复出现,能与B细胞表面抗原受体牢固结合,引起受体交联导致B细胞活化。TD-Ag和TI-Ag的主要特性见表2-2。

表2-2 TD-Ag与TI-Ag的主要特性比较

	TD-Ag	TI-Ag
T细胞辅助	需要	不需要
抗体类型	主要为IgG	IgM
免疫应答类型	体液免疫和细胞免疫	体液免疫
免疫记忆	有	无
表位组成	T细胞、B细胞表位	B细胞表位
表位种类	多	少

(邓维秀)

重点提示

1. 抗原概念的理解　抗原是刺激宿主免疫系统发生特异性免疫应答的物质,是免疫应答的启动者和驱动力,但不是所有物质均可成为抗原,需要具备一定条件。抗原的意义在于为临床传染病的预防及诊断提供理论基础,有抗原才能引起免疫应答,建立免疫力,刺激机体产生的相应抗体,在体内与其结合可达到杀灭、清除病原和预防传染病的目的;在体外的结合可供临床检测和病原诊断、未知物质的分析鉴定等。

2. 抗原的两种基本特性　具有免疫原性和免疫反应性的抗原,即通常所称的完全抗原。若某物质仅有免疫反应性而无免疫原性称半抗原,如青霉素等药物。由此说明,抗原可以具有两种性能,也可以仅具有免疫反应性。在体内,抗原要引发免疫应答必须具备两种性能。半抗原在某些诱因或人工条件下(如偶联载体)可具备两性。

3. 抗原决定簇的概念　决定抗原特异性的物质基础是抗原决定簇,其本质是存在于抗原分子表面的特殊化学基团(或基本结构)。它们的性质、数目和空间构象决定着抗原特异性。只有表面的抗原决定簇才能发挥(被识别、结合)作用。一个抗原分子表面常有多种抗原决定簇,两种抗原间有各自特异的抗原决定簇,也可以有相同的抗原决定簇。特异性是免疫应答最重要的特点,也是免疫学诊断与防治的理论依据。

4. 物质成为抗原的条件　自身条件必须是具有异物性的大分子物质并且化学结构稳定,不易被酶降解与破坏,能在体内较长时间停留,才具有免疫原性,可持续有效地刺激淋巴细胞产生抗体或效应T细胞,引起特异性免疫应答。但是作为抗原,进入机体后是否一定发生免疫反应,还与抗原免疫方式、宿主反应性有关。

5. 异物性的意义　免疫应答的本质就是识别和排斥异物的应答，因此，抗原物质要激发免疫应答，必须具备异物性，具有异物性的物质可以是外源性的（如异种抗原或同种异体抗原），也可以是内源性的（如自身抗原）。

6. 交叉反应的认识　交叉反应仍是抗原、抗体间的特异结合反应，只是针对的是共同抗原决定簇所发生的反应。可利用这种反应来交叉检测某些难以得到的抗原，但交叉反应会干扰检测方法对某种物质鉴定或疾病诊断的特异性。另一方面，由于共同抗原的存在而引起交叉免疫反应，可导致某些免疫性疾病发生，如链球菌感染后引起的肾小球肾炎、心肌炎或风湿病等。

目标检测

一、单项选择题

1. 决定抗原特异性的物质基础是（　　）。
A. 抗原决定簇　B. 抗原的大小　C. 抗原的电荷性质
D. 载体的性质　E. 抗原的物理性状

2. 下列哪种物质不是 TD-Ag？（　　）
A. 血清蛋白　B. 细菌外毒素　C. 类毒素　D. 细菌脂多糖　E. IgM

3. 关于 TI-Ag 叙述正确的是（　　）。
A. 只引起细胞免疫　B. 绝大多数为蛋白质　C. 不能引起回忆应答
D. 产生抗体以 IgG 为主　E. 需要 T 细胞辅助

4. 动物来源的破伤风抗毒素对人而言是（　　）。
A. 半抗原　B. 抗体　C. 抗原
D. 既是抗原又是抗体　E. 超抗原

5. 接种牛痘疫苗后机体产生了对天花病毒的免疫力，反映了这两种抗原分子间的何种特性？（　　）
A. 特异性　B. 交叉反应性　C. 同种性　D. 异种性　E. 免疫原性

6. 免疫原性最强的物质是（　　）。
A. 蛋白质　B. 类脂　C. 多糖　D. 核酸　E. 多肽

7. 下列哪种物质不是完全抗原？（　　）
A. 类毒素　B. 抗毒素　C. 细菌
D. 变性的眼晶体蛋白　E. 青霉素

8. 异嗜性抗原是一种（　　）。
A. 共同抗原　B. 自身抗原　C. 半抗原　D. 同种异型抗原　E. 超抗原

9. 下列哪项不是构成抗原必备的条件？（　　）
A. 大分子物质　B. 异物性　C. 有一定的化学组成和结构
D. 特异性　E. 必须与载体结合

10. 下列生物制品中一般对人无免疫原性的物质是（　　）。
A. 人血浆丙种球蛋白　B. 动物来源的抗毒素　C. 类毒素
D. 苯胺　E. 牛血清蛋白

二、简答题

1. 试述决定抗原物质免疫原性的因素。
2. 试述 TD-Ag 和 TI-Ag 引起免疫应答的区别。

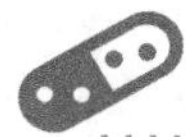

任务三　认知发挥免疫作用的物质——免疫分子

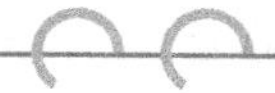

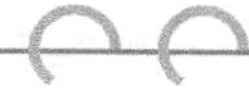

学习目标

1. 掌握补体、免疫球蛋白、细胞因子及 MHC、HLA 的概念。
2. 熟悉各类免疫球蛋白的特性及其功能。
3. 知晓 HLA 分子、补体在医学上的意义以及细胞因子的种类和作用。
4. 了解免疫球蛋白、HLA 分子的结构、补体的激活过程。

单元一　抗体与免疫球蛋白

抗体是免疫应答的重要效应分子，因抗体主要存在于机体的各种体液中，因此，将产生抗体的免疫应答称为体液免疫应答。

一、抗体和免疫球蛋白的概念

抗体(antibody，Ab)是指 B 细胞识别抗原后活化、增殖分化为浆细胞，由浆细胞合成和分泌的能与相应抗原发生特异性结合的球蛋白。抗体主要存在于血清中，但也分布于组织液以及呼吸道黏液、消化道黏液、乳汁等外分泌液中。1939 年 Tiselius 和 Kabat 利用蛋白电泳技术分析血清球蛋白，发现 γ 区血清球蛋白具有抗体活性，故认为抗体就是 γ 区(丙种)球蛋白。但以后研究发现 α 区和 β 区也有少量球蛋白具有抗体活性，且 γ 区球蛋白也并非都有抗体活性。因此，1968 年和 1972 年世界卫生组织和国际免疫学联合会先后决定，将具有抗体活性或化学结构与抗体相似的球蛋白统一命名为免疫球蛋白(immunoglobulin，Ig)。抗体均是免疫球蛋白，但免疫球蛋白并非都具有抗体活性。如多发性骨髓瘤病人血清中的免疫球蛋白至今尚未发现其具有抗体活性。免疫球蛋白是化学结构的概念，而抗体是生物学功能上的概念。免疫球蛋白有分泌型和膜型两种。前者主要存在于体液中，具有抗体的各种功能；后者是 B 细胞膜上的抗原受体。

二、免疫球蛋白的结构

(一) 免疫球蛋白的基本结构

免疫球蛋白分子的基本结构是由二硫键连接四条多肽链组成的呈“Y”字形的单体

分子。

1. 重链和轻链 四条多肽链中相对分子质量较大(50～75 kD)的两条长链称为重链(heavy chain,H 链),每条有 450～550 个氨基酸残基;相对分子质量(约 25 kD)较小的两条短链称为轻链(light chain,L 链),每条约有 214 个氨基酸残基(彩图 1)。根据重链恒定区的氨基酸组成和排列顺序的差异及其免疫原性的不同,可将重链分为五类,即 γ 链、α 链、μ 链、δ 链、ε 链,由它们组成的免疫球蛋白分别称为 IgG、IgA、IgM、IgD 和 IgE,共五类。根据轻链的结构和恒定区免疫原性的不同,分为 κ 型和 λ 型两型。每个免疫球蛋白分子上的两条轻链总是同型的,而重链总是同类的。人类血清中各类 Ig 所含 κ 和 λ 轻链的比例约为 2∶1。

2. 可变区和恒定区 Ig 单体的四条多肽链的游离氨基均朝向一端,称氨基端(N 端),另一端是游离羧基所在的一端则称羧基端(C 端)。氨基端 L 链的 1/2、H 链的 1/4(γ 链、α 链、δ 链)或 1/5(μ 链、ε 链)区段的氨基酸组成及排列顺序随其识别抗原的不同而有很大不同,故称此区为可变区(variable region,V 区),用 VH 和 VL 表示,是特异性结合抗原的区域。V 区以外的部分,即多肽链的羧基端(C 端)L 链的 1/2 与 H 链的 3/4 或 4/5 区段,氨基酸的组成和排列比较恒定,称为恒定区(constant region,C 区),用 CH 和 CL 表示。抗体与抗原之间的特异性结合是由 H 链和 L 链可变区决定的。在可变区中,某些特定位置的氨基酸残基,显示更大的变异性,称此部位为高变区(彩图 2)或称互补决定区(complementary determining region,CDR),构建了抗体分子和抗原决定簇发生特异性结合的关键部位。可变区中的其他部分变化较小,称为骨架区(framework region,FR)。骨架区不与抗原分子结合,但对维持 CDR 区的空间构型起着重要的作用。一个单体免疫球蛋白分子有两个抗原结合位点,故将单体抗体分子称为 2 价抗体。

(二) 免疫球蛋白的辅助结构

免疫球蛋白除重链和轻链外,部分类别的 Ig 还有连接链和分泌片两种辅助结构(彩图 3)。

1. 连接链(J 链) 由浆细胞合成的酸性糖蛋白,以二硫键的形式共价结合到 Ig 的重链上,是连接两个或两个以上免疫球蛋白单体的成分。IgM 由一条 J 链连接成五聚体,IgA 由一条 J 链连接成双聚体。

2. 分泌片(SP) 分泌片是由黏膜上皮细胞合成分泌的多肽。它以非共价键方式结合到二聚体 IgA 分子上,形成分泌型 IgA(SIgA)。它介导 SIgA 向黏膜表面转运,并保护 SIgA 免受蛋白酶的降解作用。

(三) 免疫球蛋白的功能区

免疫球蛋白多肽链中由链内二硫键连接折叠形成的球形结构,具有一定的功能,称功能区。每个功能区由约 110 个氨基酸残基组成。L 链有 VL 和 CL 两个功能区,IgG、IgA 和 IgD 的 H 链有四个功能区,分别为 VH、CH1、CH2、CH3,IgM 和 IgE 有五个功能区,即多了一个 CH4。

1. VH 和 VL VH 和 VL 是结合抗原的部位。它与相应的抗原决定簇在空间结构上形成精确的互补。

2. CH1 和 CL CH1 和 CL 具有同种异型间不同的抗原特异性,是 Ig 的遗传标志。

3. CH2(IgG)和 CH3(IgM) CH2 和 CH3 是结合补体 C1q 的部位，可启动补体活化的经典途径。母体的 IgG 可借助 CH2 通过胎盘。

4. CH3(IgG)和 CH4(IgE) CH3 和 CH4 可与细胞表面的 IgFc 受体结合，诱导细胞发挥效应。吞噬细胞、B 细胞、NK 细胞表面具有 IgG Fc 受体(FcγR)；肥大细胞和嗜碱性粒细胞表面具有 IgE Fc 受体(FcεRⅠ)。

5. 铰链区 铰链区位于 H 链的 CH1 和 CH2 之间。该区富含脯氨酸，具有弹性及伸展性。当 Ig 与抗原结合时，该区可转动，能使抗体与不同距离的抗原决定簇结合，也易使补体结合点暴露，为补体活化创造条件。铰链区对木瓜蛋白酶、胃蛋白酶敏感。

(四) 免疫球蛋白的酶解片段

利用酶的水解作用可将免疫球蛋白酶解为不同的结构片段，这是研究免疫球蛋白结构与功能的重要方法。用木瓜蛋白酶水解 IgG，可将其裂解为三个片段，即两个相同的 Fab 段和一个 Fc 段。Fab 段即抗原结合片段，它含有一条完整的轻链和重链 N 端的1/2部分，能与一个抗原决定基发生特异性结合，为单价。Fc 段即可结晶片段，含两条重链 C 端的1/2，它不能与抗原结合，但具有活化补体、亲和细胞、通过胎盘等生物活性。用胃蛋白酶水解 IgG，可得到一个大分子的 $F(ab')_2$ 片段和若干小分子多肽碎片。$F(ab')_2$ 分子为 Fab 双体，具有双价抗体活性(彩图 4)。人工制备抗体(如破伤风抗毒素、人丙种球蛋白等)时，可用胃蛋白酶处理，除去 Ig 的大部分 Fc 段，降低超敏反应发生。

三、抗体的生物活性

抗体的生物学活性是以其分子结构为基础，通过免疫球蛋白的各功能区来进行的，其中特异性与抗原结合的功能由可变区完成，与抗原结合后激发的一系列效应功能则由恒定区完成。

(一) 特异性结合抗原

V 区特异性结合抗原是抗体最主要的生物学功能。抗体分子的 V 区，尤其是高变区与相应抗原决定簇化学基团的构象必须互补吻合才能结合，因此抗原、抗体的结合具有高度特异性。抗体分子结合相应抗原后，引起免疫球蛋白分子的 Fc 段变构，从而产生多种生物学效应。

(二) 激活补体

当抗体(IgG1～IgG3、IgM)与相应抗原特异性结合后，其构型发生变化，暴露出补体 C1q 结合位点，C1q 与之结合，从而启动补体经典激活途径。另外，聚合的 IgA 和 IgG4 可通过旁路途径激活补体系统。

(三) 与细胞表面 Fc 受体结合

Ig 可通过其 Fc 段与多种细胞表面的 Fc 受体结合，产生多种免疫效应。

1. 调理作用 调理作用是指抗体或补体促进吞噬细胞吞噬颗粒性抗原的作用。中性粒细胞、巨噬细胞等表面具有 IgG Fc 受体，IgG 通过其 Fc 段与它们结合后，从而促进这些细胞吞噬其 V 区结合的抗原(彩图 5)。

2. 抗体依赖性细胞介导的细胞毒作用(ADCC) NK 细胞、中性粒细胞、巨噬细胞膜表面具有 Fc 受体，能与 IgG 类抗体的 Fc 段结合，可直接杀伤 IgG 特异性结合的靶细胞(彩

图 6)。

3. 介导Ⅰ型超敏反应 IgE 的 Fc 段与肥大细胞、嗜碱性粒细胞表面的 Fc 受体(FcεR)结合,当再遇到相应抗原时,可引起Ⅰ型超敏反应。

(四) 其他作用

1. 通过胎盘和黏膜 在人类 IgG 是唯一能从母体通过胎盘转移到胎儿体内的免疫球蛋白。IgG 通过胎盘是一种重要的自然被动免疫,对新生儿抗感染具有重要作用。分泌型 IgA 分布于消化道和呼吸道黏膜表面,是黏膜局部免疫的主要抗体;分泌型 IgA 可经初乳传递,为新生儿消化道提供免疫保护。

2. 免疫调节 抗体对体液免疫应答有正、负调节作用。

3. 免疫原性 Ig 是一群高度不均一的大分子糖蛋白,具有多种不同的抗原特异性(即具有免疫原性),能刺激机体产生抗抗体(第二 Ab)。根据 Ig 重链抗原特异性差异,将 Ig 抗原特异性分为同种型、同种异型和独特型。同种型是同一种属中共同具有的抗原特异性;同种异型是同一种属不同个体,所具有的特异抗原遗传标志,主要表现在 Ig 的 C 区有一个或几个氨基酸的差异;独特型是同一个体不同 B 细胞克隆所产生的不同特异性抗原遗传标志,主要表现在 Ig 的高变区中特有的氨基酸序列和构型的差异(彩图 7)。

四、五类免疫球蛋白的特性与功能

(一) IgG

1. 特性 IgG 多以单体形式存在,有 IgG1、IgG2、IgG3 和 IgG4 四个亚类。出生后 3 个月婴儿开始合成 IgG,5 岁时达成人水平,IgG 是血清中 Ig 的主要成分,占血清 Ig 总量的 75%～80%。IgG 的半衰期最长,为 20～23 天。

2. 功能 ①抗感染:IgG 是唯一能通过胎盘的抗体,对新生儿抗感染起重要作用,抗毒素和抗病毒与大多数抗菌抗体均为 IgG,是抗感染的主要抗体。②产生免疫记忆:IgG 是机体再次体液免疫应答产生的主要抗体。③引起免疫损伤:不少自身抗体如抗核抗体、抗甲状腺球蛋白抗体属于 IgG,与自身免疫病有关。IgG 还参与Ⅱ、Ⅲ型超敏反应的发生。④激活补体:IgG (除 IgG4)可通过经典途径活化补体。⑤发挥调理吞噬和 ADCC 效应:IgG 以其 Fc 段与吞噬细胞和 NK 细胞表面 Fc 受体结合,促进吞噬细胞对抗原的吞噬或杀伤。⑥用于检测:IgG 的 Fc 段还能同金黄色葡萄球菌 A 蛋白(SPA)结合,再与相应特异性抗原结合,出现细菌凝集现象,此即协同凝集试验,已广泛用于免疫学检验。

(二) IgM

1. 特性 IgM 是相对分子质量最大的 Ig,故又称巨球蛋白,是由五个单体和一个 J 链组成的五聚体。IgM 的抗原结合价为 10 价,但实际结合时,由于空间位阻作用只表现为 5 价。IgM 占血清 Ig 总量的 5%～10%。IgM 的半衰期短,约为 5 天。

2. 功能 ①抗感染:IgM 因相对分子质量大,不易透过血管壁,主要存在于血液中,是血液中抗感染的重要因素。因其具有强的抗原结合能力,故其激活补体、调理吞噬及凝集作用都强于 IgG。在针对抗原的免疫应答中最早产生的抗体是 IgM,在感染早期发挥免疫防御作用。②用于胎儿感染诊断:IgM 是个体发育中最早合成的 Ig,在胎儿晚期已能合成,如脐带血中出现高浓度 IgM 时,表示胎儿可能发生宫内感染。③早期或近期感染指标:由于 IgM 的半衰期短，血液中 IgM 含量升高说明机体近期有感染，可作为早期诊断依据。④溶血反应：天然血型抗体为 IgM，存在于 ABO 血型的血清中，有抗 AB 凝集原、抗 A 凝集原、抗 B 凝集原，输血时血型不符，则可发生溶血反应。

（三）IgA

1. 特性 IgA 具有血清型和分泌型两种。血清型 IgA 主要存在于血清中，多为单体，占血清 Ig 总量的 10%～20%。分泌型 IgA 为二聚体，由两个 IgA 单体和一个 J 链、一个分泌片组成。

2. 功能 ①黏膜保护：SIgA 主要存在于外分泌液（初乳、唾液、泪液、胃肠液、支气管分泌液等）中，是机体黏膜防御感染的主要抗体。分泌型 IgA 不能通过胎盘，婴儿出生半年左右才能合成，但可通过母乳（特别是初乳）获得 SIgA，有利于婴儿抵抗呼吸道和消化道病原微生物感染，这是临床上提倡母乳喂养的重要科学依据所在。②调理吞噬：目前发现单核吞噬细胞和中性粒细胞表面有 IgA Fc 受体，说明血清型 IgA 可发挥调理吞噬作用。

（四）IgD

正常人血清 IgD 含量很低，不足总 Ig 的 1%。IgD 为单体，半衰期仅 3 天。血清中 IgD 的功能尚不清楚，但表达在 B 细胞膜上的 IgD 是 B 细胞成熟的标志，也是 B 细胞的抗原受体。

（五）IgE

IgE 是正常人血清中含量最低的免疫球蛋白，仅占 Ig 总量的 0.002%，在个体发育中合成较晚，为单体。IgE 可通过 Fc 段与嗜碱性粒细胞和肥大细胞膜上 Fc 段结合，引起 I 型超敏反应，故称亲细胞抗体。寄生虫感染或过敏反应发生时，血清中特异性 IgE 水平明显升高。近年有研究报导，寄生虫抗原特异性 IgE 可介导 ADCC 效应，对机体抗寄生虫感染具有一定意义。

（白英明）

单元二 补体系统

一、概述

补体（complement，C）是存在于人和脊椎动物血清中的一组具有酶活性的球蛋白，包括 30 余种可溶性蛋白与膜结合蛋白，故称为补体系统。

（一）补体系统的组成与命名

1. 补体系统的组成 根据功能和存在形式不同，补体系统可分为三部分：补体激活固有成分、补体调节成分和补体受体。前者是指三条激活途径各自必要的成分，后两者分别参与补体激活调节及生物学效应。

（1）补体激活固有成分：其是指存在于血清中的、构成补体基本组成的蛋白质。包括：①参与经典激活途径的 C1、C2、C4；②参与旁路激活途径的 B 因子、D 因子、P 因子；③参与甘露聚糖结合凝集素(mannan-binding lectin;MBL)激活途径的 MBL 和与 MBL 相关的丝氨酸蛋白酶(MBL-associated serine protease,MASP);④补体激活的共同成分,如 C3、C5～C9。

(2) 补体调节成分:其是指存在于血浆中和细胞膜表面,通过调节补体激活途径中关键酶而控制补体活化强度和范围的蛋白质分子,如 C1 抑制物、C4 结合蛋白、H 因子和膜表面的衰变加速因子等。

(3) 补体受体:其是指存在于细胞膜表面的、能与补体激活过程中产生的活性片段结合、介导一系列生物学效应的受体分子,如 CR1～CR5、C3aR、C4aR 等。

2. 补体系统的命名 将参与经典激活途径的补体成分以符号"C"表示,按其发现的先后顺序命名为 C1、C2……C9。补体系统其他成分以英文大写字母表示,如 B 因子、D 因子、H 因子等;补体调节蛋白多以功能命名,如 C1 抑制物、C4 结合蛋白、促衰变因子等。补体成分被激活时,则在数字或代号上方加一横线表示,如 $C\bar{1}$ 等;其裂解片段则另以英文小写字母表示,如 C3a、C3b 等,通常 a 为小片段,b 为大片段。被灭活后的成分在其符号前加 i 表示,如 iC3b。

(二) 补体的理化性质

补体各成分的化学组成均为糖蛋白,约占血清球蛋白总量的 10%,多数为 β 蛋白,少数属于 α 球蛋白或 γ 球蛋白,各组分中 C3 含量最高。补体对许多理化因素敏感,多数补体成分对热敏感,56 ℃加热 30 min 可使补体大部分组分丧失活性;室温下也易失活,0～10 ℃时活性仅能保持 3～4 天,故检测补体应采用新鲜血清标本。若需较长时间保存,应置于 −20 ℃低温下。机械震荡、紫外线照射、强碱、强酸、乙醇及蛋白酶也可使补体失活。

二、补体系统的激活与调节

在生理情况下,血清中的大多数补体成分以酶原(非活性)状态存在。补体的激活是在某些激活物的作用下,补体成分按一定顺序,以连锁酶促反应依次激活,产生具有生物学效应的产物。补体激活途径包括三条:经典激活途径、旁路激活途径和 MBL 激活途径。

(一) 补体系统激活

1. 经典激活途径 参与补体经典激活途径的补体成分包括 C1～C9。IgG1～IgG3 或 IgM 类抗体与相应抗原结合形成的复合物是经典激活途径的主要激活物,此复合物与 C1 结合开始,依次激活补体各成分直至 C9,其反应顺序为 C1、C4、C2、C3、C5……C9。整个激活过程分为三个阶段:识别阶段、活化阶段和膜攻击阶段(图 3-1)。

(1) 识别阶段:C1 识别免疫复合物并被活化的阶段。C1 由 C1q、C1 r 和 C1 s3 个亚单位组成,其中 C1q 发挥识别作用,C1 r 和 C1 s 发挥催化作用。当 IgG1～IgG3 或 IgM 与抗原结合后,抗体发生构象改变,使 Ig 的 C 区的补体结合位暴露,C1q 的球形结构对其识别并与之结合(图 3-2),若 C1q 分子有两个或多个球形结构与 IgG、IgM 结合后可使其构型改变,进而导致 C1 r 和 C1 s 活化,C1 s 具有酶活性,可依次激活作用 C4 和 C2。

(2) 活化阶段:C3 转化酶和 C5 转化酶的形成阶段。C1s 水解 C4 成小片段 C4a 和大片段 C4b,C4a 释放到液相,C4b 与抗原抗体复合物所在的靶细胞膜结合,未被结合的 C4b 迅速失去结合能力。在 Mg^{2+} 存在时,C2 与 C4b 结合,被 C1s 水解为 C2b 和 C2a,C2a 释放入液相。C2b 与 C4b 结合于靶细胞膜表面，形成 C $\overline{4b2b}$，即 C3 转化酶。C3 被 C3 转化酶水解成 C3a 释放入液相，大片段 C3b 与靶细胞膜上 C $\overline{4b2b}$结合，形成 C $\overline{4b2b3b}$，即 C5 转化酶。

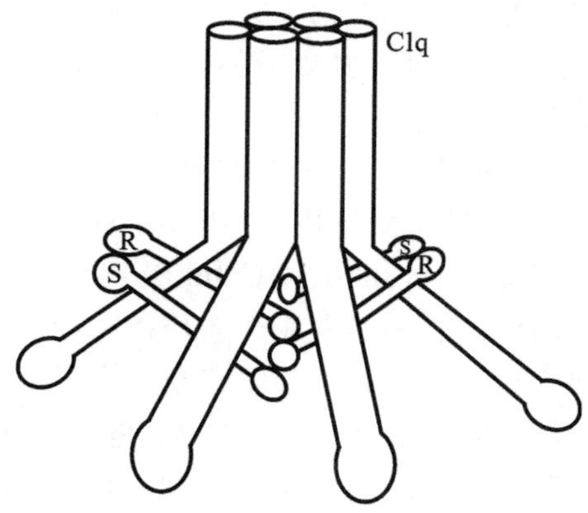

图 3-1　C1 分子结构示意图

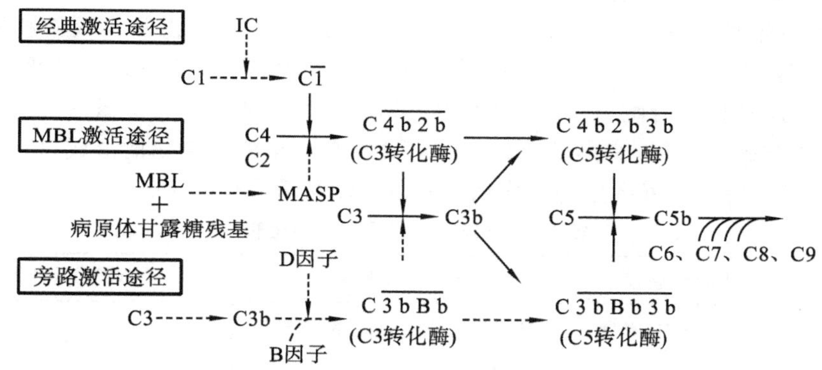

图 3-2　三条补体激活途径全过程示意图

(3) 膜攻击阶段：补体活化的末端效应阶段。C5 转化酶裂解 C5 为 C5a 和 C5b，C5a 游离于液相中，C5b 结合在细胞表面，并依次结合 C6 和 C7 形成 C5b67。C5b67 对细胞膜有高亲和性并插入细胞膜脂质双层中，变成 C8 的高亲和性受体，而 C8 是 C9 的结合部位，当 12～16 个 C9 加入一个 C5b678 后，最终在靶细胞膜上形成一个大分子 C5b6789 的膜攻击复合物(MAC)。在 MAC 中，C9 聚合体插入靶细胞的脂质双层，形成跨膜孔道，使得小分子和离子等从细胞内逸出，而蛋白质类大分子难以逸出，大量水分子进入细胞内，导致靶细胞膨胀而裂解。

2. 旁路激活途径　旁路激活途径又称替代激活途径，它与经典激活途径不同的是不需要 C1、C4、C2 参与，而直接从 C3 激活开始，并有 B 因子、D 因子参与，然后完成 C5～C9 的活化过程。

(1) 激活物：旁路激活途径的激活物主要是细菌细胞壁成分(脂多糖、酵母多糖、葡聚糖)以及凝聚的 IgA 和 IgG4 等物质。这些物质主要为补体激活提供接触表面。

(2) 激活过程：C3 是启动旁路激活途径的关键分子。在生理状态下，C3 持续缓慢地产生少量C3b，游离的C3b很快被体液中的I因子所灭活。①C3转化酶形成：当脂多糖等激活物存在时，C3b与其结合而不易被灭活。B因子在Mg^{2+}存在时与C3b结合，并被D因子水解成Ba和Bb两个片段。小片段Ba游离于液相，大片段Bb和C3b结合形成$\overline{C3bBb}$复合物，即为旁路途径的C3转化酶。②C3b对C3转化酶的放大效应：C3转化酶极易被降解，而与血清中的P因子结合后较稳定。在激活物存在条件下，C$\overline{3bBb}$不断地水解C3，产生的C3b沉积于颗粒物质表面，与Bb结合形成更多的C3转化酶，可放大初始的激活作用。故C3b既是C3转化酶的组成部分，又是C3转化酶作用生成的产物，此过程形成了旁路途径的正反馈放大机制。③C5转化酶形成：C$\overline{3bBb}$水解C3产生C3a和C3b，C3b沉积在颗粒表面并与C3bBb结合形成C$\overline{3bBb3b}$（或C$\overline{3bnBbP}$），即为旁路途径的C5转化酶，可使C5水解成C5a和C5b。④膜攻击：与经典激活途径相同，形成MAC，导致靶细胞溶解。

3. MBL激活途径 MBL激活途径是由甘露聚糖结合凝集素（MBL）与细菌甘露糖残基和丝氨酸蛋白酶结合而启动的补体激活途径。MBL是一种糖蛋白，正常血清中含量极低，在病原微生物感染早期，肝细胞合成和分泌MBL增加。MBL可与细菌的甘露糖残基结合，再与丝氨酸蛋白酶结合，形成MASP。MASP具有与活化C1s类似的活性，水解C4和C2，产生C4b和C2b，形成C$\overline{4b2b}$，即C3转化酶。此后的活化机制与经典途径相同。

4. 三条补体激活途径的比较 三条补体激活途径的终产物及其效应相同，即形成MAC裂解细胞，但不同激活途径又各有其特点。旁路激活途径和MBL激活途径的激活补体不依赖抗原抗体复合物，病原微生物进入体内就可以通过该过程激活补体，所以其在感染早期发挥抗感染作用；经典激活途径的启动则需要免疫复合物的形成，依赖抗体的存在，一般在感染的中晚期发挥生物学作用。三条补体激活途径的比较见表3-1。

表3-1 三条补体激活途径的比较

	经典激活途径	旁路激活途径	MBL激活途径
激活物	抗原抗体复合物	细菌脂多糖、凝集的IgA和IgG4等	病原微生物表面甘露糖残基
补体成分	C1～C9	B因子、D因子、P因子，C3、C5～C9	MBL，MASP-1、MSAP-2，C2～C9
C3转化酶	C$\overline{4b2b}$	C$\overline{3bBb}$	C$\overline{4b2b}$
C5转化酶	C$\overline{4b2b3b}$	$\overline{C3bBb3b}$	$\overline{C4b2b3b}$
离子成分	Ca^{2+}、Mg^{2+}	Mg^{2+}	Ca^{2+}
作用	参与特异性体液免疫应答的效应阶段	参与非特异性免疫，在感染早期发挥作用	参与非特异性免疫，在感染早期发挥作用

（二）补体激活的调控

正常情况下，补体的活化及其末端效应是在严密调控下进行的，以防止补体成分过度消耗和对自身组织的损伤。补体的调节包括两个方面：一是自身衰变调节，为补体自身控制的重要机制；二是调节因子作用，如C1抑制分子可与C1r和C1s结合，使其失去酶解底物的能力，不能水解C2和C4，故不能形成C3转化酶，从而阻断后续补体活化。H因子、

CR1 和 DAF(衰变加速因子)可与 B 因子或 Bb 竞争结合 C3b,从而抑制 C3 转化酶的形成。

三、补体的生物学作用

补体是机体发挥免疫效应的一个重要系统,具有多种生物学活性,不仅参与机体特异性免疫,也参与非特异性免疫。补体系统的功能由两方面来实现:①补体激活后,在细胞膜上形成 MAC,导致细胞裂解;②补体激活过程中产生的活性片段,发挥多种生物学效应。

(一)参与免疫效应

1. 溶解细胞作用 补体系统激活后可在靶细胞表面形成膜攻击复合物,使细胞膜表面出现许多小孔,导致靶细胞溶解,这是机体抵抗病原感染的重要防御机制。补体对革兰阴性菌的溶解作用较强,对革兰阳性菌的作用较弱。除溶菌外,补体系统可引起自身细胞溶解,如红细胞、白细胞及血小板等,导致组织细胞损伤。

2. 调理作用 补体活化过程中产生的 C3b、C4b 属于重要的调理素。C3b、C4b 黏附在病原微生物表面,与吞噬细胞表面的相应受体结合,促进吞噬细胞对病原微生物的吞噬与杀伤作用。

3. 清除免疫复合物 补体成分参与清除免疫复合物的机制为:通过 C3b 与表达相应受体的红细胞或血小板结合,形成较大的聚合物,经循环系统输送至脾脏和肝脏,被吞噬细胞吞噬清除;补体与免疫球蛋白分子结合可抑制免疫复合物形成,或使免疫复合物解离。

(二)介导炎症

补体活化过程中可产生多种具有炎症介质作用的活性片段,如 C2a 能增加血管通透性,引起炎症性充血,具有激肽样作用,故称其为补体激肽;C3a、C5a 均有过敏毒素作用,可使肥大细胞或嗜碱性粒细胞释放组胺,引起血管扩张,增加毛细血管通透性以及使平滑肌收缩等反应;C5a 还有趋化作用,能吸引吞噬细胞游走到炎症部位。

单元三 细胞因子

细胞因子(cytokine,CK)是多种细胞合成和分泌的、具有调节细胞生长、调节免疫应答、参与炎症反应等多种生物学活性的小分子多肽或蛋白质的总称。

一、细胞因子的概述

细胞因子种类繁多、来源广泛、功能各异,但其具有共同的理化性质和生物学作用特点。

(一)理化性质

1. 低相对分子质量 目前已发现 200 多种细胞因子,大多数为 15～30 kD,小者仅 8～10 kD,一般不超过 80 kD。

2. 多向性与多源性 一种细胞可产生多种细胞因子,同一种细胞因子也可由不同的细胞产生。淋巴细胞、单核-吞噬细胞、肥大细胞等免疫细胞是细胞因子的主要来源,上皮细胞、成纤维细胞和肿瘤细胞也可以合成分泌细胞因子。

（二）生物学作用特点

细胞因子与靶细胞表面相应受体结合实现其生物学功能时，表现出以下特点。

1. 高效性 细胞因子与其受体的亲和力非常高，为抗原抗体亲和力的100～1000倍，因此微量（如10^{-12} g）细胞因子即能产生明显生物学效应。

2. 多效性 一种细胞因子可作用于不同靶细胞，产生不同的生物学效应。

3. 局部性 细胞因子通常以自分泌和旁分泌方式作用于产生细胞自身或邻旁细胞，在局部发挥作用。另外，某些细胞因子在一定条件下可能以内分泌形式作用于全身。

4. 复杂性 细胞因子的生物学作用极为复杂，表现为：①重叠性：不同细胞因子可作用于同一种细胞，产生相同或相似的生物学效应，如IL-2、IL-12均可促进T细胞增殖。②拮抗性：不同细胞因子作用于同一种细胞，可显示相互拮抗的效应，如IL-4可抑制Th-1细胞分化，而IFN-γ则诱导其分化。③协同性：一种细胞因子对另一种细胞因子的生物学效应具有增强的作用，如IL-5可增强IL-4刺激B细胞合成、分泌IgE增多的效应。④双向性：在不同微环境中或作用于不同靶细胞，同一种细胞因子可能显示完全相反的生物学效应。

二、细胞因子种类

细胞因子缺乏统一分类方法，通常根据其功能不同分为六大类。

（一）白细胞介素

白细胞介素（interleukin，IL）最初是指由白细胞产生并介导白细胞间相互作用的细胞因子。后来发现，白细胞介素也可由其他细胞产生并作用于其他细胞，但名称仍被沿用。目前已发现36种白细胞介素，其主要生物学作用是介导细胞间相互作用，参与免疫调节、造血、炎症等过程。几种主要白细胞介素的生物学作用见表3-2。

表3-2 主要的白细胞介素及生物学作用

名称	主要产生细胞	主要生物学作用
IL-1	单核-巨噬细胞、淋巴细胞 血管内皮细胞	促进T细胞、B细胞活化、增殖；增强NK细胞和单核巨噬细胞活性；致热，介导炎症反应
IL-2	活化T细胞（Th1）、NK细胞	促进T细胞、B细胞增殖分化；增强Tc细胞、NK细胞和巨噬细胞的细胞毒作用；诱导LAK形成，产生抗瘤作用
IL-3	活化T细胞	协同刺激造血
IL-4	活化T细胞（Th2）、肥大细胞	促进T细胞、B细胞增殖分化；诱导Ig类别转换，促进IgE或IgG类抗体生成；抑制Th1的功能
IL-6	单核-巨噬细胞、T细胞、成纤维细胞	促进B细胞增殖分化，合成分泌Ig；促进T细胞增殖分化；参与炎症反应，引起发热
IL-8	单核-吞噬细胞、血内皮细胞、活化T细胞	趋化并激活中性粒细胞、嗜碱性粒细胞，介导炎症和过敏反应
IL-10	单核-吞噬细胞	抑制巨噬细胞功能；抑制Th1细胞分泌细胞因子；促进B细胞增殖和抗体生成

续表

名　称	主要产生细胞	主要生物学作用
IL-12	单核-吞噬细胞	促进 Tc 细胞、NK 细胞增殖分化，增强其杀伤活性；诱导活化 $CD4^{+}$ T 细胞分化为 $CD4^{+}$ Th1 细胞
IL-13	活化 T 细胞	促使 B 细胞的增殖和分化，抑制单核-巨噬细胞产生炎症因子
IL-18	激活的单核-巨噬细胞	诱导 T 细胞和 NK 细胞产生 γ-干扰素

（二）干扰素

干扰素（interferon，IFN）是最早发现的细胞因子，由病毒感染的宿主细胞产生，因具有干扰病毒复制的功能而命名。根据其结构、来源和理化性质不同，分为 IFN-α、IFN-β 和 IFN-γ 三种类型。其中 IFN-α、IFN-β 由于受体相同，属于Ⅰ型干扰素，由白细胞、成纤维细胞产生，其抗病毒功能强于免疫调节，同时参与抗肿瘤、增强 NK 细胞杀伤靶细胞的作用；IFN-γ 属于Ⅱ型干扰素，由活化 T 细胞、NK 细胞产生，以免疫调节作用为主，能增强 MHC-Ⅰ、MHC-Ⅱ类分子表达，促使 T 细胞、B 细胞活化。对 NK 细胞、巨噬细胞具有强大的激活作用。

（三）肿瘤坏死因子

最初发现肿瘤坏死因子（tumor necrosis factor，TNF）能使肿瘤细胞发生出血坏死，故得名。根据来源和理化性质，它可分为 TNF-α 和 TNF-β。TNF-α 主要由单核/巨噬细胞及其他多种细胞产生，生物学活性广泛，可参与免疫应答、介导炎症反应、抗肿瘤、抗病毒，并参与内毒素休克和恶病质等病理过程的发生和发展。TNF-β 又称淋巴毒素（lymphotoxin，LT），主要由活化的 T 细胞、NK 细胞产生，生物学活性与 TNF-α 的相似。

（四）集落刺激因子

最初发现集落刺激因子（colony stimulating factor，CSF）能刺激造血干细胞在半固体培养基中形成相应细胞集落，故得名。不同的集落刺激因子根据其作用范围命名，如粒细胞集落刺激因子（granulocyte-colony stimulating factor，G-CSF）、巨噬细胞集落刺激因子（macrophage-colony stimulating factor，M-CSF）、粒细胞/巨噬细胞集落刺激因子（GM-CSF）、干细胞因子（stem cell factor，SCF）、促红细胞生成素（erythropoietin，EPO）等。它们均可刺激造血干细胞或不同分化阶段的造血前体细胞分化、增殖，是促进血细胞发育、分化必不可少的刺激因子。另外，集落刺激因子也具有增强相应成熟细胞功能的作用。

（五）生长因子

生长因子（growth factor，GF）是指一类可促进相应细胞生长和分化的细胞因子。种类较多，常见的有转化生长因子 β（TGF-β）、表皮生长因子、血管内皮细胞生长因子、成纤维细胞生长因子、神经生长因子、血小板生长因子等。

（六）趋化因子

趋化因子（chemokine）是一类对不同靶细胞具有趋化作用的细胞因子，在介导免疫细胞迁移、抗病原微生物感染、移植排斥反应以及肿瘤发展、转移等过程中发挥重要作用。现已发现有50多种趋化因子。

三、细胞因子的医学意义

细胞因子具有调节免疫、刺激造血、抗感染、抗肿瘤、介导炎症反应、诱导细胞凋亡等多种生物学效应。细胞因子的多种生物学活性决定其具有双重性，既可以导致和促进临床疾病的发生，又可以对疾病进行防治，也可通过对细胞因子检测诊断疾病。

（一）细胞因子参与疾病的致病机制

细胞因子与临床许多疾病的发生、发展有关。如：TNF-α、IL-1等参与革兰阴性杆菌所致的内毒素休克；IL-4可增加IgE合成导致Ⅰ型超敏反应；IL-2、IL-6和IFN等与自身免疫病发生、发展有关。

（二）细胞因子在疾病治疗中的应用

目前，应用细胞因子或其拮抗剂治疗疾病已成为临床关注的热点。临床已将细胞因子用于治疗感染性疾病、造血功能障碍和肿瘤等疾病。例如，应用IFN治疗病毒性肝炎，应用IL-2治疗肾癌，应用GM-CSF刺激造血功能和用于抗IL-2 R抗体防治移植排斥反应等，在临床都取得了一定疗效。

（三）细胞因子与疾病的诊断

细胞因子还可作为临床疾病检测与诊断的参考指标。许多疾病过程中可出现细胞因子的变化，故检测某些细胞因子可作为疾病早期诊断或鉴别诊断的依据。如：IL-1、IL-6、TNF与发热、中毒性休克伴发肾上腺出血性坏死及DIC发生有关；sIL-2 R、IL-6、TGF-β与移植排斥反应密切相关，检测之有助于这些疾病的诊断。

单元四　免疫膜分子

免疫应答过程中涉及多种免疫细胞间的相互作用，包括免疫细胞间的直接接触或其分泌物的传递信息作用，其物质基础是表达于细胞表面的分子，即免疫膜分子，通常也称为细胞表面标志。

一、主要组织相容性复合体及其分子

20世纪40年代，发现不同种属或不同个体动物间进行组织或器官移植时，会出现强而快的排斥反应。研究发现这种排斥反应属于特异性免疫应答。引起排斥反应的抗原称为组织相容性抗原或移植抗原。其中，引起迅速而强烈排斥反应的抗原称为主要组织相容性抗原系统(major histocompatibility system，MHS)，引起慢而弱排斥反应的抗原称为次要组织相容性抗原。编码主要组织相容性抗原的基因群称为主要组织相容性复合体(major histocompatibility complex，MHC)。因为人的主要组织相容性抗原最先在白细胞表面发现，故又称人类白细胞抗原(human leukocyte antigen，HLA)，而将编码HLA的基因群称为HLA复合体。

（一）MHC的分类与遗传特征

人类MHC位于第6号染色体短臂上，由224个基因座组成。MHC根据其编码产物结构和功能不同，可分为三类：①MHC-Ⅰ类基因区，位于短臂远端，包括B、C、A等基因座，其编码产物称为MHC-Ⅰ类抗原或Ⅰ类分子；② MHC-Ⅱ类基因区，位于近着丝点一端，包括DP、DR、DQ等亚区，其编码产物称为MHC-Ⅱ类抗原或Ⅱ类分子；③MHC-Ⅲ类基因区，位于MHC-Ⅰ类基因区和MHC-Ⅱ类基因区之间，包括一群与HLA无关的分泌型蛋白编码基因，如HSP、TNF、C2等基因。

MHC具有一些有别于其他基因的遗传特征，主要有：①高度多态性：同一个基因座位上存在两个以上的复等位基因，可编码两种以上的产物。②单倍型遗传：同一条染色体上的等位基因作为一个完整的遗传单位由亲代传给子代，即子代有一条染色体与亲代相同。③连锁不平衡性：两个基因座位上的等位基因，同时出现在一条染色体上的实际频率与理论上随机出现的频率之间的差异。

（二）MHC分子的结构和分布

1. MHC分子的结构 MHC-Ⅰ类分子和MHC-Ⅱ类分子由肽结合区、免疫球蛋白样区、跨膜区和胞浆区四个功能区构成。肽结合区是MHC分子与抗原肽结合的部位，免疫球蛋白样区是MHC分子与T细胞抗原辅助受体结合的部位，跨膜区锚定MHC分子于细胞膜上，胞浆区参与胞内信号传导（图3-3）。

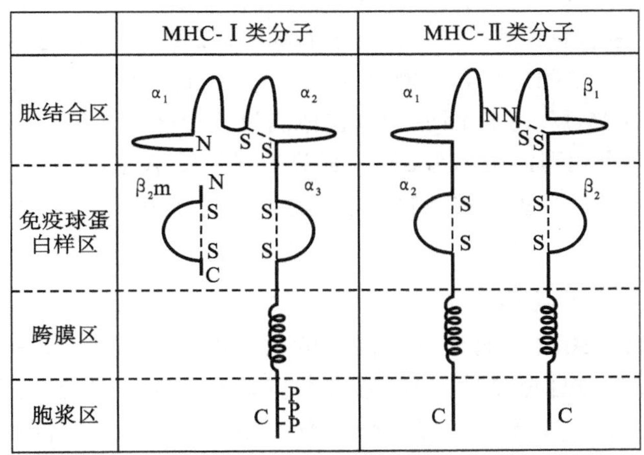

图3-3 MHC-Ⅰ类分子和MHC-Ⅱ类分子的结构示意图

MHC-Ⅰ类分子是由α链和$β_2$ m链经非共价键连接形成的异二聚体糖蛋白分子。重链α链为跨膜糖蛋白，由第6号染色体的MHC-Ⅰ基因编码，$β_2$ m链由15号染色体编码，帮助α链正确折叠。α链胞外区有$α_1$、$α_2$、$α_3$三个结构域。$α_1$、$α_2$功能域氨基酸序列组成多变，在群体中具有多态性，组成抗原结合凹槽，选择性结合抗原肽。$α_3$与$β_2$ m链组成免疫球蛋白样区，与T细胞的CD8分子结合。

MHC-Ⅱ类分子是由α链和β链经非共价键连接组成的异二聚体糖蛋白分子，两条链都是由MHC-Ⅱ类基因编码。两条链均为跨膜蛋白，在膜外区分别形成$α_1$、$α_2$、$β_1$和$β_2$四个结构域。$α_1$和$β_1$形成抗原结合凹槽，组成肽结合区，选择性结合抗原肽。$α_2$和$β_2$结构域构成免疫球蛋白样区，与 T 细胞的 CD4 分子识别结合。

2. MHC 分子的分布 MHC-Ⅰ类分子分布广泛，表达于人体各种有核细胞，包括血小板和网织红细胞表面，而在成熟红细胞、神经细胞和滋养层细胞表面不表达。MHC-Ⅱ类分子分布不如 MHC-Ⅰ类分子广泛，主要分布于抗原提呈细胞（如 B 细胞、巨噬细胞、树突状细胞）以及胸腺上皮细胞和某些活化的 T 细胞表面。另外，在血清、唾液、精液和乳汁等体液中，也发现有 MHC-Ⅰ类分子和 MHC-Ⅱ类分子，称为分泌型或可溶型 MHC-Ⅰ类分子和 MHC-Ⅱ类分子。

（三）MHC 分子的生物学功能

1. 参与抗原提呈作用 免疫应答中 MHC-Ⅰ类分子和 MHC-Ⅱ类分子借助其抗原肽结合槽，分别与内源性抗原肽、外源性抗原肽结合，形成抗原肽-MHC 分子复合物，呈递给 $CD8^+$ T 细胞和 $CD4^+$ T 细胞，启动细胞免疫应答。

2. 制约免疫细胞间的相互作用 在免疫应答中，T 细胞抗原受体（TCR）识别抗原肽的同时，还需要识别 APC 或靶细胞表面与抗原肽结合的 MHC 分子，这一现象称 MHC 限制性。即 $CD8^+$ T 细胞识别抗原肽的同时，还需识别 MHC-Ⅰ类分子，$CD4^+$ T 细胞识别抗原肽的同时，还需识别 MHC-Ⅱ类分子。

3. 参与 T 细胞在胸腺内的分化发育 早期 T 细胞必须与胸腺上皮细胞表面的 MHC-Ⅰ类分子和 MHC-Ⅱ类分子接触才有可能继续发育，详见任务四。

4. 参与移植排斥反应 在同种异体间进行器官移植时，MHC 分子作为同种异型抗原，可刺激机体产生强烈的移植排斥反应。器官移植时，供者、受者之间 MHC 型别吻合的程度决定着移植物存活率的高低。移植手术前进行 MHC 配型是寻找合适供体的主要依据。同卵双生两个体 MHC 完全相同，所以在他们间进行器官移植时，移植物可长期存活。同胞间 MHC 基因完全相同的概率为 25%，部分相同的概率为 50%，所以器官移植时应首先从同胞兄弟姐妹间寻找配型。移植物存活率的顺序分别是：同卵双胞胎＞同胞＞亲属＞无亲缘关系个体。

（四）MHC 在医学上的意义

1. MHC 与疾病的关联 通过调查比较患者与正常人群 MHC 抗原频率，发现特定 MHC 抗原型别与多种自身免疫性疾病、感染性疾病及肿瘤的遗传易感性有一定的关联。典型病例为强直性脊髓炎（AS），发现患者中 MHC-B27 抗原阳性率高达 58%～97%，而健康人群中仅为 1%～8%，由此确定 AS 和 MHC-B27 属阳性关联。

2. MHC 异常表达与疾病 MHC 分子表达升高或降低都可导致疾病。许多肿瘤细胞表面 MHC-Ⅰ类分子减少或缺失，肿瘤抗原不能被 $CD8^+$ T 细胞有效识别，从而逃脱免疫监视。相反，某些自身免疫病的靶细胞，可异常表达 MHC-Ⅱ类分子，将自身抗原呈递给免疫细胞，从而诱导异常的自身免疫，形成自身免疫病。

3. MHC 与法医学 因为 MHC 复合体高度多态性，因而在无血缘关系的人群中，MHC 表型完全相同的可能几乎为零。而且每个人在出生后，他的 MHC 基因型和表型就已确定，因此该项技术已成为法医学识别个体特异性遗传标记的重要手段。另外，由于 MHC 的多态性及单倍型遗传的特点，使 MHC 成为亲子鉴定的重要依据。

二、白细胞分化抗原

白细胞分化抗原(cluster of differentiation，CD)是白细胞在正常分化成熟不同谱系和不同阶段以及活化过程中，出现或消失的细胞表面标志。它们大都是跨膜蛋白或糖蛋白。白细胞分化抗原种类繁多，分布广，除表达在白细胞外，还广泛分布于红细胞、巨核细胞、血小板和非血细胞(如上皮细胞、成纤维细胞和内皮细胞等)。用聚类分析法，将来自不同实验室的单克隆抗体识别的同一分化抗原归为一个分化群(CD)。现人 CD 的编码已从 CD1 命名至 CD350。

CD 具有多种功能，参与机体重要的生理和病理过程，例如：①参与免疫应答，如 CD3 转导 TCR 识别抗原产生的活化信号，CD28 与 CD80(B7-1)/CD86(B7-2)结合，提供 T 细胞活化的共刺激信号，CD40 与 CD154(CD40L)结合，提供 B 细胞活化的共刺激信号；②造血细胞的分化和造血过程的调控；③介导炎症发生；④细胞迁移等。

三、黏附分子

黏附分子(adhesion molecules，AM)是指介导细胞与细胞间或细胞与基质间相互接触和结合的一类分子，多为糖蛋白。黏附分子广泛分布于几乎所有细胞表面，也可成为可溶性的黏附分子。黏附分子以配体受体相对应的形式发挥作用，参与细胞的信号传导、细胞的迁移、细胞的生长及分化、肿瘤转移、创伤愈合等一系列重要生理和病理过程。在许多情况下，黏附分子与 CD 分子常是同一种膜分子，只是命名角度不同，黏附分子是按黏附功能进行归类。CD 的范围更广，包括黏附分子，因此，大部分黏附分子有相应的 CD 编号。

(一) 黏附分子的种类

按黏附分子的结构特点，可分为整合素家族、选择素家族、免疫球蛋白超家族、黏蛋白样家族、钙黏素家族及其他未归类的黏附分子(表 3-3)。

表 3-3 黏附分子的种类、组成、结构特征和功能

种类	组　成	结构特征	功　能
整合素家族	β_1 亚家族(VLA 亚家族)、β_2 亚家族(蛋白整合素亚家族)、β_3 亚家族(细胞黏附素亚家族)、β_4 亚家族、β_5 亚家族、β_6 亚家族、β_7 亚家族、β_8 亚家族	在体内分布广泛，基本结构为 α、β 链经共价键连接组成的异二聚体	主要介导细胞与细胞外基质的黏附，使细胞得以附着而成整体，调节机体发生发育，与伤口修复及血栓形成有关
选择素家族	选择素-P(CD62P)、选择素-E(CD62E)和选择素-L(CD62L)	均为完整的跨膜糖蛋白，细胞膜外从 N 端起依次含有 3 个类似的功能区(凝集素样功能区、上皮细胞生长区、调节补体结合蛋白相关的重复片段)	选择素在白细胞与内皮细胞黏附、炎症发生、淋巴细胞归巢中发挥重要作用

续表

种类	组　成	结构特征	功　能
免疫球蛋白超家族	抗原特异性受体、非抗原特异性受体及配体、MHC-Ⅰ/MHC-Ⅱ类分子、细胞间黏附分子、血管细胞黏附分子、黏附地址素黏附分子、免疫球蛋白超家族 NK 细胞受体	具有与 IgV 区或 C 区相似的折叠结构，其氨基酸的序列也有一定的同源性	以受体或配体方式表达于细胞表面，介导细胞间黏附和信号传递，参与淋巴细胞发育分化、炎症反应和免疫应答以及淋巴细胞归巢和再循环
黏蛋白样家族	CD34 分子、糖酰化依赖的细胞黏附分子、P-选择素糖蛋白配体	含丝氨酸和苏氨酸的糖蛋白	CD34 分子具有调控早期造血和介导淋巴细胞归巢，糖酰化依赖的细胞黏附分子是白细胞选择素的配体，P-选择素糖蛋白配体介导多核中性粒细胞向炎症部位迁移
钙黏素家族	E-钙黏素、N-钙黏素、P-钙黏素	为单链跨膜糖蛋白	参与介导同型细胞间的黏附作用，可调节胚胎形态发育和维持成人组织结构完整

（二）黏附分子的生物学作用

黏附分子参与机体许多重要的生理和病理过程，主要包括：①参与炎症反应：通过表达于白细胞黏附分子 LFA-1、L-选择素相互黏附，促进中性粒细胞穿越血管内壁细胞，参与炎症的发生。②参与淋巴细胞循环：通过表达于淋巴细胞上 L-选择素、LFA-1 分别与表达于血管内皮细胞上配体相互黏附使淋巴细胞从血液向中枢或外周淋巴器官归巢，或从炎症部位渗入或黏膜相关淋巴组织的回归。③参与免疫细胞活化和效应：通过 CD4/MHC-Ⅱ类分子和 CD8/MHC-Ⅰ类分子非多态部分、CD28/B7 的相互作用参与免疫应答中 APC 提呈抗原、抗原识别、免疫细胞活化以及 CTL 杀伤靶细胞等多个环节。④参与肿瘤致病和抗肿瘤免疫：E-钙黏蛋白、CD44 分子等与肿瘤的浸润、转移有关；$CD8^{+}$ CTL、$CD4^{+}$ CTL 能杀伤肿瘤靶细胞，与抗肿瘤免疫有关。⑤参与凝血反应：通过血小板表达的黏附分子参与动脉、静脉中血栓形成以及其他形式的凝血过程。

（李平飞）

重点提示

1. 抗体和免疫球蛋白的概念　一般情况下抗体和免疫球蛋白是定义同一种物质，抗体是从功能上定义，免疫球蛋白是从结构定义。该物质化学性质是球蛋白，由浆细胞产生，其产生需抗原刺激，具有特异性结合抗原的功能。

2. Ab 的结构和功能　Ig 分子是由两条相同的 H 链和两条相同 L 链组成的四聚体。

两条轻链总是同型的，而重链总是同类的。每条多肽链上的功能区是抗体效应作用的结构基础，其中 VH 和 VL 具有特异性结合抗原的功能，且 CH 还具有结合补体、结合细胞表面的 Fc 受体、穿越胎盘或黏膜等功能。Ab 的作用既可对机体产生免疫保护，也可产生免疫损伤。

3. Ig 的双重性　Ig 因为本身是蛋白质，故 Ig 既可以作为免疫效应物发挥抗体作用，又可作为一种抗原，CH 和 CL(即 Fc 段)决定 Ig 的免疫原性，刺激机体产生免疫反应，其对应的效应物是抗抗体(或抗 Ig)。根据 Ig 的 Fc 段抗原特异性不同分五类：IgG、IgM、IgA、IgD、IgE。

4. 五类免疫球蛋白的特性及功能　除 IgM 外，IgG、IgD、IgE、IgA 均以单体形式存在于血清中，IgM 则是五聚体，其中 IgG 含量最高，IgE 最低。IgG 是抗感染的主要抗体，也是再次应答的主要抗体；IgM 是产生最早的抗体，其在早期抗感染和抗血液感染中具有重要作用；IgE 产生后，常以结合在肥大细胞或嗜碱性粒细胞膜表面的形式存在于机体，故为亲细胞性抗体，一旦与相应抗原结合，引起 I 型超敏反应。SIgA 以二聚体形式分布于黏膜表面或与黏膜相关的外分泌液中，发挥黏膜局部免疫作用。

5. 几种免疫球蛋白生物学特性比较　几种免疫球蛋白的主要理化性质和生物学特性见表 3-4。

表 3-4　几种免疫球蛋白的主要理化性质和生物学特性

特　　性	IgG	IgM	IgA	IgD	IgE
重链	γ	μ	α	δ	ε
主要存在形式	单体	五聚体	单体、双体	单体	单体
相对分子质量/kD	150	970	160,400	184	188
抗原结合价	2	5～10	2,4	2	2
血清含量/(mg/mL)	6～16	1.5	0.5～3	0.03	5×10^{-5}
占血清 Ig 总量/(%)	75～80	10	10～20	<1	<0.002
血管内分布/(%)	50	80	50	75	50
外分泌液中	−	±	+	−	+
半衰期/天	20～21(IgG3 为 7)	5	6	3	2
开始合成时间	出生后 3 个月	胚胎后期	出生后 4～6 个月	任何时间	较晚
血清含量达到正常成人水平的年龄	5 岁	6 月～1 岁	4～12 岁	—	—
通过胎盘	+	−	−	−	−
经典激活途径活化补体	++(IgG4 除外)	+++	−	−	−
替代途径活化补体	−	−	+	−	−

续表

特　性	IgG	IgM	IgA	IgD	IgE
结合吞噬细胞	+++(IgG1,IgG3)	±	+	−	+
结合嗜碱性粒细胞和肥大细胞	−	−	−	−	+++
结合 SPA	+	−	−	−	−

6. 补体的概念　补体是以酶原形式存在于血清和体液中的一组蛋白质，经三条补体激活途径（经典激活途径、旁路激活途径和 MBL 激活途径）活化后，形成大小不同的片段，发挥溶解细胞作用、调理作用、清除免疫复合物和过敏毒素作用及趋化作用。补体的作用具有双重性，对机体有利，也可造成损伤。

7. 补体的激活　三条补体激活途径的交点是 C3，C3、C5 转化酶是补体激活的关键酶，C9 是补体发挥作用的主要成分。三条激活途径启动过程不同，但终产物及其效应相同。经典激活途径由抗原抗体复合物刺激后发生，所以多在感染中晚期发挥作用，旁路激活途径和 MBL 激活途径启动快，多在感染早期发挥作用。

8. 细胞因子的理解　细胞因子是多种细胞产生的小分子蛋白的总称，具有参与免疫应答免疫调节 、刺激骨髓造血功能、介导炎症反应、抗病毒和抗肿瘤等多种功能。细胞因子由细胞分泌，一个细胞可产生多种细胞因子，一种细胞因子可来源于多种细胞。一种细胞因子可发挥多种作用，不同的细胞因子可产生相同的作用。根据其结构与功能不同，冠以名称不同。细胞因子常分为 6 类：白细胞介素、干扰素、肿瘤坏死因子、集落刺激因子、生长因子和趋化因子。

9. MHC 分子（抗原）的概念　MHC 分子是一种膜分子，每个个体细胞表面的 MHC 分子都不同，所以一个个体细胞的 MHC 分子通过移植进入受体体内，会被受体的免疫系统识别为抗原异物，诱导排斥反应。MHC-Ⅰ类分子、MHC-Ⅱ类分子都是异二聚体，其主要功能是通过其肽结合区结合抗原肽，再结合 T 细胞抗原受体，所形成的三元体（MHC-Ag-TCR）结构与抗原识别相关。

10. MHC 分子（抗原）的医学意义　MHC 决定着同种异体之间的组织相容性，在器官移植、启动特异性免疫应答、免疫调节中发挥重要作用。

11. MHC 分子与 HLA 分子　MHC 是存在于生物体所有有核细胞中，是基因群，它所控制表达的产物为 MHS 或 MHC 分子。HLA 分子就是 MHC 分子，只是最初只在人类白细胞上发现而得名。指人类细胞上的 MHC 分子往往就称 HLA 分子。MHC 分子概念更广泛而已。

12. 白细胞分化抗原（CD）的理解　CD 是细胞在分化过程中的一种膜蛋白，这个膜蛋白经与不同的单克隆抗体结合、鉴定，具有不同的名称，把该膜分子的不同名称归为一类，即为 CD。黏附分子主要是从功能角度命名的分子，细胞与周围环境结合、黏附的就是黏附分子。

目标检测

一、单项选择题

1. 抗体分子中与抗原结合的部位是(　　)。

A. CH1　　B. CL　　C. CH2

D. CH3 区　　E. VH 与 VL 区

2. 激活补体能力最强的 Ig 是(　　)。

A. IgM　　B. IgG　　C. IgA　　D. IgD　　E. IgE

3. 能与肥大细胞和嗜碱性粒细胞结合的 Ig 是(　　)。

A. IgG　　B. IgM　　C. IgA　　D. IgD　　E. IgE

4. 在局部黏膜抗感染免疫中起重要作用的 Ig 是(　　)

A. IgG1　　B. IgG4　　C. IgA　　D. sIgA　　E. IgE

5. 下列成分有可能与大分子抗原结合而出现肉眼可见反应的是(　　)。

A. IgG 的 H 链　　B. IgG 的 L 链　　C. Fc 段　　D. $F(ab')_2$段　　E. Fab 段

6. 下列关于 IgE 说法正确的是(　　)。

A. 为单体分子　　B. 有高度细胞亲和性　　C. 有 CH4 区

D. 可介导过敏反应　　E. 以上均可

7. 补体有关概念中正确的是(　　)。

A. 其是一组具有酶活性的脂类物质　　B. 具有溶菌作用，但无炎性介质作用

C. 参与免疫病理反应　　D. 对热稳定　　E. C1 在血清含量最高

8. 有关补体旁路激活途径正确描述是(　　)。

A. 需要抗原抗体复合物的形成

B. 膜攻击单位与经典激活途径的相同

C. C3 转化酶组成与经典激活途径的相同

D. C5 转化酶组成与经典激活途径的相同

E. 首先被活化的补体成分是 C5

9. IL-2 的产生细胞主要是(　　)。

A. 活化 T 细胞　　B. 单核-巨噬细胞　　C. B 细胞

D. NK 细胞　　E. 中性粒细胞

10. 与 MHC-Ⅰ类分子结合的是(　　)。

A. CD2　　B. CD4　　C. CD3　　D. CD5　　E. CD8

二、简答题

1. 简述免疫球蛋白的主要生物学功能。
2. 简述 IgG、IgM 的主要生物学特性和功能。
3. 简述补体系统的组成以及所发挥的作用。
4. 试述 MHC 的主要生物学功能。

任务四　认知机体对抗原的反应

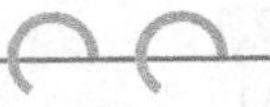

学习目标

1. 掌握免疫系统、免疫应答、免疫耐受的概念。
2. 掌握免疫系统的组成，免疫应答的基本过程。
3. 熟悉体液免疫应答和细胞免疫应答过程。
4. 认识固有免疫应答和适应性免疫应答的特点。
5. 了解 T、B 淋巴细胞的表面标志及其功能。
6. 认识人工主动免疫和人工被动免疫的区别与应用。
7. 知晓常用的人工免疫的生物制剂。

单元一　免疫应答的结构基础——免疫系统

免疫系统是机体执行免疫应答的物质和结构基础。机体的免疫系统包括免疫器官、免疫细胞、免疫分子三大部分。免疫系统能够和其他系统相互协调、反馈，以达到共同维持机体的生理平衡的目的。免疫系统的组成见图 4-1。

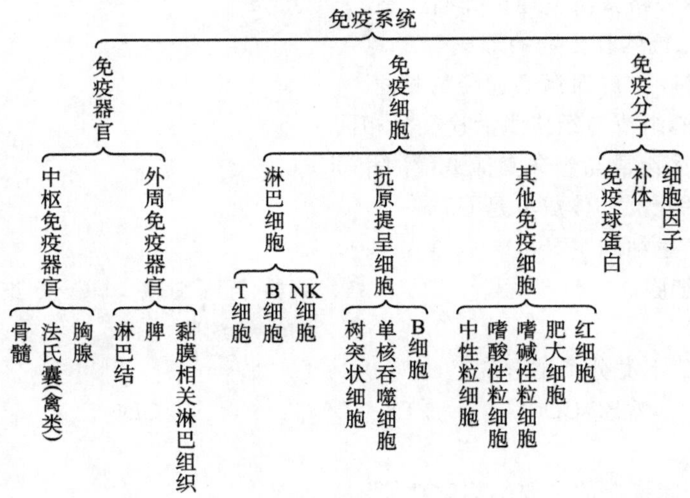

图 4-1　免疫系统的组成

一、免疫器官

根据发生和功能的不同，免疫器官可分为中枢免疫器官和外周免疫器官两部分。

（一）中枢免疫器官

中枢免疫器官又称初级淋巴器官（或一级免疫器官），人类（或其他哺乳动物）的中枢免疫器官包括骨髓和胸腺两部分。鸟类特有的法氏囊（又称腔上囊）功能相当于哺乳动物的骨髓。各类免疫细胞在中枢免疫器官里发生、分化、成熟。

1. 骨髓 骨髓是机体重要的中枢免疫器官，其中的多能造血干细胞能发育成各类免疫细胞（图 4-2），是机体所有血细胞的唯一来源。骨髓重要的功能之一是机体 B 淋巴细胞的发生、分化、成熟的场所。

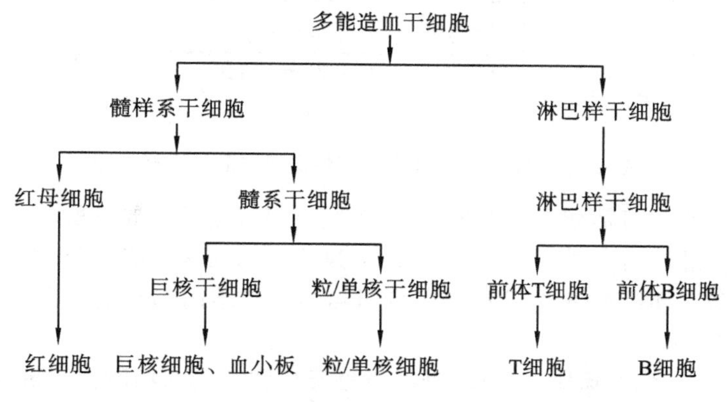

图 4-2 骨髓多能造血干细胞的分化

2. 胸腺 胸腺是 T 淋巴细胞分化、成熟的场所，其位于胸腔纵隔上部、胸骨后方。胸腺于胚胎发育第 9 周出现，第 20 周发育成熟，在免疫器官中发育最早，出生后逐渐增大，至青春期发育达到顶峰，随后逐渐退化，至老年期萎缩，被脂肪组织替代。胸腺的功能主要如下。

（1）T 细胞分化成熟的场所：骨髓中的淋巴干细胞经血液循环至胸腺皮质发育为前 T 细胞。随后前体 T 细胞经皮质向髓质移行，在胸腺微环境作用下，经历了阳性选择和阴性选择两个过程，最终发育为成熟的初始 T 细胞。所谓阳性选择是指在胸腺浅皮质区的双阴性 T 细胞（不表达 CD4、CD8 分子）随着向胸腺深皮质区迁移逐渐发育为双阳性 T 细胞（表达 CD4、CD8 分子），双阳性 T 细胞如能与胸腺基质细胞表面的 MHC 分子结合，则能够存活，否则发生凋亡。存活的双阳性 T 细胞与 MHC-Ⅰ类分子或 MHC-Ⅱ类分子结合后，则分化为单阳性 T 细胞（只表达 CD4 或 CD8 分子）。所谓阴性选择是指单阳性 T 细胞离开深皮质区，到达胸腺皮质与髓质交界处后，若能与局部树突状细胞（或巨噬细胞）表面的自身肽-MHC 分子复合物结合，则被诱导失能或凋亡，否则能继续分化成熟，且对自身抗原无反应。经历了阳性选择和阴性选择，仅有 10％以下的淋巴细胞最终发育为成熟的初始 T 细胞，并进入外周淋巴器官（图 4-3）。

（2）免疫调节：胸腺基质细胞能分泌多种细胞因子和肽类物质，包括胸腺素、胸腺生成素等，能促进 T 细胞的分化成熟，发挥免疫调节作用。胸腺还能调节机体免疫平衡，对外周免疫器官和免疫细胞均具有调节作用，如去除新生动物体胸腺，可引起细胞免疫缺陷使机体免疫功能降低。

（二）外周免疫器官

外周免疫器官又称次级淋巴器官（或二级免疫器官），主要包括淋巴结、脾和黏膜相关

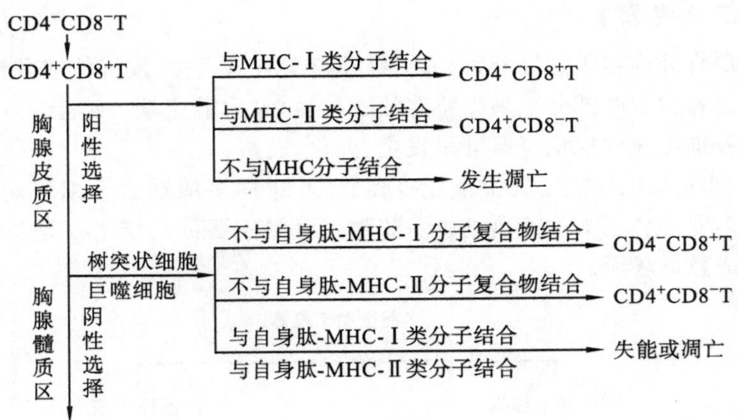

图 4-3　T 细胞在胸腺中的阳性选择和阴性选择过程

淋巴组织，是成熟淋巴细胞定居的场所，也是免疫应答发生的主要场所。

1. 淋巴结　淋巴结广泛存在于全身各处，为圆形的网状组织，表面覆盖一层致密的结缔组织被膜，被膜外侧有输入淋巴管。在略凹陷的淋巴结门部有输出淋巴管和血管出入。淋巴结的功能主要如下。

(1) 免疫应答发生的场所：淋巴结是各类免疫细胞定居的场所。当抗原物质进入淋巴结后，即能被捕捉、加工、提呈抗原信息，并能刺激免疫细胞的活化增殖。受刺激活化后的 B 细胞能进一步分化增殖为浆细胞并形成生发中心。而接受了抗原信息的 T 细胞能进一步分化增殖为效应淋巴细胞。当免疫应答发生时，常引起局部淋巴结肿大。

(2) 参与淋巴细胞再循环：淋巴结是 T、B 淋巴细胞定居的主要场所。但一般情况下，仅少量淋巴细胞能够在淋巴结分化增殖，其他大部分均参与淋巴细胞再循环。所谓淋巴细胞再循环是指外周淋巴组织中的淋巴细胞可由淋巴管进入血液循环，随后又返回外周淋巴组织的循环过程。淋巴细胞再循环使机体内分散的淋巴细胞能够相互关联。

(3) 过滤作用：淋巴液可将侵入的病原微生物等抗原物质带入淋巴结，而淋巴结内的淋巴窦可通过吞噬细胞和抗体等物质杀伤清除抗原性异物，使淋巴液得以净化，发挥过滤作用。

2. 脾　脾是人体最大的外周免疫器官，结构与淋巴结相似。脾也是接受抗原刺激发生免疫应答的重要场所，但主要是对血源性抗原应答的场所。脾脏能合成分泌干扰素、补体等生物活性物质，并能使血液净化，滤除血液中的抗原性异物。因脾脏中 B 淋巴细胞定居数量较多，因此对体液免疫影响较大。

3. 黏膜相关淋巴组织　黏膜相关淋巴组织也称为黏膜免疫系统，主要指呼吸道、消化道、泌尿生殖道等大量聚集的无被膜淋巴组织，也包括扁桃体、阑尾、肠集合淋巴结。黏膜相关淋巴组织可通过体液因子和表面接触方式与外界联系，受抗原刺激后，B 细胞产生 sIgA 抗体，在局部黏膜组织中发挥重要免疫作用。口服蛋白抗原刺激黏膜免疫系统常诱发免疫耐受。

二、免疫细胞

参与免疫应答或与免疫应答有关的细胞及其前体细胞统称为免疫细胞。主要包括淋巴细胞、抗原提呈细胞和其他免疫细胞。

（一）淋巴细胞

淋巴细胞是免疫系统中主要的免疫细胞。根据表型和功能不同可分为T淋巴细胞、B淋巴细胞和NK细胞（自然杀伤细胞），其中NK细胞被称为第三类淋巴细胞。

1. T淋巴细胞 T淋巴细胞简称T细胞，起源于骨髓多能造血干细胞，在胸腺中分化成熟，因此又称为胸腺依赖性淋巴细胞。在胸腺经历了阳性选择和阴性选择的成熟初始T细胞具备以下特点。①T细胞对抗原的识别具有MHC限制性。②T细胞对自身抗原表现为耐受状态。成熟的初始T细胞表面也能表达不同的表面标志，它们与T细胞的功能密切相关。

（1）T细胞的表面标志：

①T细胞抗原受体（T cell antigen receptor，TCR）：TCR是成熟T细胞共有的特征性表面标志，能特异性识别抗原。T细胞表面的TCR常与CD3分子以非共价键结合成TCR-CD3复合体。TCR识别了抗原信息后，CD3分子负责将TCR识别信号传递至细胞内。

②绵羊红细胞受体（CD2分子）：又称E受体，是人类T细胞特有的表面标志。体外一定条件下，T细胞能与绵羊红细胞形成玫瑰花环，被称为E花环实验。该实验可用来检测外周血T细胞数量，间接反映机体细胞免疫功能。

③T细胞辅助受体：即CD4和CD8分子，由于它们的主要功能是辅助TCR识别抗原和参与T细胞活化信号的传导，故称T细胞辅助受体。CD4和CD8分子分别与抗原提呈细胞或靶细胞表面的MHC-Ⅱ类分子和MHC-Ⅰ类分子结合，从而促进T细胞与这些细胞之间的相互作用并辅助TCR识别并提呈抗原。但CD4和CD8分子在成熟T细胞上是互相排斥表达的，即同一T细胞表面只能表达其中一种，据此可将T细胞分为两大亚群，即$CD4^+$的T细胞和$CD8^+$的T细胞。

T细胞表面的CD4分子还是HIV包膜蛋白gp120的受体，因此HIV能选择性感染$CD4^+$ T细胞，导致获得性免疫缺陷综合征（AIDS）。

④细胞因子受体：T细胞表面可表达多种细胞因子受体，包括IL-1 R、IL-2 R、IL-4 R、IL-6 R、IL-7 R等。多种细胞因子可与T细胞表面的相应受体结合，调节T细胞的活化、增殖、分化。而活化的T细胞表面CKR的种类、亲和力等也可发生改变。

⑤有丝分裂原受体：能非特异性刺激细胞发生有丝分裂的物质称有丝分裂原，包括植物血凝素（PHA）、美洲商陆（PWM）、刀豆蛋白A（ConA）等。在体外利用有丝分裂原可使T淋巴细胞发生有丝分裂，转化为淋巴母细胞，称淋巴细胞增殖试验，用于判断机体细胞免疫功能。

⑥白细胞分化抗原：T细胞分化过程中在其表面形成的具有一定功能的抗原分子，可用单克隆抗体鉴定，并以分化群（CD）统一命名。T细胞表面表达多种CD分子，如CD2、CD3、CD4、CD8等。这些CD分子在T细胞特异性识别抗原、活化及与其他细胞作用时能发挥重要作用，如CD2分子是T细胞表面的绵阳红细胞受体。CD3分子能与T细胞表面的TCR结合转导TCR识别的抗原信号。CD4分子、CD8分子在成熟T细胞表面不同时存在，$CD8^+$ T细胞能与MHC-Ⅰ类分子结合，$CD4^+$ T细胞与MHC-Ⅱ类分子结合促进了TCR与靶细胞和抗原提呈细胞的结合。

（2）T细胞亚群：根据T细胞表面标志及免疫功能不同可分为若干亚型。如按CD4

和 CD8 表型分类，可将 T 细胞分为两类：$CD4^+$ T 细胞和 $CD8^+$ T 细胞。根据免疫效应功能将 T 细胞分为辅助性 T 细胞(Th)、细胞毒性 T 细胞(CTL 或 Tc)和调节性 T 细胞(Tr)。Th 细胞表达 $CD4^+$ 分子，又称 $CD4^+$ Th 细胞。初始的 $CD4^+$ Th 细胞接受抗原刺激后，可分化为分泌不同细胞因子和发挥不同效应的 Th1、Th2 和 Th3 等亚群(表 4-1)。Tc 细胞表达 $CD8^+$ 分子，故又称 $CD8^+$ Tc 细胞，是具有免疫杀伤效应的 T 细胞功能亚群。调节性 T 细胞是具有免疫调节功能的 T 细胞群体，能参与多种免疫性疾病发生的病理过程，是近年免疫学领域研究的重点。

表 4-1　辅助性 T 细胞(Th)亚群及其免疫效应

辅助性 T 细胞(Th)亚群	合成分泌的细胞因子	发挥的免疫效应
Th1 细胞	IL-2、IFN-γ、TNF-β	介导细胞免疫应答和迟发型超敏反应的效应细胞
Th2 细胞	IL-4、IL-5、IL-6 和 IL-13	辅助 B 细胞活化分化为浆细胞并产生抗体，参与体液免疫应答
Th3 细胞	TGF-β、少量 IL-10	参与免疫调节，降低 APC 和 Th1 细胞的活性

2. B 淋巴细胞　B 淋巴细胞简称 B 细胞，因在骨髓(或法氏囊)内发生分化成熟，又称骨髓依赖性淋巴细胞。

(1) B 细胞的表面标志：

①B 细胞抗原受体(B cell antigen receptor，BCR)：BCR 是 B 细胞表面镶嵌于细胞膜磷脂分子中的膜表面免疫球蛋白(surface membrane immunoglobulin，SmIg)，能特异性识别抗原，是 B 细胞特有的表面标志。

②IgGFc 受体：能与 IgG 抗体 Fc 段结合的表面分子。除 B 细胞外，中性粒细胞、巨噬细胞等也可表达此受体。IgG 抗体以 Fc 段与 B 细胞表面的 IgG Fc 受体结合，能调节 B 细胞的活化、增殖、分化。

③补体受体(CR)：能与补体激活后的裂解片断 C3b 和 C3d 结合，包括 CR1 和 CR2。CR1 表达于成熟 B 细胞，与相应配体结合能促进 B 细胞活化。CR2 是 EB 病毒受体。

④细胞因子受体：B 细胞表达多种细胞因子受体如 IL-1 R、IL-2 R、IL-4 R、IL-5 R、IL-6 R 等。多种细胞因子可参与调节 B 细胞的活化、增殖、分化。

⑤有丝分裂原受体：受有丝分裂原刺激后，B 细胞能活化增殖分化为淋巴母细胞。

⑥MHC 抗原：B 细胞可表达 MHC-Ⅰ类抗原和 MHC-Ⅱ类抗原。MHC-Ⅱ类抗原对 B 细胞介导体液免疫应答具有重要作用。

⑦白细胞分化抗原：B 细胞表面的特有标志为 CD19、CD20。而 CD19、CD21、CD81 能参与 B 细胞活化第一信号的形成。CD40、CD80、CD86 均为协同刺激分子，产生的协同刺激信号既能促进 B 细胞活化，又能诱导 T 细胞活化。

(2) B 细胞亚群：根据 B 细胞表面是否表达 CD5，可将 B 细胞分为 B1 细胞($CD5^+$)和 B2 细胞($CD5^-$)。通常所说的能介导体液免疫应答的 B 细胞即指 B2 细胞。

3. 自然杀伤细胞　自然杀伤细胞(natural killer cell，NK 细胞)被称为第三类淋巴细胞。这类细胞对病毒感染细胞和肿瘤细胞具有非特异性杀伤作用，主要存在于人外周血和脾脏中。因大多数 NK 细胞体积较大，细胞质内有嗜天青颗粒，故也称大颗粒淋巴细胞。

NK 细胞内的颗粒物质内含穿孔素和颗粒酶等，在杀伤靶细胞时发挥重要作用。NK 细胞还能通过 ADCC 效应杀伤结合了 IgG 抗体的靶细胞。所谓 ADCC(抗体依赖性细胞介导的细胞毒作用)是指 IgG 抗体与靶细胞表面抗原决定簇结合后，又以 Fc 段与 NK 细胞表面 Fc 受体结合，使 NK 细胞能定向地非特异性杀伤靶细胞。如体内 NK 细胞缺乏，常导致病毒感染几率增高。

(二) 抗原提呈细胞

抗原提呈细胞(antigen presenting cell，APC)是指在免疫应答过程中，能摄取、处理抗原并将抗原信息传递给 T 细胞的一类细胞。APC 主要包括树突状细胞(DC)、单核吞噬细胞和 B 细胞，在 T 细胞识别抗原和促进 T 细胞活化中具有重要作用。

(三) 其他免疫细胞

中性粒细胞、嗜酸性粒细胞、嗜碱性粒细胞、肥大细胞既是固有免疫的重要效应细胞，也是适应性免疫的参与细胞。而数量较大的红细胞，因其表面具有多种受体存在，在免疫过程中也发挥了重要作用。

三、免疫分子

与免疫应答有关的化学分子称免疫分子，包括免疫球蛋白、补体、细胞因子、CD 分子等，具有信息传递和发挥免疫效应等功能(内容参见任务三 认知发挥免疫作用的物质——免疫分子)。

(郑海筝)

单元二 固有免疫应答

当病原微生物等抗原物质入侵机体或体内的细胞突变时，免疫系统的各个成员则按照自己的分工向抗原发起攻击。在攻击的过程中各个成员相互配合，清除抗原，共同完成维持机体内环境稳定的“大业”。在整个过程中机体对抗原的反应主要以免疫应答的方式表现出来。

一、固有免疫应答的概念与特征

免疫应答是指机体识别并清除抗原并发挥免疫效应的全过程，包括固有免疫应答和适应性免疫应答。

固有免疫应答是生物体在长期种系发育和进化过程中逐渐形成的一系列天然防御机能。固有免疫应答的特点是：①经遗传获得，生来就有，人人俱有，所以又称其为先天性免疫应答；②不是由抗原刺激而发生，防御作用无针对性，对各种病原微生物都有防御作用，也称为非特异性免疫应答；③作用迅速，在抗感染过程中首先发挥作用；④无免疫记忆性，再次接触病原微生物，其防御作用并不增强。

适应性免疫应答是个体在生活过程中，接触某种抗原(如病原微生物)物质后，机体获得的免疫功能，又称后天免疫、获得性免疫或特异性免疫。

固有免疫应答与适应性免疫应答两者相互配合，共同发挥免疫作用，但又具有不同的特点，具体区别见表 4-2。

表 4-2　固有免疫应答与适应性免疫应答的主要区别

区别要点	固有免疫应答	适应性免疫应答
产生条件	生来就有，无需抗原刺激	后天获得，受抗原刺激后产生
特异性	无特异性	有特异性
发挥作用时间	快，即刻至 96 h 内	慢，96 h 后
作用持续时间	短	长
免疫记忆	无	有
免疫放大效应	无	有
相互关系	是适应性免疫应答的基础	是固有免疫应答的加强

参与固有免疫应答的细胞和分子在体内分布广泛而且反应迅速，在抵御细菌、病毒及寄生虫感染中，构成了机体抗感染的前期防线，这在感染早期机体尚未形成特异性免疫的情况下发挥着重要作用。同时，固有免疫应答的细胞和分子也参与特异性免疫应答的启动、效应和调节。两者的关系见图 4-4，本单元重点介绍固有免疫应答。

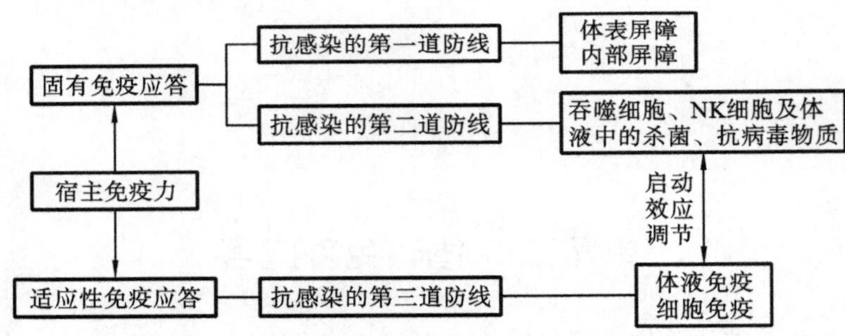

图 4-4　固有免疫应答与适应性免疫应答的关系

二、固有免疫应答的物质基础与作用

（一）参与固有免疫应答的成分

固有免疫应答是通过机体的屏障结构、免疫细胞和体液中的免疫分子等实现的。

1. 屏障结构　屏蔽结构包括体表屏障和内部屏障。体表屏障包括皮肤、黏膜和其附属腺体以及寄居的正常菌群等，是阻止微生物侵入的第一道屏障。内部屏障主要包括血-脑屏障和胎盘屏障，血-脑屏障可以阻挡病原微生物和有害物质进入中枢神经系统，胎盘屏障可以有效地阻挡病原微生物和有害物质从母体进入胎儿。

1）体表屏障　体表屏障是指健康完整的皮肤与黏膜。通过其机械阻挡、分泌抑菌与杀菌物质和正常菌群的拮抗作用构成了机体抵抗病原微生物侵入的第一道防线。

（1）机械的阻挡与清除作用：完整的皮肤与黏膜对病原微生物具有机械性阻挡和清除作用。皮肤和黏膜的阻隔、体表上皮细胞的脱落更新、呼吸道黏膜表面纤毛上皮细胞的定向摆动、各种分泌液(如泪腺、唾液)的冲刷以及肠道的蠕动都在不同程度上发挥了清除病原微生物的作用。

(2) 分泌杀菌物质:皮肤和黏膜的分泌物中含有多种杀菌和抑菌物质,如皮肤汗腺分泌的乳酸、皮脂腺分泌的脂肪酸。呼吸道、消化道分泌的黏液中含有溶菌酶、抗菌肽等物质,胃液中的胃酸和肠道分泌物中的多种蛋白酶也都有杀菌、抑菌的作用。

(3) 正常菌群的拮抗作用:皮肤和黏膜表面寄居的众多微生物也发挥着重要的屏障作用。例如:口腔唾液链球菌产生的过氧化氢能杀死白喉杆菌和脑膜炎球菌等;肠道中的大肠杆菌分泌的细菌素和酸性产物能抑制厌氧菌和革兰阴性细菌的定居和繁殖;咽喉部甲型溶血性链球菌可以抑制肺炎链球菌的生长。临床不适当的抗菌治疗有可能抑制或杀死大部分正常菌群,破坏其对致病菌的制约和干扰作用,从而引发耐药性葡萄球菌性肠炎、口腔或肺部念珠菌的感染,即所谓的菌群失调。

2) 血-脑屏障　血-脑屏障是位于血液与脑组织、脑脊液之间的屏障,由软脑膜、脉络丛的毛细血管壁和壁外的星形胶质细胞等构成。血-脑屏障的结构致密,能阻挡血液中的微生物及大分子物质和某些药物进入脑组织与脑脊液,从而保护中枢神经系统不受侵害。婴幼儿血-脑屏障发育尚未完善,故婴幼儿易发生中枢神经系统的感染,如脑炎及脑膜炎等。

3) 胎盘屏障　胎盘屏障是位于母体和胎儿之间的屏障,由母体子宫内膜的基蜕膜和胎儿的绒毛膜滋养层细胞共同构成。此屏障结构可防止母体内病原微生物进入胎儿体内,保护胎儿免受感染。在妊娠 3 个月内,胎盘屏障发育尚不完善,此期如果母体感染了风疹病毒、巨细胞病毒等可引起胎儿流产、畸形或死胎。

2. 参与固有免疫应答的免疫细胞

1) 吞噬细胞　当病原微生物突破机体的屏障结构进入体内时,吞噬细胞即可发挥强大的吞噬杀伤作用。吞噬细胞是执行固有免疫应答的主要效应细胞,吞噬细胞主要分为两类:一类是单核-巨噬细胞,属大吞噬细胞,包括血液中的单核细胞和组织器官中的巨噬细胞,可进行反复吞噬并参与诱导特异性免疫应答;另一类是中性粒细胞,属小吞噬细胞,主要分布于血液中。

(1) 吞噬细胞的吞噬与杀菌过程:通过皮肤、黏膜伤口进入体内的病原菌,可以快速被体内的吞噬细胞吞噬和杀灭,这在机体早期抗感染免疫过程中发挥着重要作用。

吞噬细胞的吞噬和杀菌作用一般可分为三个阶段(图 4-5)。①接触病原菌:这种接触可以是随机相遇或通过趋化因子的吸引而接触。如感染发生时,在炎性细胞因子(如 IL-1、TNF)、某些细菌的组分与产物(如脂多糖)和补体的裂解片段(如 C3、C5)等趋化因子的作用下,血液中的中性粒细胞、单核细胞和组织器官中的巨噬细胞可以穿越血管内皮细胞与组织间隙,迁移至感染部位,对侵入的病原微生物进行“围歼”。②吞入病原菌:吞噬细胞通过吞噬作用或吞饮作用将病原微生物及其产物摄入细胞内形成吞噬体。③消化病原菌:溶酶体向吞噬体靠近,两者融合形成吞噬溶酶体,在溶酶体内的溶菌酶、蛋白酶、多糖酶、脂酶、核酸酶、胶原酶等成分的共同作用下,细菌可以被消化降解,不能消化的食物残渣被排出体外。

(2) 吞噬作用的结果:病原菌被吞噬细胞吞噬的结果因细菌种类、毒力和机体免疫力的不同分为完全吞噬和不完全吞噬两种。完全吞噬是指病原菌在溶酶体内被溶解、消化,最后排出吞噬细胞外,大多数细菌属于此类,如化脓性细菌被吞噬后一般 5～15 min 死亡,30～60 min 被破坏清除。不完全吞噬是指某些病原菌(如结核杆菌、伤寒沙门菌、布鲁杆菌

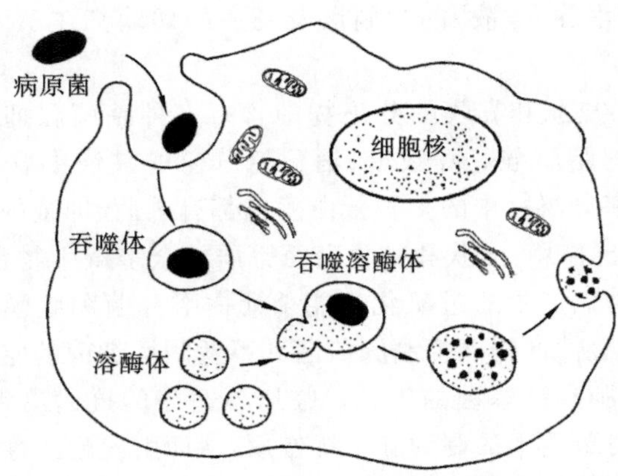

图 4-5 吞噬细胞的吞噬与杀菌过程

等)虽被吞噬细胞吞噬,但不能被杀死破坏,反而在吞噬细胞内部繁殖,使吞噬细胞破裂。未破裂的吞噬细胞还可以使病原菌受到保护,免受体液中各种杀菌物质和药物的破坏,有时游走的吞噬细胞可将病原菌播散到其他部位,引起感染的扩散。

2) 自然杀伤细胞　自然杀伤细胞主要存在于血液和淋巴液中,它们无需抗原预先致敏,就可直接杀伤某些肿瘤、病毒或胞内寄生菌感染的靶细胞,也可通过 ADCC 效应定向杀伤与 IgG 抗体特异性结合的肿瘤细胞和受病毒感染的靶细胞。

NK 细胞与靶细胞结合后,释放穿孔素、颗粒酶使靶细胞溶解破坏和发生凋亡。活化的 NK 细胞还可通过分泌 IFN-γ、IL-2 和 TNF 等细胞因子激活巨噬细胞进而杀伤靶细胞,扩大免疫效应及抗肿瘤作用。因此 NK 细胞在机体抗胞内寄生菌、抗病毒、抗肿瘤免疫方面发挥着重要的作用。

3. 参与固有免疫的免疫分子　人体正常体液中存在多种抗病原微生物的免疫效应物质,如溶菌酶、补体、干扰素、乙型溶素等,可对进入体液中的病原微生物进一步地发挥杀伤破坏作用。

(1) 溶菌酶:一种不耐热的碱性多肽,广泛分布于血清、唾液、泪液及吞噬细胞溶酶体中,可作用于革兰阳性菌细胞壁的肽聚糖成分,使细菌裂解,革兰阴性菌由于在其肽聚糖外还有脂多糖和脂蛋白包裹,所以对溶菌酶不敏感,但在相应抗体和补体存在的条件下,革兰阴性菌也可被溶菌酶破坏。

(2) 补体:补体系统主要分布于血清与组织液中,经激活后发挥其生物学效应。感染早期,抗体尚未产生时,补体可经旁路激活途径和 MBL 激活途径迅速激活产生溶菌作用,因此发挥作用的时相较早。当特异性抗体产生之后,抗原-抗体复合物通过经典激活途径激活补体,产生溶菌作用,清除病原微生物,因此该途径发挥作用的时相较迟。此外补体活化后产生的片段还可发挥趋化作用,吸引吞噬细胞到达感染部位,引起炎症反应,一些补体的裂解产物还具有调理作用和免疫黏附作用,可促进吞噬细胞对病原微生物的清除,这些作用在抗体产生前即可迅速发挥,因此在感染早期起着重要的作用,但补体激活过强时可引起免疫病理损伤。有关补体的详细内容见任务三。

(3) 防御素:防御素是一组富含精氨酸耐受蛋白酶的小分子多肽,主要存在于中性粒细胞嗜天青颗粒和肠细胞中,对细菌、真菌、包膜病毒具有广谱的直接杀伤作用。

(4) C反应蛋白：C反应蛋白(C-reactive protein，CRP)是机体感染时，血清中迅速增高的一种蛋白质，是人类重要的急性期反应蛋白。在Ca^{2+}存在的条件下，可与多种细菌、真菌结合，激活补体从而增强机体对病原微生物的清除能力。

(5) 干扰素：干扰素(IFN)是机体受到病毒感染或其他干扰素诱生剂刺激，由巨噬细胞、淋巴细胞以及受病毒感染的细胞合成的一种糖蛋白。干扰素具有广谱抗病毒作用，尤其是Ⅰ型干扰素。但干扰素并不直接杀伤或抑制病毒，主要是作用于宿主细胞的基因，使细胞产生抗病毒蛋白，从而抑制病毒蛋白质的合成，影响病毒的复制，同时还可增强NK细胞、巨噬细胞和T细胞的活力，起到免疫调节作用。

(二) 固有免疫应答的生物学效应

固有免疫应答在感染早期(数分钟至96 h内)即可执行免疫防御功能。感染后4 h内，通过屏障结构的机械阻挡与分泌杀菌物质等，阻止病原体对上皮细胞的黏附与入侵，病原微生物如果突破屏障结构侵入机体，在感染后4～96 h内，吞噬细胞、NK细胞及体液中的杀菌、抗病毒物质即可发挥免疫学作用。在感染96 h之后，此时活化的巨噬细胞和树突状细胞可将加工处理过的病原微生物等抗原携带至局部淋巴结等处，提呈给T细胞、B细胞，诱导产生适应性免疫应答。

在感染早期，如果病原体不能被完全清除，巨噬细胞等APC提呈抗原信息给T细胞、B细胞，使T细胞、B细胞识别抗原后活化，启动适应性免疫应答。故在时相上，固有免疫应答在前，适应性免疫应答在后。适应性免疫应答在4～5天后才生成效应细胞，对被识别的病原体施以杀伤清除作用；同时又可加强固有免疫，在防止再次感染中发挥关键作用。所以固有免疫是适应性免疫的基础，发挥作用在先，并为适应性免疫的产生争取了时间；适应性免疫应答发挥作用在后，其清除病原微生物等抗原的能力显著强于固有免疫应答。两者共同构成机体抵抗病原微生物感染的防御功能。

(宋兴丽)

单元三　适应性免疫应答

适应性免疫应答是个体在生活过程中，免疫系统受到抗原刺激后，T细胞和B细胞识别病原微生物等抗原后活化、增殖、分化为免疫效应细胞并产生免疫效应物质，对抗原施以杀伤和清除作用的过程。这种接触某种抗原后所获得的具有针对性的免疫功能又称获得性免疫或特异性免疫。一般所说的免疫应答就是指适应性免疫应答。

根据免疫活性细胞对抗原刺激的反应结果，免疫应答可分为正免疫应答和负免疫应答。正常情况下，机体对非己抗原产生排斥效应，如抗感染和抗肿瘤等，即正免疫应答，通常称为免疫应答。对自身物质产生无应答状态，称为负免疫应答，也称免疫耐受。免疫应答在正常情况下，可及时清除体内的抗原性异物以维持内环境的相对稳定。但在某些情况下，免疫应答也可对机体造成损伤，引起超敏反应或其他免疫性疾病。

适应性免疫应答根据其效应机制，分为T细胞介导的免疫应答(又称细胞免疫)和B细胞介导的免疫应答(又称体液免疫)。

一、适应性免疫应答的基本过程与特点

（一）适应性免疫应答的基本过程

中枢免疫器官产生的免疫细胞，是免疫应答产生的物质基础，而外周免疫器官是免疫应答发生的主要场所。适应性免疫应答是机体受抗原性异物刺激后，由多种免疫细胞和免疫因子相互作用共同完成的复杂过程，可人为地分为三个阶段（图 4-6）。

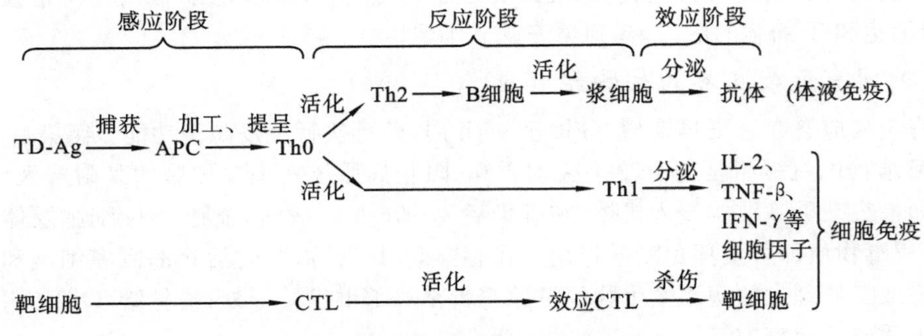

图 4-6 适应性免疫应答的基本过程

1. 抗原识别阶段 此阶段又称感应阶段，是指抗原提呈细胞将抗原物质吞噬，处理成 T 细胞可以识别的形式，此阶段包括 APC 摄取、加工、提呈抗原和 T 细胞、B 细胞识别抗原，启动淋巴细胞的活化。

2. 增殖分化阶段 此阶段又称反应阶段，指 T 细胞、B 细胞接受抗原刺激后，在细胞因子参与下活化、增殖、分化为效应 T 细胞和浆细胞的阶段。在此阶段，部分 T 细胞和 B 细胞中途停止分化，形成记忆细胞。

3. 效应阶段 效应阶段是浆细胞分泌抗体发挥体液免疫效应，效应 T 细胞通过释放细胞因子或直接杀伤靶细胞，发挥细胞免疫效应以清除抗原的阶段。

（二）适应性免疫应答的生物学意义及特点

适应性免疫应答的生物学意义在于识别“自身”与“非己”，并在此基础上，高效地清除侵入机体的异己抗原，如病原微生物、肿瘤细胞等，以维持机体内环境的稳定。对特定的抗原而言，适应性免疫应答以其高度精细的特异性方式，发生“一对一”的反应，生成针对不同抗原而产生的相应产物，而且，多数的免疫反应是在个体未觉察的情况下发生的。适应性免疫应答的特点表现如下。

1. 识别性 免疫细胞的“自我识别”能力是在胚胎时期，在骨髓或胸腺内发育过程中形成的。对“非己”抗原加以排斥，而对自身正常组织不产生排斥反应，称为自身耐受。但在某种情况下自身耐受被破坏，则将导致自身免疫病。

2. 特异性 特异性表现为免疫活性细胞只能接受相应抗原的刺激而活化，所产生的效应 T 细胞和抗体，只能对相应的抗原发生免疫应答。

3. 记忆性 免疫系统对抗原的初次刺激具有记忆性，当同一抗原再次刺激机体时，机体可发生比初次应答更迅速、更强烈持久的免疫效应。

4. 放大性 机体免疫系统对抗原的刺激所发生的免疫反应在一定条件下可以扩大，少量的抗原进入机体即可引起全身性的免疫反应。

5. MHC 的限制性 MHC 的限制性是指免疫细胞在中枢免疫器官中经历阳性选择和阴性选择后，获得 MHC 限制性识别能力。在免疫应答过程中，只有淋巴细胞和 APC 双方的 MHC 分子一致时免疫应答才能发生，这一现象称为 MHC 的限制性。

二、T 细胞介导的细胞免疫应答

T 细胞受抗原刺激后转化为效应 T 细胞，通过杀伤靶细胞、释放淋巴因子发挥特异性免疫效应称为细胞免疫应答，简称为细胞免疫。只有 TD-Ag 能诱导机体发生细胞免疫应答，TI-Ag 不能诱导机体发生细胞免疫应答。

（一）细胞免疫应答的过程

细胞免疫应答通常由 TD-Ag 引起，在多种免疫细胞协同作用下完成。其应答的过程分为如下三个阶段。

1. 抗原的提呈与识别阶段 TCR 不能识别游离的抗原分子，只能识别表达于 APC 或靶细胞表面的与 MHC-Ⅱ类或 MHC-Ⅰ类分子结合的抗原肽，也就是 T 细胞对抗原肽的识别受 MHC 分子的限制。在此过程中，两类 T 细胞识别的抗原以及提呈抗原肽的 MHC 分子类型是不同的（图 4-7）。

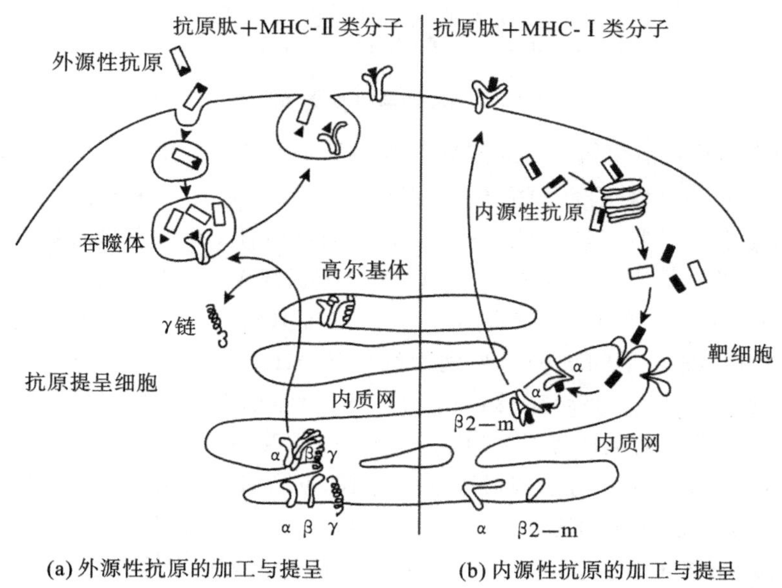

图 4-7 抗原的加工与提呈过程示意图

（1）APC 对外源性抗原的加工、处理和提呈　当细菌等外源性抗原侵入机体后，首先被巨噬细胞等 APC 通过吞噬或吞饮作用将其摄入细胞内，外源性抗原在吞噬溶酶体的酸性环境中被蛋白水解酶降解成具有免疫原性、能与 MHC-Ⅱ类分子结合的小分子多肽片段，简称为抗原肽。MHC-Ⅱ类分子与抗原肽结合形成抗原肽- MHC-Ⅱ类分子复合物，该复合物被转运到 APC 表面，供 $CD4^+$ T 细胞识别。

（2）内源性抗原的提呈与识别　内源性抗原是在细胞内合成的抗原，如病毒编码的蛋白质抗原和肿瘤抗原等。该抗原被胞质内的蛋白酶体降解成抗原肽，抗原肽与 MHC-Ⅰ类分子结合形成抗原肽-MHC-Ⅰ类分子复合物，该复合物被转运到细胞表面，供 $CD8^+$ 的 CTL 细胞识别。体内有核细胞表面均表达 MHC-Ⅰ类分子，都能以这一途径向 $CD8^+$ 的 T 细胞提呈抗原，但通常不把这些细胞称为抗原提呈细胞，而称为靶细胞。

2. T 细胞活化、增殖与分化阶段

1）T 细胞的活化　T 细胞的活化需要双信号活化刺激（图 4-8）。第一活化信号来自对抗原的识别，即 T 细胞表面的 TCR 与 APC 或靶细胞表面的抗原肽-MHC 分子复合物的结合。第二信号为协同刺激信号，来自于 APC 表面的协同刺激分子与 T 细胞表面相应受体的结合。

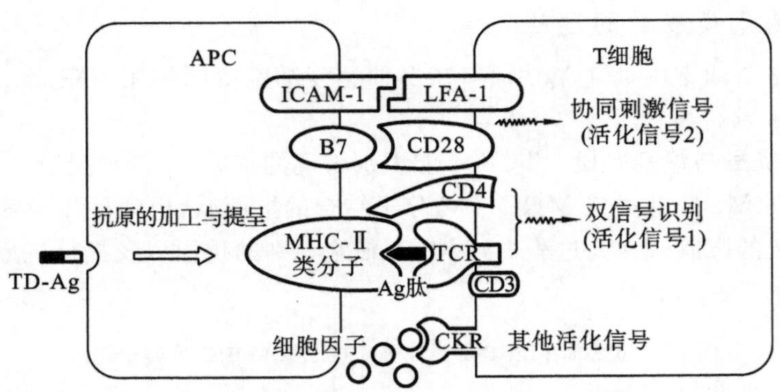

图 4-8　细胞的双信号活化刺激

（1）T 细胞的第一活化信号　双信号识别为 T 细胞活化提供了第一活化信号。$CD4^+$ Th 细胞通过 TCR 与 APC 表面的抗原肽-MHC-Ⅱ类分子复合物特异性结合，即 TCR 识别抗原肽-MHC-Ⅱ类分子复合物，为第一个信号识别；同时 Th 细胞表面的 CD4 分子与 APC 表面的 MHC-Ⅱ类分子的 Ig 样区结合，即 CD4 分子识别 MHC-Ⅱ类分子，此为第二个信号识别。对于 CTL 细胞来说，CTL 细胞的 TCR 识别抗原肽-MHC-Ⅰ类分子复合物，为第一个信号识别；CTL 细胞的 CD8 分子识别靶细胞的 MHC-Ⅰ类分子，为第二个信号识别。"双信号识别"使 T 细胞获得活化的第一信号。此信号经 CD3 分子传至细胞内。

（2）T 细胞的第二活化信号　Th 细胞与 APC、CTL 细胞与靶细胞之间可以通过表面的 CD28、LFA-1 等黏附分子分别与对方细胞的 B7、ICAM-1 等结合并相互作用，产生协同刺激信号，此即 T 细胞活化的第二信号。其中 CD28 与 B7 的结合是活化 T 细胞最重要的协同刺激信号。如果 T 细胞识别抗原时只有第一活化信号而没有第二活化信号，则 T 细胞不能充分活化，无法表现其免疫效应功能。

（3）T 细胞的其他活化信号　除双信号外，细胞因子对 T 细胞的活化也起着十分重要的作用，活化的 APC 与 T 细胞可以分泌多种细胞因子，如 IL-1、IL-6、IL-12 等，在这些细胞因子的作用下，T 细胞充分被活化。

2）T 细胞的增殖与分化　在多种细胞因子参与下，活化的 T 细胞迅速增殖、分化为效应 T 细胞。活化的 T 细胞分泌 IL-2 并大量表达高亲和性的 IL-2 R，通过自分泌与旁分泌作用介导 T 细胞的增殖与分化。

（1）$CD4^+$ T 细胞的增殖与分化　在上述活化信号的刺激下，初始的 $CD4^+$ Th 细胞（Th0 细胞）活化，并表达 IL-2、IL-4、IL-12 等受体，在 APC 释放的以 IL-12 为主的多种细胞因子作用下，便增殖分化为 $CD4^+$ 效应性 T 细胞即 Th1 细胞，又称炎性 T 细胞，同时伴有记忆细胞的形成。

(2) $CD8^+$ T 细胞的增殖与分化　活化的 $CD8^+$ T 细胞多数需要 $CD4^+$ T 细胞的辅助才能增殖与分化，在 Th 细胞分泌的 IL-2、IL-12、IFN-γ 等细胞因子的作用下，增殖分化为效应 CTL 细胞。

3. 细胞免疫应答的效应阶段

1) $CD4^+$ Th1 细胞的免疫效应　$CD4^+$ Th1 主要通过释放 IL-2、TNF-β、IFN-γ 等多种细胞因子间接发挥细胞免疫作用，同时使局部组织产生以淋巴细胞和单核吞噬细胞浸润为主的慢性炎症反应或迟发型超敏反应。①IL-2 可以通过旁分泌作用促进 $CD8^+$ T 细胞分化为效应 CTL 细胞，可以活化单核-巨噬细胞与 NK 细胞，增强其杀伤作用。②TNF-β 可以激活中性粒细胞与巨噬细胞，增强其吞噬杀菌能力，可以引起局部出现炎症反应；③IFN-γ 可以促使巨噬细胞分泌更多的能引起炎症反应的细胞因子，可以激活中性粒细胞、单核-巨噬细胞和 NK 细胞的活性，增强其吞噬杀伤和抗肿瘤细胞、抗病毒能力。这些细胞因子可以增强机体细胞免疫应答，但高浓度时可使周围组织细胞坏死，引起局部损伤。

2) 效应 CTL 细胞的免疫效应　效应 CTL 细胞直接杀伤与之接触的表达有相应抗原的靶细胞，主要杀伤胞内寄生菌、含病毒的宿主细胞及肿瘤细胞等。

(1) 效应 CTL 细胞的杀伤过程：①效-靶结合阶段，效应 CTL 细胞通过 TCR 与靶细胞表面的抗原肽-MHC-Ⅰ类分子复合物紧密结合，该过程历时数分钟；②致死性打击溶解阶段，效应 CTL 细胞通过多种杀伤机制造成靶细胞破裂、溶解和凋亡。

(2) 效应 CTL 细胞主要杀伤机制：效应 CTL 细胞的杀伤机制主要有以下两种。①分泌型杀伤：效应 CTL 细胞与靶细胞紧密接触后，即向靶细胞膜释放毒性蛋白-穿孔素与颗粒酶，穿孔素在 Ca^{2+} 存在的情况下聚合成管状，插入靶细胞细胞膜内，在靶细胞膜上构筑小孔，导致靶细胞的破裂与溶解；颗粒酶又称丝氨酸蛋白酶，经穿孔素形成的孔道进入靶细胞，激活靶细胞核酸酶，降解 DNA，导致靶细胞凋亡。②非分泌型杀伤：Fas 与 FasL(Fas 配体)是一对与细胞凋亡有关的膜分子，效应 CTL 细胞可表达 FasL，与靶细胞表面的 Fas 结合，启动细胞死亡信号，导致靶细胞凋亡。

(3) 效应 CTL 细胞杀伤靶细胞的特点：①效应 CTL 细胞的杀伤作用具有抗原特异性，且受自身 MHC-Ⅰ类分子的限制；②效应 CTL 细胞可连续、高效杀伤多个靶细胞，而自身不受损伤。

(二) 细胞免疫的生物学效应

1. 抗感染作用　细胞免疫主要针对胞内寄生的病原体发挥抗感染作用，包括胞内寄生菌(如结核分枝杆菌、麻风分枝杆菌、伤寒沙门菌等)、病毒、真菌及寄生虫感染。

2. 抗肿瘤免疫　效应 CTL 细胞可直接杀伤带有相应抗原的肿瘤细胞。多种细胞因子(如 TNF、IFN、IL-2 等)既是效应分子，又可活化、增强巨噬细胞和 NK 细胞的抗肿瘤作用。

3. 引起免疫损伤　细胞免疫应答可参与迟发型超敏反应、移植排斥反应及某些自身免疫性疾病的发生与发展过程。

三、B 细胞介导的体液免疫应答

B 细胞介导的免疫应答又称体液免疫应答，简称体液免疫，是指 B 细胞受抗原刺激后分化为浆细胞,浆细胞分泌抗体发挥的特异性免疫效应。TD-Ag 抗原和 TI-Ag 均可诱导体液免疫,但二者诱导免疫应答的机制不同。

(一) TD-Ag 诱导的体液免疫应答

TD-Ag 引起体液免疫应答必须有 APC 和 Th 细胞参与。反应过程也分为三个阶段。

1. 抗原提呈和识别阶段 抗原提呈和识别阶段指 TD-Ag 被 APC 捕获、加工、提呈及 $CD4^+$ Th 细胞和 B 细胞对其识别阶段。TD-Ag 进入机体后,被 APC 捕获到细胞内,经加工、处理转变为抗原肽,抗原肽与 APC 表面的 MHC-Ⅱ类分子结合,形成稳定的抗原肽-MHC-Ⅱ类分子复合物,被转运到 APC 细胞的表面,提呈给 Th 细胞。Th 细胞通过 TCR 特异性识别抗原肽-MHC-Ⅱ类分子复合物。B 细胞通过 BCR 直接识别抗原肽。APC 对 TD-Ag 的加工处理和提呈机制及 $CD4^+$ Th 细胞对抗原的识别过程与细胞免疫中 $CD4^+$ Th 细胞相同,详见本单元第二部分。

2. 活化、增殖与分化阶段 此阶段包括 Th 细胞和 B 细胞识别抗原后,自身活化、增殖、分化为效应淋巴细胞。

(1) T 细胞的活化、增殖与分化阶段:Th 细胞必须活化后才具有辅助 B 细胞产生抗体的作用,Th 细胞需要双信号刺激和细胞因子的参与才能完全活化。

Th 细胞的活化所需的双信号与细胞免疫中 Th 细胞活化相同:TCR 识别抗原肽-MHC-Ⅱ类分子复合物,为第一个识别;CD4 分子识别 MHC-Ⅱ类分子,为第二个识别。双识别为 Th 细胞的活化提供了第一活化信号,该信号通过 CD3 传递到细胞内。T 细胞的第二活化信号即协同刺激信号,主要由 Th 细胞表面的 CD28 与 APC 表面的 B7 结合产生。只有抗原识别信号而缺乏协同刺激信号的 Th 细胞不能充分活化而进入克隆无应答状态。除双信号外,细胞因子对 Th 细胞的活化也起着重要作用。活化的 APC 和 Th 细胞分泌 IL-1、IL-2、IL-6、IL-12 等细胞因子作用于 Th 细胞,使其充分活化。活化的 Th 细胞高度表达 CD40 受体(CD40L),可与 B 细胞表面的 CD40 结合,产生 B 细胞活化的第二信号。

(2) B 细胞的活化、增殖与分化阶段:B 细胞在 Th 细胞的辅助下自身活化、增殖与分化。B 细胞的活化增殖也需要双信号刺激(图 4-9)。

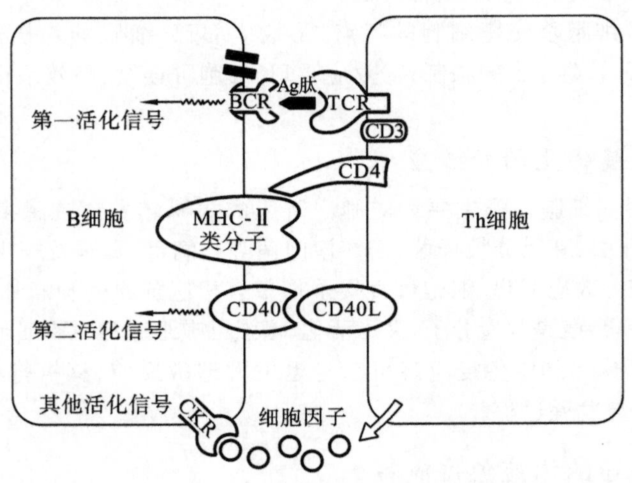

图 4-9 B 细胞的活化信号

第一活化信号由 B 细胞通过其 BCR 识别抗原肽产生，并通过与 BCR 相邻的跨膜蛋白 Igα(CD79a)和 Igβ(CD79b)将 B 细胞活化的第一信号传至细胞内。B 细胞活化的第二信号，主要由 B 细胞表面的 CD40 分子与活化的 Th 细胞表达的 CD40L 结合并相互作用而产生。在 Th 细胞与 B 细胞的相互作用中，同样受到 MHC 的限制性。在双信号作用下，B 细胞开始活化增殖与分化，并表达多种细胞因子受体，以接受 Th 细胞分泌的细胞因子刺激。在 IL-2、IL-4、IL-5、IL-6 及 IFN 等细胞因子作用下，B 细胞可增殖分化为浆细胞。在 B 细胞的分化过程中，部分 B 细胞分化为记忆细胞，当其再次接触相同抗原时，可迅速增殖分化为浆细胞，分泌大量的抗体，扩大免疫效应。

B 细胞是体内重要的抗原提呈细胞，可以将加工处理的 TD-Ag 以抗原肽-MHC-Ⅱ类分子复合物的形式，提呈给 Th 细胞，相互作用，使 Th 细胞活化增殖。同时 B 细胞也是免疫应答细胞，在 T 细胞的作用下，B 细胞活化、增殖、分化为浆细胞，发挥免疫学效应。二者的相互作用见图 4-10。

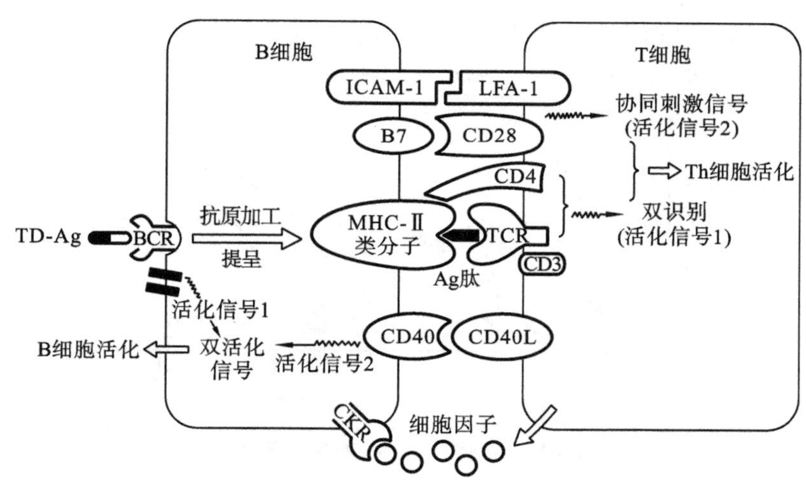

图 4-10　B 细胞与 Th 细胞的相互作用

3. 效应阶段　效应阶段是浆细胞分泌抗体，发挥体液免疫效应阶段。此阶段主要通过抗体，并借助机体其他免疫分子共同发挥效应作用。其作用主要有：①中和作用，如抗体与相应的病毒结合后可降低病毒的感染性，与外毒素结合后可中和外毒素的毒性；②调理作用，指抗原抗体复合物与巨噬细胞的 Fc 受体结合后可促进吞噬细胞的吞噬作用；③通过激活补体，发挥补体溶菌、溶细胞等作用；④通过 ADCC 作用，杀伤靶细胞；⑤某些情况下，抗体还可参与超敏反应等，引起免疫病理损伤。

（二）TI-Ag 诱导的体液免疫应答

TI-Ag 诱导的体液免疫应答，不需要 Th 细胞的辅助和 APC 的参加，可直接刺激 B 细胞活化产生抗体。TI-Ag 分为 TI-1Ag 和 TI-2Ag 两类。它们分别以不同的机制激活 B 细胞。

1. TI-1Ag 诱导的体液免疫应答　TI-1Ag（如细菌脂多糖和多聚鞭毛素）又称为 B 细胞丝裂原，高浓度时可诱导 B 细胞的多克隆活化，低浓度时激活 B 细胞需要双信号：BCR 识别 TI-1Ag 的特异性抗原决定簇，产生第一活化信号，B 细胞丝裂原受体结合相应的 B 细胞丝裂原，产生第二活化信号，在双信号作用下，B 细胞被诱导活化。

2. TI-2Ag 诱导的体液免疫应答 TI-2Ag 单信号即能激活 B 细胞。TI-2Ag(如细菌细胞壁和荚膜多糖等)具有多个高度重复线性排列的抗原决定簇。这类抗原决定簇,与 B 细胞的 BCR 广泛交联结合,产生活化信号,诱导 B 细胞活化。活化的 B 细胞进一步增殖分化为浆细胞,分泌抗体。

与 TD-Ag 比较,TI-Ag 诱导机体产生的体液免疫应答,有两个突出的特点:①不需 APC 及 Th 细胞的辅助,可直接作用于 B 细胞使之活化产生抗体;②B 细胞对 TI-Ag 的应答过程中不形成记忆细胞,故 TI-Ag 引起的体液免疫没有再次应答。

(三)抗体产生的一般规律

1. 初次应答(primary response) 初次应答是指抗原物质第一次进入机体时引起的免疫应答。TD-Ag 首次进入机体,B 细胞要经历识别抗原、自身活化等阶段,所以抗体产生的速度比较慢,一般 5～15 d 后,血中可检出特异性抗体,接着抗体进入快速增长的对数时期,然后抗体浓度达到一个平台期,此期大约可维持几天或几周。之后,抗体逐渐被降解,浓度缓慢降低进入下降期。初次应答主要产生 IgM,后期才产生 IgG,当 IgM 接近消失时,IgG 达到高峰。抗体的总量与亲和力均较低(图 4-11)。

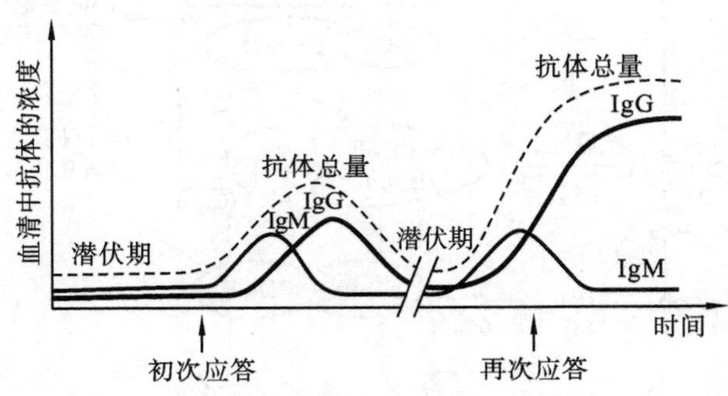

图 4-11 抗体产生的一般规律示意图

2. 再次应答(secondary response) 再次应答又称回忆反应,是指机体再次接触相同抗原时所发生的免疫应答。再次应答的细胞学基础是在初次应答过程中形成了记忆性细胞。由于记忆性 B 细胞表达高亲和力的 BCR,低剂量的抗原直接就可以启动有效的再次免疫应答,不需要 Th 细胞的协助。与初次应答相比,再次应答的潜伏期短,3～5 d,且抗体很快达到平台期,并且抗体的浓度高,在体内维持的时间长。产生的抗体主要为 IgG 类抗体,性质均一且亲和力高。初次应答与再次应答的区别见表 4-3。

表 4-3 初次应答与再次应答的区别

区别项目	初次应答	再次应答
潜伏期	长(1～2 周)	短(1～3 d)
抗体的效价	低	高
抗体的亲和力	低	高
维持的时间	短	长
抗体的类型	以 IgM 为主	以 IgG 为主

掌握抗体产生的一般规律，在医学实践中具有重要的指导作用。如疫苗接种或制备免疫血清时，应采用再次或多次加强免疫，以产生高滴度、高亲和力的抗体，获得良好的免疫效果；在免疫应答中，IgM 产生早，消失快，故临床上检测特异性 IgM 可作为病原微生物早期感染的诊断指标；在检测特异性抗体的量作为某种病原微生物感染的辅助诊断时，要在疾病的早期和恢复期抽取病人的双份血清做抗体的检查，一般抗体滴度增长 4 倍以上才有诊断意义。也可根据抗体含量变化了解患者病情及评估疾病转归。

（四）体液免疫的生物学效应

1. 抗胞外感染 SIgA 表达于黏膜表面，可以抑制病原菌的黏附与入侵，防止感染的发生。外源性抗原进入机体，通过体液免疫应答合成相应的抗体，抗原抗体结合后，通过激活补体、增强巨噬细胞的吞噬功能和诱导 ADCC 作用，导致病原菌被清除。

2. 中和作用 抗毒素与游离的外毒素结合后，可阻断外毒素对宿主细胞的结合，或封闭毒素的活性部位，使其不能发挥毒性作用。病毒抗原刺激机体产生中和性抗体，该抗体与病毒结合后，可以阻止病毒的吸附与穿入，降低病毒的感染性。

3. 超敏反应 在某些情况下，抗体可引起Ⅰ、Ⅱ、Ⅲ型超敏反应，造成机体生理功能的紊乱或组织细胞损伤，引起免疫病理损伤。

（宋兴丽）

单元四 免疫耐受

1945 年，英国学者欧文报道了异卵双生胎牛共用胎盘现象。他观察到：异卵双生的小牛胎盘血管相互吻合，且血液能够相互交流，因此，在出生后的两头小牛体内均可检测到两种不同血型抗原的红细胞，但却不发生排斥，称为红细胞嵌合体。后经实验表明：如果将异卵双生胎牛中的一头小牛的皮肤移植给另一头小牛，不产生排斥反应；但是，如果移植的皮肤来源于无关小牛，则产生排斥反应。这种移植后不排斥的现象称为天然免疫耐受。耐受产生的原因被认为是，由于胚胎期胎牛免疫系统尚未发育完全时，接触了同种异型抗原，导致了具有该抗原识别受体的未成熟免疫细胞克隆被清除或功能受抑制，成年后，机体对该抗原就产生了耐受现象。

在随后的深入研究中，人们对免疫耐受也有了逐步深刻的认识。在正常生理条件下，机体免疫系统能够清除外来病原体，进行“正免疫应答”，而对体内的自身抗原，虽也具有抗原特异性，却表现为“不应答状态”，称“负免疫应答”。这种机体免疫系统接受某种抗原刺激后表现出的特异性无应答状态即称为免疫耐受。能引起免疫耐受的抗原称为耐受原。免疫耐受的抗原特异性表现为免疫系统只对特定的耐受原不应答，对其他抗原仍进行正常的免疫应答。正常情况下，免疫耐受不影响机体免疫应答的整体功能，但如果机体免疫系统对自身抗原的耐受被破坏，则会发生自身免疫病。

一、形成条件

影响免疫耐受形成的条件主要包括两大方面:抗原因素和机体因素。

(一)抗原因素

抗原的性质、剂量、进入体内途径及抗原在体内持续时间等均是影响免疫耐受建立的重要条件。

1. 抗原的性质 一般情况下,非聚合的单体物质,结构简单的可溶性小分子抗原,均易诱发免疫耐受,如脂多糖、多糖、血清蛋白等。这些抗原进入体内不易被吞噬细胞捕捉摄取,可与淋巴细胞直接作用诱发免疫耐受。而结构复杂、相对分子质量较大的抗原,蛋白质非聚合体,颗粒型抗原(如细菌、异型血细胞)等进入机体后,易被吞噬细胞摄取加工处理,诱发机体免疫应答的发生。抗原与机体的亲缘关系也是免疫耐受建立的重要影响因素。抗原与机体亲缘关系越近,越易诱发免疫耐受,反之容易诱发免疫应答。

2. 抗原的剂量 根据抗原种类、动物种属、品系、年龄等不同需要选择适宜剂量抗原诱导免疫耐受发生。高剂量的胸腺非依赖性抗原能诱发免疫耐受,而对于胸腺依赖性抗原,无论高剂量还是低剂量均能诱导机体发生免疫耐受,但当低剂量时却不能诱发B细胞耐受。由低剂量抗原诱发的免疫耐受称低带耐受,由高剂量抗原诱发的免疫耐受称高带耐受。低带耐受产生速度快,持续时间较长;而高带耐受产生速度慢,且持续时间较短。

3. 抗原进入体内的途径 对抗原进入机体的途径而言,最易诱发免疫耐受的是口服、静脉注射,次之为腹腔注射,最难的是肌内注射。当口服低剂量抗原后,到达胃肠道的抗原能诱导机体产生调节性T细胞,随后迁移至全身各处的调节性T细胞,通过分泌抑制性细胞因子建立机体对该抗原的免疫耐受。而当口服高剂量抗原时,抗原能通过胃肠道进入全身循环系统,诱导T细胞无应答。不同部位的静脉注射可产生不同的结果。对于人丙种球蛋白,经肠系膜注射能引发免疫耐受,而注射途径为颈静脉时,可引起免疫应答;IgG抗体经门静脉注射能引起免疫耐受,而经周围静脉注射可引起免疫应答。一些抗原能经口服或肠系膜注射引发免疫耐受,可能是由于胃肠道和肝脏将抗原物质解聚后,变为非聚合体,非聚合抗原进入血液和淋巴组织后,易诱导机体发生免疫耐受。

4. 抗原在体内持续时间 当免疫耐受发生时,需有体内抗原的持续刺激,才能使免疫耐受得以维持。已建立的免疫耐受会随着体内抗原的消失而消退。而持续存在的耐受原能不断诱导机体新产生的免疫细胞发生免疫耐受,如进入体内能缓慢分解的抗原诱发免疫耐受持续时间要长于快速分解抗原;而能增殖分化的细胞性抗原可诱发持久的免疫耐受。由于机体自身抗原是持续存在的,因此机体能终身对自身抗原维持耐受。

(二)机体因素

除抗原因素外,机体的成熟、遗传等其他方面均能影响免疫耐受的建立。

1. 机体的发育与成熟 体外实验表明:成熟的免疫细胞较难被诱发耐受,而未成熟的免疫细胞易被诱发耐受。因此,成熟期的动物机体较难建立免疫耐受,而最易建立免疫耐受的是胚胎期,次之为新生期。当免疫系统已发育完全,免疫功能成熟时,诱导免疫耐受的发生需大量抗原刺激,并合并使用免疫抑制剂。

2. 动物种属和品系 多数动物均可建立对某抗原的免疫耐受，但动物的种属、品系不同，免疫耐受发生和维持的难易程度不同。如大鼠和小鼠在胚胎期和出生后易建立免疫耐受，而兔、灵长动物和有蹄类动物只在胚胎期易建立免疫耐受。同种属不同品系动物，建立免疫耐受的难易程度差异也较大，如 10 mg 人丙种球蛋白可使 BALA/C 小鼠建立免疫耐受，但对 C57BJ/6 小鼠则仅需 0.1 mg 剂量。

3. 免疫抑制措施的应用 成年动物机体由于免疫系统功能已发育成熟，一般不易建立免疫耐受，可使用免疫抑制措施结合抗原刺激机体诱发耐受现象的发生。

常见的免疫抑制措施如下。

(1) 全身 X 射线照射。通过亚致死量的照射使胸腺及外周免疫器官中的成熟淋巴细胞被破坏，使淋巴器官中新形成的未成熟淋巴细胞被抗原诱发耐受。

(2) 注射抗淋巴细胞抗体。破坏相应的淋巴细胞诱发耐受产生。

(3) 应用免疫抑制剂。此法可选择性抑制 T 细胞和 B 细胞。适量的免疫抑制剂与抗原合并使用，可帮助机体建立对该抗原的耐受。常用的免疫抑制剂有环孢霉素 A、环磷酰胺等。

二、免疫耐受的意义

机体免疫耐受现象分为生理性和病理性两种。生理性耐受主要指免疫系统对自身抗原的不应答状态，这种耐受可避免自身免疫病的发生。病理性耐受主要指机体免疫系统对病原体、肿瘤细胞等的不应答状态，与临床疾病的发生、发展及转归密切相关。研究免疫耐受的机制并通过人为手段干扰、重建或中止免疫耐受，在理论研究和临床应用上都具有十分重要的意义。

（一）理论研究

(1) 研究机体免疫系统如何建立对“自身”的免疫耐受和对“非己”的免疫应答，更能加深理解机体是如何维持免疫稳定和正常生理功能的。

(2) 对免疫耐受的研究还能为免疫应答及调节机制的研究提供依据。

（二）临床应用

(1) 机体能对自身组织产生生理性耐受，以维持正常生理机能。若自身耐受遭到破坏，自身应答性 T 细胞、B 细胞被活化，则发生自身免疫病。而病理性的免疫耐受，使机体对肿瘤细胞或感染的病原体产生特异性不应答状态，使免疫系统不能执行免疫功能，从而导致疾病的发生、发展；如能破坏机体对肿瘤细胞或感染病原体的耐受，则使机体产生适宜的特异性免疫应答，又能控制疾病的发生。

(2) 在临床实践中可通过建立免疫耐受，达到治疗疾病的目的。如在器官移植过程中，若能使受者的 T 细胞、B 细胞对供者的 MHC 抗原特异性不应答，可使移植物长期存活；采用皮下多次注射小剂量变应原，可诱导机体产生 IFN-γ 和 TGF-β，达到脱敏治疗Ⅰ型超敏反应的目的。

(3) 在预防接种或制备免疫制剂时，应注意选择抗原的性质、剂量、注射途径等，避免免疫耐受发生。

（郑海等）

单元五 人工免疫

机体获得特异性免疫的方式有自然免疫和人工免疫两种。隐性或显性接触抗原物质(如感染病原体)后机体所建立的特异性免疫叫做自然自动免疫,胎儿或新生儿经胎盘或乳汁从母体获得抗体的特异性免疫属于自然被动免疫。利用人工制备的抗原或抗体,通过适宜的途径输入机体,使机体产生针对某疾病的特异性免疫力叫做人工免疫,即预防接种。目前,人工免疫是医学上进行免疫预防、提高机体免疫水平的重要手段,如天花、脊髓灰质炎、结核病等疾病都是通过人工免疫的方式,使疾病得到了有效控制。

一、有关概念

以微生物本身或其代谢产物、动物或人体的组织及体液为原料,采用生物学技术制备而成,用于人类疾病的预防、治疗和诊断的免疫学制剂,统称生物制品。生物制品按其用途、制备原料和生产方式可分为三类:①预防用制品(疫苗类制品),如细菌性疫苗、类毒素疫苗;②治疗用制品,如抗血清类、血液制剂(白蛋白、球蛋白)和免疫调节剂(卡介苗、干扰素、微生态制剂、免疫核糖核酸);③诊断用制剂,如结核菌素、诊断血清。我国传统生物制品不包含抗生素、激素和酶。在接种时,根据其注入的生物制品物质不同,将人工免疫分为人工自动免疫和人工被动免疫两大方面。

所谓人工自动免疫(artificial active immunization)是指采用人工方法给机体注射疫苗或类毒素等抗原物质,诱导机体免疫系统产生特异性免疫的方法。按国际惯例将细菌性制剂、病毒性制剂和类毒素统称为疫苗。人工被动免疫(artificial passive immunization)是指采用人工方法将抗体类制剂注射入机体,使机体免疫系统获得特异性免疫的方法。由于机体的抗体是被动得到的,而不是机体本身受抗原刺激产生的,因此称为“被动免疫”。人工自动免疫和人工被动免疫的区别见表4-4。

表4-4 人工自动免疫和人工被动免疫的区别

区别项目	人工自动免疫	人工被动免疫
注射物质	抗原	抗体
出现免疫力时间	注射1～4周后	注射后立即
免疫效果维持时间	维持数月至数年	维持2～3周
医学用途	主要用于免疫预防	主要用于治疗和紧急预防
生物制品	类毒素、疫苗	免疫球蛋白、抗毒素

二、人工自动免疫

人工自动免疫由于免疫力出现时间较慢,免疫效果维持时间久,在临床上常被用于预防疾病。常用的人工自动免疫生物学制剂包括以下几种。

(一)灭活疫苗

将病原体经理化方法处理后灭活而制成的用于人工自动免疫的抗原物质称为灭活疫

苗,又称死疫苗。灭活疫苗在注射入机体后,因丧失了增殖能力而不能在体内繁殖,因此刺激机体产生的免疫力较弱,只有多次而大量接种才能维持持久的免疫效果。灭活疫苗虽能诱导机体产生抗体,但却无法通过内源性途径提呈抗原产生细胞免疫效应,因此,免疫效果有一定局限性。但灭活疫苗也因制备病原体是死的而具有相对稳定、容易保存的特点。临床上常用的灭活疫苗包括狂犬疫苗、百日咳疫苗、伤寒疫苗、副伤寒疫苗等。

(二)减毒活疫苗

通过筛选和变异而获得的无毒或毒力减弱的活的病原体制成的生物制剂称为减毒活疫苗。其制备方法通常是将病原体于培养基或组织细胞中反复传代至失去毒力或毒力减弱,但仍保留免疫原性。由于活疫苗进入机体后能够继续增殖,接种后如同隐性感染,因此既能诱导机体的体液免疫应答,又能诱导细胞免疫应答的发生。但减毒活疫苗接种需少量一次接种,且不宜为孕妇和免疫缺陷病患者接种。临床上常用的减毒活疫苗包括卡介苗、麻疹病毒活疫苗等。灭活疫苗与减毒活疫苗的区别见表 4-5。

表 4-5 灭活疫苗与减毒活疫苗的区别

区别项目	灭活疫苗	减毒活疫苗
制剂制备	容易获得,死,无毒力	较难获得,活,毒力弱或无
接种剂量	较大	较小
接种次数	2～3 次	一般为 1 次
免疫效果	较低,体液免疫(6 个月～2 年)	较高,体液/细胞免疫(3～5 年)
保存及稳定性	容易保存,稳定,有效期约 1 年	不易保存,稳定性差,4 ℃下保存数周

(三)类毒素

细菌外毒素经 0.3%～0.4%甲醛溶液处理后,可失去毒性,但免疫原性仍然保留,称为类毒素。机体接种类毒素后可产生抗毒素,用来中和细菌的外毒素,阻止其对人体的损害。临床上常用的类毒素有白喉类毒素、破伤风类毒素,它们可与百日咳灭活疫苗制成联合疫苗百-白-破三联疫苗(DTP)。

(四)新型疫苗

新型疫苗又称组分疫苗,是用能诱导机体产生保护性反应的抗原成分制成的疫苗。因其安全、高效等特点已被应用于临床。

1. 亚单位疫苗 将病原体中与诱导保护性免疫无关甚至有害的成分去除,仅利用有效抗原成分制备的疫苗称为亚单位疫苗,如乙型肝炎病毒表面抗原可制成乙型肝炎血源疫苗。但质量不好的血液中提取成分制成的亚单位疫苗可导致疾病的传播,如乙型肝炎、艾滋病等的传播。

2. 合成疫苗 由人工合成的能诱导机体产生保护性免疫应答的一类多肽类物质结合于蛋白质分子或脂质体上,再与佐剂混合即可制成合成疫苗。合成疫苗无血源性疫苗传播疾病的可能。若合成疫苗含有 B 细胞识别表位即可激活 B 细胞,诱发机体体液免疫应答的发生。若合成疫苗含有 T 细胞识别表位即可激活 T 细胞,诱发机体细胞免疫应答的发生。但由于 T 细胞识别抗原表位信息时受 MHC 限制,而 MHC 具有高度多态性,因此在疫苗研制时，应充分考虑群体T细胞表位情况，避免单一表位合成疫苗仅对单一表达此表位的结合MHC个体起作用。

3. 联合疫苗 细菌荚膜具有抗吞噬作用，提取的细菌荚膜多糖成分可诱导机体产生抗体。但此类抗原属胸腺非依赖性抗原(可溶性小分子)，诱导机体B细胞产生抗体时，不需要T细胞协助，不产生记忆细胞，免疫效果弱。将此荚膜多糖类物质与类毒素等物质制成结合疫苗后，可使其成为胸腺依赖性抗原，免疫效果加强，如肺炎链球菌疫苗、脑膜炎奈瑟菌疫苗等。

4. 基因工程疫苗 基因工程疫苗主要包括重组疫苗和DNA疫苗。

(1) 重组疫苗包括重组抗原疫苗和重组载体疫苗。①重组抗原疫苗:采用DNA重组技术制备的能诱导机体产生保护性免疫应答的纯化疫苗。此类疫苗安全有效，不含活的病原体，如乙型肝炎病毒表面抗原重组疫苗、口蹄疫疫苗等。②重组载体疫苗:在减毒病毒或细菌体内转入编码某一抗原基因而制成的疫苗。疫苗病毒为常用的载体，在麻疹、甲型肝炎等疫苗研制中均已应用。

(2) DNA疫苗。编码有效免疫原的基因与细菌质粒重组注入机体后，宿主细胞表达保护性抗原，并诱导机体产生特异性免疫应答，此类疫苗称为DNA疫苗。DNA疫苗免疫效果好，在体内能持续表达，免疫维持时间长。

三、人工被动免疫

人工被动免疫在临床上常用于治疗和紧急预防。由于免疫效应物质不是机体自身产生的，而是被动接受的，因此注射后出现免疫力时间快，免疫力维持时间短，2～3周。常用的人工被动免疫生物学制剂如下。

(一) 抗毒素

用细菌类毒素免疫动物后能获得的免疫动物血清含有抗毒素，有中和外毒素的作用。临床上多用马来制备抗毒素，类毒素免疫马，马血液分离纯化制备血清后即获得抗毒素。但多次反复在人体利用马血清抗毒素，可引起超敏反应的发生。临床上常见的抗毒素为破伤风抗毒素、白喉抗毒素等。

(二) 人免疫球蛋白制剂

从胎盘血或血浆中分离制成的各种免疫球蛋白混合物称人免疫球蛋白制剂，如甲型肝炎、麻疹、脊髓灰质炎等疾病病原体，使成人机体隐性或显性感染时，血清中有一定量抗体产生，以这些血清制成的肌内注射制剂可用于相关疾病的紧急预防。

(郑海筝)

重点提示

1. 免疫系统的认识 免疫系统是机体承担识别自我，引发免疫应答、执行免疫效应的组织解剖结构，该系统是在生物种系发育进化过程中形成，与机体神经内分泌系统共同维护机体内环境的平衡。

2. 免疫器官的组成及功能　包括中枢免疫器官和外周免疫器官。中枢免疫器官包括骨髓、胸腺、法氏囊(禽类)。骨髓是所有血细胞的唯一来源,是所有免疫细胞的发源地。其重要的功能之一是机体B淋巴细胞的发生、分化、成熟的场所。胸腺是T淋巴细胞分化、成熟的场所。胸腺缺乏,可引起细胞免疫缺陷;外周免疫器官包括淋巴结、脾、黏膜相关淋巴组织,是免疫应答发生的场所。

3. MHC限制性　T细胞对抗原的识别具MHC限制性,即T细胞通过其TCR特异性识别抗原表位时,还必须识别抗原提呈细胞的MHC分子,因此,免疫应答中,$CD4^+$ Th细胞主要识别MHC-Ⅱ类分子提呈的外源性抗原,$CD8^+$ Th细胞主要识别MHC-Ⅰ类分子提呈的内源性抗原。

4. 抗原受体　抗原受体是T淋巴细胞、B淋巴细胞膜表面的能特异性识别抗原的分子。每一个成熟淋巴细胞表达一种特异性抗原受体,识别结合一种抗原表位,这是免疫应答具有特异性的重要结构基础。BCR是B细胞抗原受体,为镶嵌于膜表面的免疫球蛋白(SmIg)。TCR是T细胞抗原受体,为异二聚体蛋白分子。

5. T淋巴细胞、B淋巴细胞　它们主要的表面分子见表4-6。

表4-6　T、B淋巴细胞主要表面分子

表面分子	T淋巴细胞	B淋巴细胞
表面受体	T细胞抗原受体	B细胞抗原受体
	绵阳红细胞受体	IgG-Fc受体
	T细胞辅助受体	补体受体
	细胞因子受体	细胞因子受体
	有丝分裂原受体	有丝分裂原受体
表面抗原	MHC抗原	MHC抗原
	白细胞分化抗原	白细胞分化抗原

6. 固有免疫应答　固有免疫是机体的固有免疫系统(屏障结构、吞噬细胞、NK细胞及体液中的杀菌、抗病毒物质)发挥的免疫作用。这种免疫作用无抗原特异性,也无免疫记忆性,先天存在,人人具有,与机体的遗传有关,其作用的强弱不随抗原刺激次数的增加而增加。固有免疫应答是适应免疫应答的基础,启动和调节适应免疫应答,并参与适应免疫应答效应的发挥。

7. 免疫应答的理解　免疫应答是机体在抗原物质刺激下,免疫系统为排除该抗原所发生的一系列反应过程,即B淋巴细胞、T淋巴细胞在抗原的刺激下活化、增殖、分化,产生特异性抗体和效应T细胞并发挥效应的过程。T细胞介导的细胞免疫应答生物学效应主要表现为抗胞内感染与抗肿瘤,而B细胞介导的体液免疫应答生物学效应主要表现为抗胞外感染和中和作用。B淋巴细胞、T淋巴细胞的活化是免疫应答发生的关键,它们均需双信号活化。T细胞活化的双信号:第一活化信号为双识别,TCR识别外源性抗原肽-MHC-Ⅱ类分子复合物(或TCR识别内源性抗原肽-MHC-Ⅰ类分子复合物)为第一识别,CD_4分子识别MHC-Ⅱ类分子(或CD_8分子识别MHC-Ⅰ类分子)为第二识别;第二活化信号主要为CD_{28}识别B_7。B细胞活化的双信号:第一活化信号为BCR识别抗原肽,第二活化信号

为 CD_{40} 识别 CD40L。

8. TI-Ag、TD-Ag 诱导免疫应答的区别　TI-Ag 仅刺激 B 细胞产生体液免疫应答，且不需 APC 及 Th 细胞的辅助，应答过程中不形成记忆细胞，故 TI-Ag 引起的体液免疫应答没有再次应答。而 TD-Ag 既可诱导 B 细胞的体液免疫应答又可诱导 T 细胞的细胞免疫应答，有记忆细胞产生，且再次应答较初次应答具有快速而高效的特点。

9. 免疫耐受的理解　免疫耐受是指机体免疫系统接受某种抗原作用后表现的特异性无应答状态，但对其他抗原仍进行正常的免疫应答。耐受原可以是自身抗原，也可以是外来抗原。免疫耐受的发生可以是自发的(发育中形成)，也可以是诱发或人工主导产生。其形成与抗原的性质、抗原的剂量、抗原进入体内的途径、抗原在体内持续时间以及机体免疫系统的发育与成熟状况等相关。正常生理情况机体对自我结构组分就是免疫耐受。

10. 人工免疫　利用人为方法去构建机体的特异性免疫，包括人工自动免疫和人工被动免疫。人工自动免疫是指采给机体接种疫苗或类毒素等抗原物质，诱导机体免疫系统发生免疫应答，机体自身产生特异性抗体或效应 T 细胞而建立特异性免疫的方法。人工被动免疫是直接将抗体类制剂注射入机体，使机体即可获得特异性免疫的方法。由于抗体非机体产生的，因此免疫作用短暂，常用于治疗和紧急预防。而人工自动免疫维持时间久，常用于预防疾病，但免疫力出现时间较慢。因此，临床上应利用人工免疫来防治疾病，特别是人工自动免疫。

目标检测

一、单项选择题

1. B 细胞抗原受体是(　　)。

A. Ig 的 FC 受体　B. 补体受体　C. SmIg　D. E 受体　E. TCR

2. 机体发生免疫应答的部位是(　　)。

A. 骨髓　B. 淋巴结　C. 胸腺　D. 腔上囊　E. 法氏囊

3. T 细胞分化成熟的场所是(　　)。

A. 脾脏　B. 骨髓　C. 淋巴结　D. 胸腺　E. 腔上囊

4. T 细胞特异识别抗原的物质是(　　)。

A. L-2 R　B. FcrR　C. SRBCR　D. TCR　E. BCR

5. 抗原提呈细胞包括下面哪种细胞？(　　)

A. B 细胞和 T 细胞　B. 巨噬细胞和 T 细胞

C. 树突状细胞和 T 细胞　D. 树突状细胞和单核吞噬细胞

E. NK 细胞

6. 主要对病毒感染细胞和肿瘤细胞具有非特异性杀伤作用的细胞是(　　)。

A. NK 细胞　B. 巨噬细胞　C. T 细胞　D. B 细胞　E. 树突状细胞

7. 不属于固有免疫应答的是(　　)。

A. 皮肤黏膜的屏障作用

B. 吞噬细胞的吞噬病原体作用

C. NK 细胞对病毒感染细胞的杀伤作用

D. 血液中的抗体对毒素的中和作用
E. 组织损伤局部分泌的抑菌、杀菌物质

8. 下列描述中，除哪项外，均为固有免疫应答的特点？（　　）
A. 只针对细菌发生作用　　B. 不产生免疫记忆　　C. 可以遗传
D. 不同个体间作用相似　　E. 发挥作用的强度相对恒定

9. 关于干扰素，不正确的描述是（　　）。
A. 非特异性抗病毒作用　　B. 参与抗肿瘤免疫　　C. 不直接作用病毒
D. 由病毒产生的一种糖蛋白　　E. 刺激宿主细胞产生抗病毒蛋白

10. TD-Ag 引起的免疫应答的特点是（　　）。
A. 产生体液免疫应答的细胞为 B_1 细胞
B. 只引起体液免疫应答，不引起细胞免疫应答
C. 可直接刺激 T 细胞与 B 细胞的活化
D. 可诱导免疫记忆细胞形成
E. 只引起细胞免疫应答，不能引起体液免疫应答

11. 免疫耐受的抗原特异性表现为（　　）。
A. 免疫系统只对特定的耐受原不应答，对其他抗原仍正常应答
B. 免疫系统只对特定的耐受原应答，对其他抗原均不能正常应答
C. 免疫系统对所有外来抗原均不应答
D. 免疫系统对所有外来抗原均正常应答
E. 免疫系统只对小分子抗原不应答

12. 自身免疫病的发生是由于（　　）。
A. 机体免疫系统对外来抗原的耐受被破坏
B. 机体免疫系统对外来抗原的应答被破坏
C. 机体免疫系统对自身抗原的应答被破坏
D. 机体免疫系统对自身抗原和外来抗原的耐受均被破坏
E. 机体免疫系统对自身抗原的耐受被破坏

13. 对抗原进入机体的途径而言，最易诱发免疫耐受的途径是（　　）。
A. 腹腔注射　　B. 口服、静脉注射　　C. 肌内注射
D. 只有静脉注射　　E. 只有口服途径

14. 临床上对于疾病的治疗和紧急预防常选用的方法是（　　）。
A. 自然被动免疫　　B. 自然自动免疫　　C. 人工被动免疫
D. 人工自动免疫　　E. 过继免疫

15. 属于人工自动免疫制剂的是（　　）
A. 转移因子　　B. 干扰素　　C. 胎盘球蛋白　　D. 抗毒素　　E. 类毒素

二、简答题

1. 简述免疫器官的组成。
2. 比较 T 淋巴细胞、B 淋巴细胞的表面分子。
3. 简述 $CD4^+$ T 细胞活化的刺激信号？
4. 简述抗体产生的一般规律？
5. 比较人工自动免疫和人工被动免疫的区别。

任务五　认知抗原抗体反应

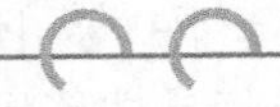

学习目标

1. 掌握抗原抗体反应的概念。
2. 掌握抗原抗体反应的特点，明确在实践中的应用。
3. 熟悉抗原抗体反应的影响因素，为后期学习实践技术及结果分析打下基础。
4. 熟悉抗原抗体反应的基本类型。
5. 了解抗原抗体反应的原理，为学习检验方法奠定基础。

抗原抗体反应是指抗原与相应抗体之间所发生的特异性结合反应。它们既可发生于体内，也可发生于体外。体液免疫学检验技术就是依据抗原抗体反应的基本原理而设计的体外实验。

单元一　抗原抗体反应的基本原理

抗原与抗体能够特异性地结合是基于抗原表位与抗体分子超变区之间存在化学结构和空间构型上相互吻合的互补关系。这种结合是分子表面的特异的可逆的弱结合。这些弱结合力只有在极短距离内才能发生效应。

一、抗原抗体的结合力

抗原与抗体的结合虽然是分子间结构互补的特异性结合，但不形成牢固的共价键，而是以复杂的非共价键结合在一起。有四种分子间引力参与并促进抗原、抗体之间的特异性结合。

1. 静电引力　静电引力又称库伦引力，是抗原抗体分子所带的相反电荷的氨基和羧基基团之间相互吸引的力，即抗体分子上带电荷的游离氨基和游离羧基与抗原分子上带相反电荷的对应基团相互吸引的力。这种引力和两电荷间的距离的平方成反比。两个电荷越接近，静电引力越强。反之，这种引力便很微弱。

2. 范德华力　抗原抗体相互接近时分子因极化作用而出现的引力，即为范德华力。这种结合力的大小与两个相互作用的基团之间的距离和极化程度有关，其引力的能量小于静电引力。

3. 氢键结合力　供氢体上的氢原子与受氢体原子间的引力。当具有亲水基团（例如—OH，—NH_2及—COOH）（供氢体）的抗体与具有相对应的羧基氧、羧基碳及肽键氧等的抗原（受氢体）彼此接近时，可形成氢键桥梁，使抗原与抗体相互结合。氢键结合力较范德华引力强，并更具有特异性。

4. 疏水作用力 两个疏水基团在水溶液中相互接触时，由于水分子排斥而趋向聚集的力。当抗原抗体反应时，抗原决定簇与抗体上的结合点靠近，互相间正、负极性消失，由静电引力形成的亲水层立即失去，排斥了两者之间的水分子，从而促进抗原与抗体的相互吸引而结合。疏水作用力在抗原抗体反应中提供的作用力最大，约占总结合力的50%。

综上所述，几种作用力的大小都与抗原与抗体分子之间的距离密切相关，只有两分子表面广泛密切接触时，才能产生足够的力使其结合。抗原与对应抗体之间高度的空间互补结构恰好为这些结合力的发挥提供了条件。

二、抗原抗体的亲和性与亲和力

亲和性(affinity)是抗体分子上一个抗原结合点与相应的抗原决定族之间的相适应而存在着的引力，是抗原与抗体间固有的结合力。亲和力(avidity)是指反应体系中，整个抗原分子与相应抗体分子之间结合的能力，与亲和性的强弱、抗体结合价和抗原的有效决定簇数目有关。亲和力越大，抗原抗体结合越牢固，不易解离。

三、亲水胶体转化为疏水胶体

抗体和大多数抗原为蛋白质，含有大量的氨基和羧基残基，在通常反应条件下，溶液中这些残基带有负电荷，由于静电作用，在蛋白质分子周围出现了带正电荷的电子云并形成了水化层，使其成为胶体溶液。由于电荷的排斥，蛋白质分子间避免了靠拢、凝集和沉淀。当抗原抗体结合后，使水化层表面电荷减少或消失，水化层变薄，电子云也消失，蛋白质由亲水胶体转化为疏水胶体。再加入电解质，如 NaCl，则进一步使疏水胶体相互靠拢，形成可见的抗原抗体复合物(图 5-1)。

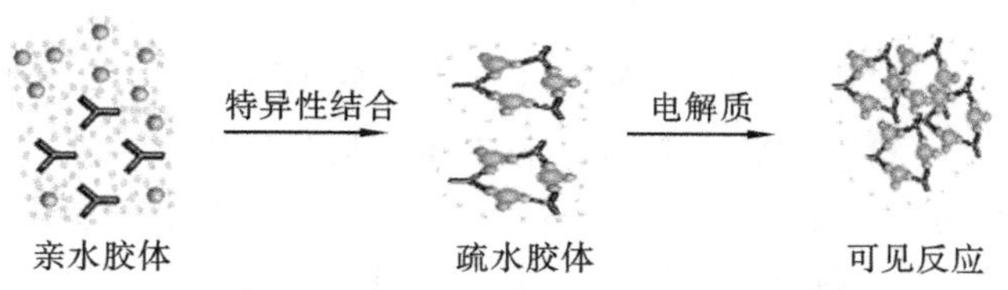

图 5-1 亲水胶体转化为疏水胶体

单元二 抗原抗体反应的特点

一、特异性

抗原抗体的特异性是指任何一种抗原分子通常只能与由它刺激机体产生的相应抗体结合，并发生反应的专一性。这种特异性是由抗原表位与抗体分子超变区之间空间结构的互补性决定的。抗体超变区氨基酸残基的变异性使抗体高变区的槽沟形状千变万化，决定了抗体只能与空间结构互补的抗原决定簇嵌入。因此，抗原抗体反应具有高度特异性，故可以用已知的抗原或抗体来检测相应的抗体或抗原。

当两种不同的抗原分子上有相同或类似结构的抗原表位(大多数天然抗原常含有多种抗原表位)时,则可出现交叉反应。

二、比例性

比例性是指抗原与抗体特异性结合时,反应物的浓度与生成结合物的量之间的关系,反映了参加反应的抗原和抗体浓度的适合程度。只有当二者浓度比例适当时,反应速度才迅速,形成的抗原与抗体的复合物才可见,因此在进行抗原抗体试验时,把迅速出现可见反应的抗原与抗体的浓度比或量比,称为抗原抗体反应的最适比(或称等价点)。抗原与抗体结合比例最合适的范围,称等价带。如果超出等价带范围,抗原或抗体极度过剩时,虽有抗原抗体结合,但结合程度低,往往形成小分子结合物,且量少,无可见反应,这种现象称为带现象(zone phenomenon)。这是抗原抗体反应遵守的典型的规律——Heidelberger 曲线(图 5-2)。出现在抗体过量时,称为前带,出现在抗原过量时,称为后带。

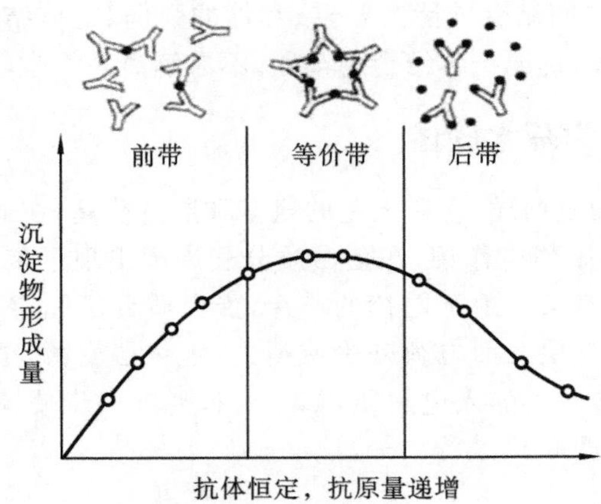

图 5-2　沉淀反应中沉淀与抗原抗体的比例关系

带现象是临床免疫检验试验中常引起假阴性结果的原因之一。为了避免带现象的发生,免疫试验前常常需要对血清进行稀释,以调整抗原与抗体的反应比例,颗粒性抗原与抗体反应时(如凝集反应),因抗原表面积小,需要结合的抗体少,为使抗体不致过多,需稀释抗体成分,可溶性抗原与抗体反应(如沉淀反应)时,因抗原表面积大,需要结合的抗体多,为使抗原不致过多,需稀释抗原成分。

三、可逆性

由于抗原抗体的结合是分子表面的非共价键结合,形成的复合物不牢固,在一定条件下,可以解离为游离的抗原、抗体,这种特性称为抗原抗体反应的可逆性。因此,抗原抗体反应形成复合物的过程是一个动态平衡。

抗原抗体复合物解离取决于两方面的因素:一是抗体对应抗原的亲和力;二是环境因素对复合物的影响。高亲和力时,抗原抗体结合牢固,不易解离;反之,低亲和力的抗原抗体复合物较易解离。环境中酸碱度过高或过低均可破坏离子间静电引力,降低抗原抗体的结合力,促使其解离。免疫技术中的亲和层析法,常用改变酸碱度和离子强度促使抗原抗体复合物解离,从而纯化抗原或抗体。解离后的抗原或抗体分子仍保留游离抗原、抗体的理化特性及生物学活性，如毒素抗毒素复合物解离后，毒素仍保持毒性。

四、反应阶段性

抗原抗体反应可分为两个阶段。第一阶段为抗原与抗体发生特异性结合的阶段，此阶段反应快，仅须数秒至数分钟，但不出现可见反应；第二阶段为可见反应阶段，这一阶段抗原抗体复合物在环境因素（如电解质、酸碱度、温度、补体）的影响下，进一步交联和聚集，表现为凝集、沉淀、溶解、补体结合介导的生物现象等肉眼可见的反应。此阶段反应慢，往往需要数分钟至数小时。

实际上这两个阶段难以严格区分，所需时间亦受多种因素和反应条件的影响，如反应开始时抗原、抗体的浓度较高，且两者比例恰当，则很快能形成可见反应。

单元三　影响抗原抗体反应的因素

影响抗原抗体反应的因素很多，主要有两个方面：一是抗原抗体本身的因素；另一方面是环境因素。

一、反应物自身因素

抗原抗体反应中抗原与抗体是反应的主体，所以它们的特性直接影响其结合情况。

（一）抗原因素

抗原的理化性状、表面抗原决定簇的种类和数目等均可影响抗原抗体反应的结果。如可溶性抗原与相应抗体反应出现沉淀，颗粒性抗原与相应抗体反应出现凝集。粗糙型细菌在生理盐水中易发生自凝现象，所以在细菌血清学鉴定中，必须做对照试验，防止假阳性的判读。

（二）抗体因素

（1）来源　不同动物来源的免疫血清，其反应性存在差异。如家兔等大多数动物的免疫血清，由于具有较宽的等价带，常需与过剩的抗原结合才易出现可见的抗原抗体复合物，称为 R 型抗体。马、人等大动物的免疫血清等价带窄，少量抗原或抗体过剩，即可形成可溶性复合物，称为 H 型抗体。家禽血清中 Ig 不能结合哺乳动物的补体，并且在高盐（80 g/L）溶液中沉淀明显。单克隆抗体一般不用于沉淀或凝集反应。

（2）浓度　抗体的浓度是相对于抗原而言的，二者浓度合适时才易出现可见的反应结果，所以在试验前应先进行预试验，滴定抗原、抗体最佳反应浓度（效价）。

（3）特异性与亲和力　特异性与亲和力是影响抗原抗体反应的关键因素，它们共同影响试验结果的准确度。试验时应尽可能选择高特异性、高亲和力的抗体，以保证试验的可靠性。

二、环境因素

（一）电解质

抗原与抗体发生结合后，由亲水胶体变为疏水胶体的过程中须有电解质参与才能进一步使抗原抗体复合物表面失去电荷，水化层破坏，复合物相互靠拢聚集，形成大块的凝集或沉淀。若无电解质参加，则不出现可见反应。为了促使沉淀物或凝集物的形成，常用0.85%的氯化钠或各种缓冲液作抗原及抗体的稀释液及反应液。但电解质的浓度不宜过高，否则会出现盐析现象。

（二）酸碱度

蛋白质具有两性电离性质，因此每种蛋白质都有固定的等电点。抗原抗体反应必须在合适的酸碱环境中进行，酸碱值过高或过低都将影响抗原与抗体的理化性质，如 pH 值为 3 左右时，接近细菌抗原等电点，细菌因表面蛋白所带电荷消失，其间相互的排斥力丧失，可出现非特异性酸凝集，导致假阳性。故抗原抗体反应一般在 pH 值为 6～9 的条件下进行。有补体参与的反应最适 pH 值为 7.2～7.7。

（三）温度

抗原抗体反应必须在合适的温度中进行，一般以 15～40 ℃为宜，最适反应温度为 37 ℃，在此范围内，温度越高，抗原、抗体分子运动加速，反应越快。某些特殊的抗原抗体反应，对温度有一些特殊的要求，例如冷凝集素在 4 ℃左右与红细胞结合最好，20 ℃以上反而解离。

此外，适当振荡和搅拌也能促进抗原与抗体分子的接触，加速反应，其作用与反应物粒子大小成正比。

单元四　抗原抗体反应的类型

随着免疫学技术的飞速发展，在原有经典免疫学实验方法的基础上，新的免疫学测定方法不断出现，使免疫学实验技术更特异、更敏感和更稳定。应用范围非常广泛，在医学检验中，常用于检测病原体感染时抗原、抗体，体内特种蛋白、某些激素、药物、自身抗体、肿瘤标志物等，为临床提供感染性疾病、超敏反应性疾病、自身免疫病、肿瘤、免疫增值病、免疫缺陷病、组织器官移植等疾病的诊断、治疗和病情监测评估提供服务。目前根据抗原和抗体性质的不同和反应条件的差别，抗原抗体反应出现的现象和结果不同，以及反应时参与的其他条件不同，可将抗原抗体反应分为以下类型，见表 5-1。

表 5-1　抗原抗体反应基本类型

反应类型	检验技术	常用结果判断方法	主要用途	敏感度
凝集反应	直接凝集试验	肉眼或放大镜或显微镜观察凝集现象	定性分析、定量分析	1+
	间接凝集试验			2+

续表

反应类型	检验技术	常用结果判断方法	主要用途	敏感度
	凝集抑制试验			3+
	协同凝集试验			3+
	抗球蛋白试验			3+
沉淀反应			定性分析、定量分析、成分分析	
	液相沉淀试验	肉眼观察沉淀、仪器检测浊度		1+或2+
	琼脂凝胶扩散试验	观察扫描沉淀线或沉淀环		1+
	凝胶电泳技术	观察沉淀峰、沉淀弧等		2+
补体参与的反应		肉眼观察或仪器测定溶血现象	补体作为指示物参与反应	
	补体溶血试验			2+
	补体结合试验			3+
中和反应				
	毒素中和试验	外毒素毒性消失	检测中和抗体	2+
	病毒中和试验	病毒感染性消失		1+
免疫标记				
	酶标记免疫技术	肉眼或酶标仪检测底物显色	定性分析、定量分析	4+
	荧光免疫技术	用荧光显微镜或其他仪器检测荧光	定位分析、成分分析	4+
	金标记免疫技术	观察金颗粒沉淀		4+
	放射免疫技术	用放射免疫分析仪检测放射性强度		4+
	化学发光免疫技术	用化学发光分析仪等检测发光强度		4+

（魏仲香）

重点提示

1. 抗原抗体反应的本质　抗原、抗体的相互作用是所有免疫化学技术的基础。它们之间的反应是指抗原与相应抗体之间发生的特异性结合反应，这种反应可发生于体内。也可发生于体外。

2. 体内、外抗原抗体反应的结果有别　体内反应可介导吞噬、溶菌、中和毒素等作用或引起免疫病理损伤，表现为体液免疫应答的效应作用；体外反应则根据抗原的物理性状、抗体的类型及反应的条件不同，出现凝集、沉淀、中和等反应现象，表现为免疫学试验的结果。

3. 抗原与抗体结合的必要条件　抗原与抗体结合必须是抗原表位（决定族）与抗体分子超变区之间特定部位存在互补空间结构（即特异性），且紧密接触，才能使抗原与抗体之间的特异性结合力、分子间的引力产生效应发生结合。但结合后是否形成便于观察到的结合物，又与抗原与抗体之间结合的量比、电解质、疏水胶体、反应时间（阶段性）有关。

4. 抗原与抗体结合的最适比　即能出现可见反应的抗原抗体反应最佳浓度比。在同一抗原抗体反应体系中，无论抗原和抗体浓度如何变化，其沉淀反应的最适比始终恒定不变。抗原抗体有对应关系，但不在最适比范围，也可以不出现可见反应（带现象）。当抗原与抗体为单价时，无论抗原与抗体的量比关系是否合适，均不出现可见反应。这些情况，在免疫试验结果分析时，应当注意，以防止假阴性结果而漏诊。

5. 抗原抗体反应的影响　特异性与亲和力是影响抗原抗体反应的关键因素。电解质促进抗原与抗体结合形成可见反应，抗原的性质不同引起不同的反应结果。酸凝集、带现象可引起假阳性、假阴性结果。

6. 抗原抗体反应的用途　基于抗原抗体反应的检测技术主要用于以下几个方面：①用已知抗原检测未知抗体；②用已知抗体检测未知抗原；③定性和定量检测体内各种大分子物质；④用已知抗体检测某些药物、激素等各种半抗原物质。

目标检测

一、单项选择题

1. 抗原抗体反应的特异性是指抗原分子上的抗原决定簇和抗体分子（　　）结合的特异性。

A. 可变区　B. 恒定区　C. 高变区　D. 超变区　E. 低变区

2. 在抗原抗体反应中，通常使用什么溶液作抗原和抗体的稀释液？（　　）

A. 0.70%NaCl 溶液　B. 0.60% NaCl 溶液　C. 0.75% NaCl 溶液
D. 0.85% NaCl 溶液　E. 0.95% NaCl 溶液

3. 用已知抗原或抗体来检测特定的相对应的抗体或抗原，是由于抗原抗体反应的（　　）。

A. 特异性　B. 比例性　C. 可逆性　D. 亲和性　E. 带现象

4. 下列哪项不属于抗原抗体反应？（　　）

A. 沉淀反应　B. 凝集反应　C. 中和反应　D. 补体结合试验　E. 蛋白质变性

5. 抗原抗体结合为非共价键结合，下面哪种力所起作用最大？（　　）

A. 静电引力　B. 范登华引力　C. 氢键结合力
D. 疏水作用力　E. 共价键结合力

6. 补体参与抗原抗体反应的最适 pH 值为（　　）。

A. 3～4　B. 5～10　C. 6～9　D. 9～10　E. 7.2～7.4

7. 抗原抗体反应，抗甲血清与乙抗原发生反应，原因是(　　)。

A. 交叉反应　B. 酸凝集　C. 高浓度 NaCl　D. 带现象　E. 载体效应

8. 抗原抗体反应形成明显沉淀物的条件是(　　)。

A. 抗体显著多于抗原　B. 抗原显著多于抗体　C. 延长反应时间

D. 降低 pH 值　E. 抗原抗体比例合适

9. 抗体分子上一个抗原结合点与相应的抗原表位之间的相适应的结合力是(　　)。

A. 疏水作用力　B. 范德华力　C. 亲和力　D. 氢键结合力　E. 静电引力

10. 抗原抗体反应试验结果出现阴性，与下列哪些原因有关？(　　)

A. 抗原与抗体无对应关系　B. 抗原与抗体有对应关系但反应时二者比例不当

C. 抗原与抗体反应时间不足　D. 抗原与抗体反应时无适宜的电解质

E. 以上均可

二、简答题

1. 简述抗原抗体反应出现可见反应与哪些因素有关。

2. 简述抗原抗体反应的特点、影响因素在实践工作中的应用和意义。

项目二　免疫检验技术与临床

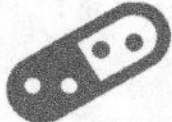

任务六　抗原抗体的制备

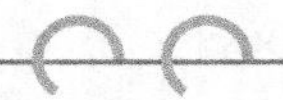

学习目标

1. 掌握抗血清的制备过程及鉴定方法，正确判定抗血清的质量，能正确处理抗血清制备中的干扰因素。
2. 掌握单克隆抗体技术的基本原理、制备流程和应用。
3. 能正确解释多克隆抗体、单克隆抗体和免疫佐剂的概念。
4. 知晓免疫原的制备方法及意义。
5. 了解基因工程抗体的优点、种类和应用。

抗原和抗体是免疫反应的基本物质，也是免疫学检测的两个重要指标。制备并纯化抗原是制备特异性抗体的前提条件。而特异性抗体可用于纯化抗原和检测抗原，是临床疾病诊断、治疗、预防和研究的重要物质。因此，抗原和抗体的制备在免疫学检测和免疫学研究中是非常重要的。

单元一　抗原的制备

抗原(免疫原)是能诱导机体产生抗体又能与抗体在体内外发生特异性结合反应的物质。合格抗原是制备高质量抗体的先决条件。自然界中众多抗原物质，绝少是单一成分，所以要想获得具有单一特异性的纯化抗原，必须从复杂的物质组分中提取目的抗原成分，制备成合格的纯抗原。抗原按其物理性状可分为颗粒性抗原及可溶性抗原，根据化学性质又可分为蛋白质抗原、多糖抗原和核酸抗原等。因此，不同性质的抗原其制备方法也不尽相同。

一、颗粒性抗原的制备

颗粒性抗原主要是指细胞抗原、细菌抗原和寄生虫虫体抗原等。常用的颗粒性免疫原有绵羊红细胞和细菌抗原。

（一）绵羊红细胞的制备

绵羊红细胞是最常用的细胞抗原，用于溶血素的制备。细胞抗原制备比较简单，方法是：自健康绵羊颈静脉采血，立即注入无菌的装有 Alsever 液（抗凝，保存 RBC）或玻璃珠的三角烧瓶内，充分摇动 15～20 min，除去纤维蛋白。使用前取适量的抗凝血，以 2000 rpm 离心 5 min，弃上清液，再加 2～3 倍的无菌生理盐水，用毛细滴管轻轻地反复混匀，再以 2000 r/min 离心 5 min，弃上清液，如此反复洗涤红细胞三次，最后一次可适当延长离心时间至 10 min。弃上清液，取压积红细胞，用无菌盐水最后配成 1×10^{6}/mL 的细胞悬液，即可应用。

制备中应注意无菌操作，有溶血现象者应弃去。红细胞洗涤次数不宜太多，以 3 次为宜，否则红细胞脆性增加，将会影响实验结果。

（二）细菌抗原的制备

细菌抗原可作为诊断菌液来检测相应抗体，如肥达试验用的伤寒"O"、"H"诊断菌液。细菌抗原也可用来免疫动物制得相应免疫血清或诊断血清，如沙门菌属诊断血清、霍乱弧菌诊断血清、抗毒素血清等。

1. 制备方法 各种细菌含有不同性质的抗原成分，主要是菌体抗原（O 抗原）、鞭毛抗原（H 抗原）和表面抗原（K 抗原或 Vi 抗原），但菌液制备程序基本相似（图 6-1），只需在制备步骤中根据要求作某些处理后，即可得到所需的细菌抗原。

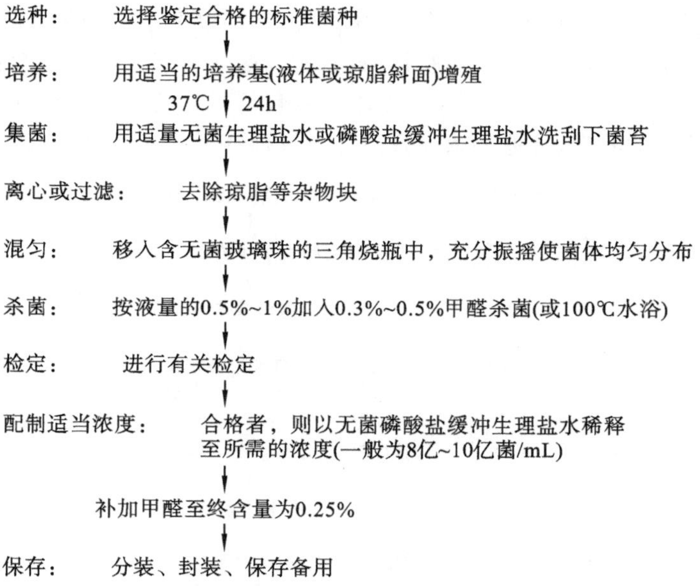

选种：选择鉴定合格的标准菌种
↓
培养：用适当的培养基(液体或琼脂斜面)增殖
↓ 37℃ 24h
集菌：用适量无菌生理盐水或磷酸盐缓冲生理盐水洗刮下菌苔
↓
离心或过滤：去除琼脂等杂物块
↓
混匀：移入含无菌玻璃珠的三角烧瓶中，充分振摇使菌体均匀分布
↓
杀菌：按液量的0.5%~1%加入0.3%~0.5%甲醛杀菌(或100℃水浴)
↓
检定：进行有关检定
↓
配制适当浓度：合格者，则以无菌磷酸盐缓冲生理盐水稀释至所需的浓度(一般为8亿~10亿菌/mL)
↓
补加甲醛至终含量为0.25%
↓
保存：分装、封装、保存备用

图 6-1 细菌悬液制备的一般流程

O 抗原是脂多糖，耐热，100 ℃ 加热 2～3 h 不失去抗原性。若制备 O 抗原所用无鞭毛的变种，则经甲醛杀菌后即成。若为有鞭毛菌株，则在集菌后，将菌液置于水浴中 2～2.5 h，既可破坏 H 抗原，又可杀菌，同时得到 O 抗原。

H 抗原为蛋白质，不耐热。如用单相菌制备 H 抗原时，只需将该菌株接种至软琼脂或肉汤中，经培养后制成适当浓度的菌液，用0.3%～0.5%甲醛灭菌即成。如用双相菌制备H抗原时，需先用人工变异方法抑制某些位相抗原(如在软琼脂中加入相应的抗血清，以抑制相关抗原的发育)，从而得到所需的位相抗原。

Vi抗原存在于菌体表面，制备时，可选用含丰富Vi抗原的V型菌变种，按常规培养后制成菌液，经甲醛杀菌即可，再加0.5%～1%氯化钙(终含量为0.25%)可保护Vi抗原。K抗原的制备方法与Vi抗原相同。

制备好各种细菌抗原后，常需按不同要求配制不同浓度，即测定每毫升菌液中所含细菌数量，可用麦克法兰(Mc Farland)标准比浊法(目测比浊法)或光度计比浊法测之。后者可减少目测的误差。

细菌抗原经检定合格者，小量分装，于2～8 ℃暗处保存。

2. 细菌抗原的检定 各类细菌抗原制成后，均需作有关检定，其主要项目如下。①一般性状检定：制备细菌抗原所用菌种，应具有典型的生物学特性；细菌抗原应为乳白色悬液，100 ℃水浴30 min应仍为均匀悬液。不应有摇不散的菌块或琼脂等异物，在盐水中无自凝现象。②无菌试验：细菌悬液经甲醛处理后，置37 ℃培养2～3天应无菌生长。③纯度检查：将菌悬液作革兰染色镜检至少10个视野，应无杂菌。④特异性试验：与相应诊断血清作玻片凝集试验，呈强阳性反应。⑤定量凝集试验，其凝集效价不低于原血清凝集效价的50%。⑥浓度测定：应达到所需要求。

二、可溶性抗原的制备

可溶性抗原包括蛋白质、多糖、脂多糖、核酸等，它们存在于生物体液或组织细胞中，如膜蛋白抗原、细胞质抗原、细胞核和核膜抗原等，所以这些可溶性抗原的制备需先将细胞破碎，再使用一定的方法提取纯化。制备的基本过程包括材料的选取与预处理、细胞裂解、纯化抗原的提取、抗原的鉴定、抗原的浓缩或冷冻干燥保存五个步骤(图6-2)。

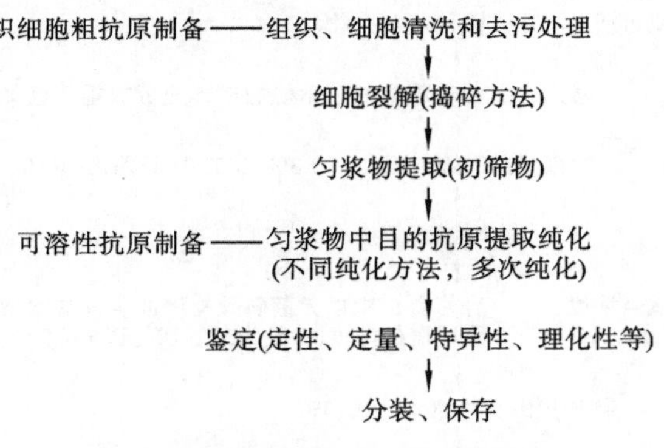

图6-2 可溶性抗原制备的一般流程

(一) 材料的选取与预处理

所用组织必须是新鲜或低温(<－40 ℃)保存的。器官或组织材料得到后立即去除包膜或结缔组织以及一些大血管。脏器应进行灌洗，除去血管内残留的血液。处理好的组织用含0.5 g/L NaN_3的生理盐水或缓冲盐液洗去残留血液和污物。将洗净的组织剪成小块，进行捣碎。所用细胞(包括正常细胞、传代细胞或病理细胞如肿瘤细胞)通常用缓冲盐

液混悬后离心，除去残留培养液，然后进行捣碎。

（二）细胞裂解

捣碎细胞的方法有很多，按照作用的原理可分为机械法和非机械法两大类。机械法一般包括匀浆、研磨、压榨、超声破碎等方法；非机械法常有渗透、酶溶、冻融裂解和表面活性剂溶解等方法。此外，一些新的方法也在不断完善和发展，如激光破碎法等。该步骤是目的抗原初级分离纯化的重要环节，它直接影响产物的回收率，也可影响产物的纯度。

1. 细胞匀浆 匀浆是破碎生物体组织细胞最常用的方法之一。其原理是将组织剪切成小块，再加入 3～5 倍体积的预冷匀浆缓冲液，通过固体剪切力破碎组织和细胞，释放抗原至溶液中。常用的有两种。①高速组织匀浆器法：将 4 ℃预冷的组织碎块或细胞悬液加入匀浆器玻璃杯中，约为玻璃杯体积 1/3 的量即可。通过匀浆器高速旋转的刀片破碎组织细胞。由于机器高速转动时可产生热量，使细胞抗原降解，故使用时应注意时间不能过长或间断进行，以 500～1500 r/min 匀浆 3～6 次，每次 5～10 s，每次间暂停几秒为宜。②研磨法：将组织碎块或细胞悬液加入玻璃匀浆器中，通过玻璃杵的旋转、挤压等产生的机械切力使细胞破碎。这种方法对抗原破坏小，是目前广泛使用的一种细胞破碎法。匀浆效果可用相差显微镜观察组织细胞状况来进行评估。

2. 超声波破碎法 利用超声波的机械振荡产生压力使细胞破碎。使用超声波破碎时，超声频率为 1～20 kHz，每次 1～2 min，间歇进行，避免长时间作用产热破坏抗原，总时间为 10～15 min。因产生泡沫会导致蛋白质变性，故应控制超声强度刚好低于溶液产生泡沫的水平。组织细胞与微生物细胞的破碎均可采用此法。

3. 酶处理法 溶菌酶在碱性条件下能溶解革兰阳性菌的细胞壁，若有乙二胺四乙酸(EDTA)存在时，还能溶解革兰阴性菌的细胞壁；纤维素酶主要溶解真菌细胞壁；蜗牛酶能溶解酵母菌细胞壁和植物细胞壁。酶处理法的优点是作用条件温和，不易损坏细胞内含物成分，可有效控制细胞壁的破坏程度。适用于多种微生物细胞的溶解。

4. 反复冻融法 将待破碎细胞置－20 ℃冰箱内完全冻结，然后在室温融化，如此反复多次，大部分组织细胞及组织细胞内的颗粒可被融破。此法适用于对培养细胞的处理。如要提取细菌或病毒中的蛋白质或核酸，可用类似的冷热交替法，即将细胞置于沸水浴中，90 ℃左右维持数分钟后，立即移至冰浴或更低的温度环境迅速冷却，可使大部分微生物细胞膜破坏。

5. 表面活性剂处理法 在适当的温度、pH 值及低离子强度的条件下，表面活性剂与脂蛋白形成微泡，使细胞膜通透性改变致细胞溶解。常用的表面活性剂有十二烷基磺酸钠(SDS)、二乙胺十六烷基溴、苯扎溴铵、吐温等。本法作用较温和，多用于细菌和培养细胞的破碎。

细胞破碎后获得的抽提物为细胞裂解液，根据需要可在 12000 r/min 离心 10～60 min，弃去沉淀物，上清液中含有所需的可溶性抗原。

（三）可溶性抗原纯化

1. 蛋白质抗原的纯化 细胞裂解液中含有复杂的蛋白质成分，其中的糖蛋白、脂蛋白、酶等蛋白质都是良好的可溶性抗原，所以免疫前必须进行纯化。常用的纯化蛋白质方法有如下。

(1) 超速离心法 超速离心法是利用蛋白质的比重特点进行分离，分为差速离心法和密度梯度离心法两种。前者是低速离心与高速离心交替进行，分离大小差异较大的抗原蛋白颗粒；梯度离心法是利用样品中各颗粒在一定密度梯度介质(如蔗糖、甘油、氯化铯等)中沉降速度或漂浮速度不同，使具有不同沉降速度的物质位于不同密度的梯度层内，以达到分离的目的。超速离心法常用于分离亚细胞成分和大分子蛋白质，不适合分离中、小相对分子质量蛋白质。

(2) 选择性沉淀法　选择性沉淀法是根据不同蛋白质理化特性上的差异，使用各种沉淀剂或改变某些外界条件促使蛋白质抗原成分沉淀，从而实现分离和纯化。常见的有盐析沉淀法、有机溶剂沉淀法、聚合物沉淀法等。盐析沉淀法为经典的蛋白质纯化分离技术，是利用各种蛋白质在不同盐浓度中有不同溶解度进行分离提取的方法。常用的盐析剂为33%～50% 饱和度的硫酸铵。33%～40% 饱和度的硫酸铵可沉淀丙种球蛋白，主要为IgG(95%以上)，去盐后可直接用作检测抗体试剂。该法简单、有效，不影响抗原活性，但分辨力差、纯化倍数低、有盐分混杂。本方法可用于蛋白质和酶的分级沉淀。

(3) 凝胶过滤法　凝胶过滤法又名分子筛层析法，是利用凝胶的分子筛作用，分离不同相对分子质量的蛋白质。凝胶是具有三维空间多孔网状结构的物质，如葡聚糖凝胶(sephadex)、琼脂糖凝胶(sepharose)等，经适当的溶液平衡后装入层析柱。当含有不同相对分子质量蛋白质的样品液缓慢流经凝胶层析柱时，大分子蛋白质因直径大不易进入凝胶微孔中，只能留在凝胶颗粒之间的空隙，洗脱时很快由上至下通过，首先被洗脱出来；小分子蛋白质则因进入凝胶微孔内，需反复洗脱才缓慢地流出。通过凝胶的分子筛作用，蛋白质分子按分子由大到小被依次分离。该法分辨力高，但处理量局限。可应用于相对分子质量差异明显的可溶性生物大分子的分离纯化。

(4) 离子交换层析法　利用一些带电离子基团的纤维素或凝胶作为离子交换剂，吸附交换带有相反电荷的蛋白质抗原，因各种蛋白质的等电点不同，所带电荷量不同，与纤维素或凝胶结合的能力有差别。当梯度洗脱时，逐渐增加流动相的离子强度，加入的离子与蛋白质竞争纤维素上的电荷位点，使吸附的蛋白质与离子交换剂解离，从而使不同等电点的蛋白质被分别分离。该法分辨力高，分离量大，可应用于带电荷的生物大分子的分离。

(5) 亲和层析法　亲和层析是利用生物大分子间的专一性亲和力而设计的层析技术，如抗原和抗体、酶与配体、酶和酶抑制剂、激素与受体之间具有专一亲和力，在一定条件下，两者能紧密结合成复合物。若将具有专一亲和性的一方固定在固相载体上，当样品通过层析柱时，则可特异性地吸附结合样品的另一方，实现分离。该方法特异性强、操作简单、提取物纯度高，是纯化抗原常用而有效的方法。

2. 核酸抗原的制备　核酸分子多数是半抗原物质，只有与适当载体结合才具有免疫原性，用作抗原制备抗体。提取核酸的主要步骤：先破碎细胞，使核酸从细胞中游离出来，再用酚和氯仿抽提去除蛋白质，最后用乙醇沉淀核酸。

3. 脂多糖抗原的制备　脂多糖(LPS)是革兰阴性菌细胞壁的重要成分，有多种生物学效应，常用苯酚法提取LPS。主要步骤：将2 g干燥的菌体(或菌量相当的湿菌体)在35 mL水中混匀，加温到65～68 ℃，加入等体积预温的90%苯酚并激烈搅匀，再加热5 min，用冰水立即冷却至10 ℃以下，5000 r/min 离心 20～30 min 后，分为上、下两层。上层为水层(含LPS)，下层为酚层，菌体碎片沉于底部。吸取水层，透析除酚、浓缩、超速离心后，上层沉淀的透明胶质部分为脂多糖，取出悬于水中，再离心，可获得纯化的LPS样品。

4. 免疫球蛋白片段的制备 免疫球蛋白作为抗原，可用于免疫动物制备相应的抗体。五类免疫球蛋白可用蛋白纯化方法提取。如将免疫球蛋白分解成片段，如 Fab 段、Fc 段、轻链和重链等作为抗原制备抗血清，可获得分辨力更高的特异性抗体。片段制备方法如下。①非共价键解离法：免疫球蛋白肽链亚单位之间以非共价键连接，这些键结合力较弱，在强变形剂（如盐酸胍）作用下可使其断开，分开亚单位。②共价键解离法：二硫键是连接免疫球蛋白肽链的共价键，利用氧化法或还原法将其解离，从而将重链和轻链分开。③酶解法：酶解法有极好的专一性，不同的酶将免疫球蛋白裂解成不同片段。如木瓜蛋白酶将 IgG 裂解成一个 Fc 段和两个 Fab 段；胃蛋白酶将 IgG 水解成一个 $F(ab')_2$ 片段和数个结晶小片段。

（四）纯化抗原的鉴定、浓缩与保存

1. 定量测定 运用生物化学技术如紫外光吸收法、双缩脲法、酚试剂法等，可进行相对分子质量、含量测定。

2. 纯度鉴定 常用醋酸纤维膜或聚丙烯酰胺凝胶（PAGE）电泳法、免疫电泳法、免疫双向琼脂扩散法等进行鉴定。应注意一条电泳带或一条沉淀带也可能会有其他成分；几条带中，也可能是同一物质的聚合物或降解物，所以常需几种方法联合应用，结果才比较可靠。

3. 免疫活性鉴定 可用免疫电泳法、双向免疫扩散法和 ELISA 法等方法测定。

4. 浓缩与保存 纯化的抗原常需要浓缩，浓缩的方法可用吸收浓缩法、蒸发浓缩法与超滤浓缩法。浓缩后的抗原可以在液态或干燥状态低温保存。液态保存时须加入防腐剂，如氯仿、叠氮钠、硫柳汞等。干燥状态保存较稳定，在 0～4 ℃条件下可保存数年。

三、半抗原的制备

半抗原是仅有抗原性而无免疫原性的物质，如多肽、甾体激素、核苷、某些药物等小分子物质均属于半抗原。

（一）载体

能作为半抗原载体的有蛋白质、多肽聚合物、大分子聚合物等。

1. 蛋白质 蛋白质是结构复杂的大分子胶体物质，是一种良好的载体。常用的有牛血清白蛋白、人血清白蛋白、卵白蛋白和血蓝蛋白等。其中牛血清白蛋白最常用。蛋白质与半抗原的结合是通过游离氨基、羧基、酚基、巯基和胍基等活性基团的缩合实现的。

2. 多肽聚合物 常用的有多聚赖氨酸、二软脂酰赖氨酸、多聚混合氨基酸等。这些人工合成的载体与半抗原结合后，可诱导机体产生针对半抗原的高效价、高亲和力的抗体。

3. 大分子聚合物 羧甲基纤维素、聚乙烯吡咯烷酮及活性炭等大分子聚合物皆可与半抗原结合，加入弗氏完全佐剂可诱导动物产生良好的抗体。

（二）半抗原与载体的连接方法

半抗原与载体的连接方法有物理法和化学法。物理法是通过电荷和微孔吸附半抗原，吸附的载体有淀粉、聚乙烯吡咯烷酮、硫酸葡聚糖和羧甲基纤维素等。化学法是利用某些功能基团把半抗原交联在载体上。半抗原带有的化学基团不同，其化学连接方法也不同，带有游离氨基或游离羧基以及两种基团均有的半抗原，可直接与载体连接，连接方法有碳化二亚胺法、戊二醛法等；无氨基与羧基的半抗原不能直接与载体连接，需先用化学方法使其转变为带有游离氨基或游离羧基的衍生物后才能与载体连接，方法有琥珀酸酐法、一氯醋钠法等。

（三）半抗原的鉴定

半抗原与载体结合的数目与免疫原性密切相关，一般认为一个载体分子上至少要连接20个以上的半抗原分子，才能有效地刺激免疫动物产生抗体。因此，在半抗原与载体连接后，应测定连接到载体上的半抗原分子数。测定方法有吸收光谱分析法和放射性核素标记半抗原掺入法。

四、免疫佐剂

免疫佐剂，简称佐剂，是先于抗原或与抗原一起注入机体，可增强机体对该抗原的特异性免疫应答或改变免疫应答类型的物质。免疫佐剂为一类非特异性的免疫增强剂，可具有免疫原性，也可无免疫原性。

（一）佐剂的种类与制备

1. 种类 佐剂的种类很多，按其理化性质进行分类，分为以下四类，见表6-1。

表6-1 佐剂的种类

分类	常用种类	用途
无机佐剂	氢氧化铝、磷酸钙、磷酸铝、表面活性剂等	安全、可靠，常用于人类疫苗免疫
有机佐剂	分枝杆菌、百日咳杆菌、短小棒状杆菌、脂多糖、胞壁酰二肽、细胞因子、热休克蛋白等	作为佐剂制备主要活性成分
合成佐剂	双链多聚腺苷酸-尿苷酸(polyA-U)、双链多聚肌苷酸-胞苷酸(polyI-C)	用于动物试验及疫苗制备
油剂	弗氏佐剂、矿物油、植物油	皮下注射效果好，常用于动物免疫

目前可安全用于人体的佐剂只有氢氧化铝、明矾、polyI-C、胞壁酰二肽、细胞因子等。

2. 制备 最常用于免疫动物的佐剂是弗氏佐剂。弗氏佐剂包括弗氏不完全佐剂和弗氏完全佐剂两种。弗氏不完全佐剂是由油剂(花生油或液体石蜡)和乳化剂(羊毛脂或吐温-80)制成，在弗氏不完全佐剂中加入卡介苗即为弗氏完全佐剂(图6-3)。

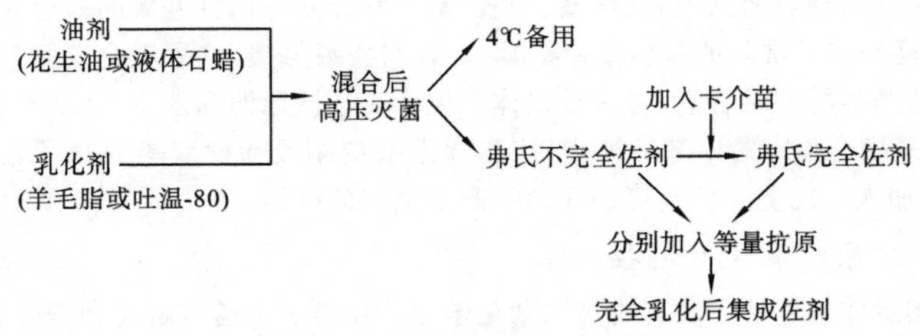

图6-3 弗氏佐剂制备基本流程

使用弗氏佐剂时，首先需按1∶1比例将可溶性抗原加入弗氏佐剂中并充分乳化，形成油包水乳剂。乳化的方法有以下两种。①研磨法：将加热佐剂倾入无菌乳钵，冷却后缓缓滴入卡介苗，边滴边按同一方向研磨，使菌体完全分散，再用同法加入抗原，直到完全变成乳剂，此法乳化完全，但抗原损失量较大；②搅拌混合法：用两个 5 mL 注射器，在针头处用尼龙管连接，一侧为佐剂，另一侧为抗原，装好后来回推注，经多次混合逐渐变为乳剂。此法具有无菌操作、节省抗原与佐剂等优点，但不易乳化完全。鉴定是否乳化完全的方法是将一滴乳剂滴入水中，若立即散开，则未完全乳化；若不散开，则乳化完全。

（二）佐剂的作用机制

佐剂的作用机制主要为：①改变抗原的物理性状，延长抗原在体内的存留时间，从而有效地刺激免疫系统；②活化抗原提呈细胞，增强其抗原处理和提呈能力；③刺激淋巴细胞增殖和分化，扩大和增强免疫应答的效应。

（三）佐剂的应用原则

应用佐剂的目的是为了提高抗原的免疫原性，以增强体液免疫和细胞免疫应答。有些抗原如可溶性蛋白抗原经高度纯化后，免疫原性往往降低，因而，这些抗原在免疫动物时需加入佐剂，增加抗体产生量。在某种情况下，为改变抗原免疫应答类型，延长抗原在体内存留的时间，或改变抗原的分布，或增强局部对变应原的超敏反应等情况，都可考虑应用佐剂。

佐剂也可引起局部形成肉芽肿、无菌性脓肿、持久溃疡，反复注射佐剂易发生过敏反应，故多用于动物实验。对于可预见的免疫损伤，应慎重使用。

单元二　抗血清的制备

目前临床应用的抗体按其制备的原理分为三类，一类为动物免疫血清即抗血清，是将制备好的免疫原按照一定程序免疫动物，分离动物血清获得的针对某一抗原多种表位的抗体，也称多克隆抗体；第二类是通过杂交瘤技术制备的针对某一抗原分子中一种抗原表位的单克隆抗体；第三类是利用基因工程技术制备的基因工程抗体。本单元主要介绍抗血清的制备。

抗血清的制备大致分为三个阶段，即免疫原的制备、动物免疫和血清的分离、纯化与鉴定。

一、制备抗原

抗原是制备抗血清的重要物质基础，抗原的质量影响着免疫效果及免疫特异性，因此必须根据不同的抗原性质，采用不同的方法制备出免疫原性强、纯度高的抗原。其制备方法见本任务单元一。

二、免疫动物

（一）免疫用动物的选择

哺乳类和禽类是制备免疫血清的主要接种动物，常用的有兔、绵羊、马、豚鼠和鸡。具体选择动物时应考虑以下因素。

1. 动物种属的选择 一般而言，抗原的来源与免疫动物种属差异越大，免疫原性越强，免疫效果越好。同种系或亲缘关系越近，免疫效果越差，如鸡与鸭。

2. 动物个体的选择 免疫动物个体必须适龄、健康、无感染性疾病，体重符合要求。如家兔应选择6月龄以上，体重2～3 kg为宜。一般选用雄性动物，雌性动物尤其是妊娠动物可因诸多因素影响抗体的产生。

3. 抗原的性质与动物应答敏感性 不同性质的免疫原，适宜的动物亦不相同。蛋白质类抗原对多数动物皆适合，常选用家兔和山羊。但若动物体内含有与蛋白抗原类似的物质，则对这些动物免疫原性差，如IgE对绵羊、多种酶类（如胃蛋白酶等）对山羊、胰岛素对家兔等免疫后就不易出现抗体。此时可以通过改变抗原的剂型或选择其他动物（如豚鼠等）进行试验。其他类免疫原（如类固醇激素）免疫时多选用家兔，而酶类免疫多用豚鼠。

4. 抗血清的要求 根据免疫的动物种类不同，抗血清分为R（兔）型及H（马）型。R型抗血清是用家兔及其他动物免疫产生的抗体，抗原抗体反应比例合适，范围较宽，适用于诊断试剂；H型抗血清是用马等大型动物免疫获得的抗体，抗原抗体反应比例合适范围较窄，一般用作免疫治疗。除依据抗血清的用途选择动物外，也可从所需抗体的数量考虑，抗体需求量大，可选用马、绵羊等大型动物，抗体需求量少，可选用家兔或豚鼠。

（二）免疫方案的制订与实施

依据抗原的性质、抗血清制备的不同要求来设计行之有效的免疫方案，其内容包括抗原的剂量、接种途径、次数、免疫间隔时间和佐剂等，这些因素均关系到免疫的成功与否。

1. 抗原的剂量 抗原剂量的确定应考虑抗原免疫原性的强弱、相对分子质量大小、动物的个体状态以及免疫途径和免疫佐剂种类等因素。剂量过小、免疫效果差，过大易产生免疫抑制，适宜剂量范围内，免疫原的剂量越大，免疫反应越强，产生的抗体效价越高。一般大动物抗原剂量为0.5～1 mg/（只·次），小动物为0.1～0.6 mg/（只·次）。用半抗原免疫时，半抗原的载体应始终相同，避免影响抗体的产量或改变抗体类别。是否使用佐剂，依抗原性质而定，颗粒性抗原具有强免疫原性，一般不用，也不易诱发免疫耐受。可溶性抗原则要加入，但应注意免疫耐受现象的发生。

2. 免疫途径 常用的免疫途径有皮内、皮下、肌肉、静脉、腹腔、淋巴结。初次免疫一般选择皮内接种，加强免疫和颗粒性抗原一般选择静脉注射或腹腔注射。可溶性抗原常采用皮下及皮内免疫时多点注射，包括脚掌、腋窝淋巴结周围、背部两侧、耳后以及颌下等，每点注射量不宜超过0.5 mL，以免引起局部无菌性坏死和脓肿。宝贵抗原可选择淋巴结内微量注射，仅需10～100 μg抗原。半抗原宜用皮内多点注射。

3. 免疫次数与周期 应根据抗原的性质、抗原免疫原性的强弱、动物个体状态等因素确定，一般免疫的总次数为3～8次。免疫间隔时间也是影响抗体产生的重要因素，尤其是首次与第二次免疫的时间间隔，因首次免疫后，机体处于识别抗原和B细胞增殖阶段，若很快进行第二次注射，易造成免疫耐受，间隔太长，则使刺激变弱，抗体效价不高，故以10～20天为佳。第三次及以后的间隔一般为7～10天。随着免疫次数的增加，有些抗原尤其是可溶性抗原的免疫，要防止动物过敏或死亡，在注射7～10天以后，要考虑脱敏措施（即少量多次注射）。

三、抗血清收获

动物免疫 3～5 次后，可取少量血清检测抗体效价与特异性，测试合格后，应在末次免疫后 5～7 天及时采血分离。若抗血清效价不理想，可追加免疫 1～2 次后再行采血。为防止血脂过高，采血前动物应禁食 24 h。

（一）采血

目前常用的动物采血方法有三种。

1. 颈动脉放血法 该法最常用，常用于家兔、绵羊、山羊等动物的采血。以家兔为例，在家兔颈部行皮肤切口，分离出颈动脉，用带橡皮管的穿刺针头刺入动脉，使血液经橡皮管流入无菌瓶，放血时用止血钳夹持橡皮管控制血流速度。另一种方法是分离颈动脉后，将无菌导管插入颈动脉近心端引血入瓶。一般一只家兔可放血 50～100 mL。放血时应避免速度过快，否则动物很快死亡，取血量减少。

2. 心脏采血法 此法常用于家兔、豚鼠、大鼠等小动物采血。将动物仰卧或垂直位固定，消毒，触摸胸壁探明心脏搏动最明显处后，将注射器由该处刺入，抽取血液。一般 1 只家兔 1 次可取血 20～30 mL。本法要求操作熟练，否则穿刺不当易引起动物死亡。

3. 静脉采血法 该法可多次进行和采集较多的血液。如绵羊颈静脉采血，一次能采血 300 mL，采血后立即回输 10%葡萄糖生理盐水，能在短时间恢复动物的体能，3 天后仍可采血 200～300 mL。让动物休息一周，加强免疫一次，又可采血 2 次。家兔在耳中央静脉处取血，小鼠在眼底静脉丛处取血，小鼠还可采取摘除眼球或断尾法甚至断头法采血。

（二）分离收集血清

采集的动物血液应及时分离血清，分离方法常采用室温自然凝固，然后置 37 ℃或 4 ℃中使血块收缩后，再收集血清。前者血块收缩迅速，但所得血清较少；后者血块收缩慢，时间较长，有时会出现溶血，但获血清多且效价不会下降。血清若混入红细胞，需离心沉淀除去。整个过程要防止污染和溶血。

（三）抗血清纯化

在制备抗血清的过程中，往往由于抗原不纯，含性质相近的杂抗原较多，加之自然免疫的影响，常有杂抗体的产生，即是使用高纯度的抗原（如 IgG）免疫动物，抗血清仍有抗重链及抗轻链抗体。此外，有些目的蛋白质与其他蛋白质结合在一起，免疫得到的抗血清也是含有抗其他蛋白的杂抗体。因此抗血清获取后，需根据要求选用不同的方法（如亲合法、吸附法等）提纯目的抗体，除去非目的抗体或非特异干扰成分，这种经纯化、吸收处理后，去除杂抗体，只与其特异性抗原发生反应的抗血清，称为单价特异性抗血清。

有时在实际应用中需要高纯度、特异性强的免疫球蛋白进行免疫学检测、治疗，因此，所得的抗血清还需进行免疫球蛋白分类的纯化。操作时可根据实验室条件、纯化的种类（如 IgG、IgM、γ 球蛋白、$F(ab')_2$ 等）不同选择适当的提纯方法（详见本任务单元一）。

四、抗血清的鉴定和保存

（一）抗血清的鉴定

1. 抗血清效价的测定 抗血清效价代表了血清中所含抗体的浓度或含量。可用试管凝集反应、琼脂双向扩散、ELISA 和放射免疫法等，应用棋盘滴定，确定抗体的效价。

2. 抗体特异性的鉴定 应根据抗原性质来选择不同方法。用颗粒性抗原制得的抗体，分别与抗体相对应的已知抗原(目的抗原)和相似抗原做玻片凝集试验。如果只与目的抗原反应，说明特异性强，如与两种抗原都发生反应，则说明抗体不纯，有交叉反应，可用相关抗原进行吸收试验处理，去除共同抗体，提高其特异性。

用可溶性抗原制得的抗体，常用双向免疫琼脂扩散、免疫电泳、免疫转印等技术来分析。若抗血清与混合抗原及纯抗原之间皆出现一条沉淀线，而且两条沉淀线融合，证明此动物已产生单价特异性抗体。如与纯化抗原出现一条，与混合抗原出现多条沉淀线，而其中一条沉淀线与纯抗原沉淀线融合，表示免疫成功，但有杂抗体存在，需进一步纯化处理，可得到单价特异抗体。若没有沉淀线，表示免疫失败。

3. 抗体纯度的鉴定 鉴定方法可用 SDS-聚丙烯酰胺凝胶电泳(SDS-PAGE)、双向琼脂扩散、免疫电泳等方法。依据出现的电泳区带与沉淀线分析抗体的纯度。

4. 抗体亲和力的鉴定 抗体亲和力是指抗体与抗原结合的强度，常以亲和常数 K 表示。一般采用平衡透析法、ELISA 和放射免疫技术等进行测定。亲和力鉴定对抗体的筛选、确定抗体的用途、验证抗体的均一性等具有重要意义。

(二) 抗血清的保存

抗血清除菌后一般用小份包装保存，保存的方法常用以下 3 种。①4 ℃保存，液体状态下保存于普通冰箱，可存放 3～6 个月；效价高时，可存放一年，若放置过长，应重新鉴定效价。保存时需加入 1～2 g/L NaN_3 和一定浓度的甘油，前者用以防腐，后者可延长保存期。②低温保存，存于－40 ℃～－20 ℃，在 3～5 年内效价下降不明显，应避免反复冻融，否则效价明显降低。③真空干燥，用真空冻干机除去抗血清的水分，使最后制品内水分＜0.2%，封装后可长期保存，在冰箱中可保存 5～10 年。

单元三　单克隆抗体的制备

由最初一个细胞无性繁殖而形成的纯细胞集团，称一个克隆(clone)。体内有许多识别不同抗原决定簇的 B 淋巴细胞克隆。一个 B 细胞克隆只能识别一种抗原决定簇。单克隆抗体(monoclonal antibody，McAb)是指由单个 B 细胞克隆产生的针对一种抗原表位、结构相同、功能均一的高特异性抗体。为获得 McAb 必须选出单个 B 淋巴细胞克隆，然而该细胞在体外是不能长期存活的，必须将它们变为能长期传代的细胞，才能持续产生单一特异性抗体，基于这一设想，1975 年，由 Kohler 和 Milstein 创立了 B 细胞杂交瘤技术。

一、单克隆抗体制备的基本原理

目前常用的单克隆抗体制备技术是鼠-鼠 B 淋巴细胞杂交瘤技术。该技术是先将抗原免疫的小鼠脾细胞与具有体外长期繁殖能力的小鼠骨髓瘤细胞在融合剂作用下进行融合，然后用 HAT 选择培养基进行培养，筛选出能同时表达两个亲代细胞性能的杂交瘤细胞株并扩大培养(即克隆化)，最终获得既能产生特异性单克隆抗体，又能体外长期增殖的杂交瘤细胞系。将其进行体外培养或动物腹腔接种培养，其培养液中可得到大量的单克隆抗体。

二、单克隆抗体制备的流程与方法

单克隆抗体的制备是一项周期性长和高连续性的实验技术，涉及大量细胞培养以及免疫化学等方法，其制备的基本流程是：抗原的纯化与动物免疫、骨髓瘤细胞、B细胞及饲养细胞的制备、细胞融合，杂交瘤细胞的筛选、阳性杂交瘤细胞的克隆化培养与细胞冻存，单克隆抗体的制备、单克隆抗体的纯化及鉴定(彩图8)。

(一) 抗原的纯化与动物免疫

抗原要求是纯度越高效果越好。细胞性抗原取 1×10^7 个细胞行腹腔免疫；可溶性抗原需加弗氏完全佐剂并充分乳化，抗原用量一般为 100 μg。

免疫的动物要求是与骨髓瘤细胞同源的、年龄在8～12周的BALB/c健康小鼠。可同时接种3～5只小鼠，避免免疫反应不佳或动物死亡。免疫方案同抗血清制备。末次免疫后3～5天可分离脾细胞。收集血液、分离提纯血清供测定抗体及滴定用。

(二) 骨髓瘤细胞、B细胞及饲养细胞的制备

1. 小鼠骨髓瘤细胞的制备 合适的小鼠骨髓瘤细胞应满足下列条件：①小鼠骨髓瘤细胞系来源应与制备脾细胞小鼠是同一品系，这样杂交融合率高；②小鼠骨髓瘤细胞自身不分泌免疫球蛋白及细胞因子，避免对杂交瘤细胞中的抗体合成基因产生抑制；③能在体外连续培养，生长迅速，繁殖周期短于24 h；④小鼠骨髓瘤细胞株是次黄嘌呤-鸟嘌呤磷酸核糖转化酶(hypoxanthine-guanine phosphoribosyl transferase，HGPRT)缺陷株。目前常用的小鼠骨髓瘤细胞株是SP2/0和NS-1细胞株。选择处于对数生长期、细胞形态和活性都良好的细胞(活性大于95%)作为融合细胞。一般在细胞融合前一天，在新鲜培养基中，调至细胞浓度为 2×10^5/mL，次日即为对数生长期细胞。

2. B细胞获取 因脾脏是B细胞聚集的主要场所，故通常是取经过特异抗原免疫过并产生抗体的动物的脾脏作为B细胞来源。将脾细胞用台盼蓝染色计数，活细胞数应占95%以上。

3. 饲养细胞的制备 体外培养条件下，细胞生长依赖适当的细胞密度，所以在培养融合细胞以及细胞克隆化培养时，均需要加入其他饲养细胞。小鼠腹腔巨噬细胞是最常用的饲养细胞，能分泌细胞生长因子，有利于细胞生长，同时可以吞噬衰老的细胞与微生物。另外，小鼠脾细胞、大鼠或豚鼠腹腔细胞等也可用作饲养细胞。小鼠腹腔巨噬细胞的制备方法为：冷冻果糖液注入腹腔，轻揉腹部几次，吸出腹腔液，其中含有巨噬细胞和其他细胞。

(三) 细胞融合

产生杂交瘤细胞的关键环节是细胞融合。目前最常用的细胞融合剂为聚乙二醇(PEG)，使用浓度通常为400 g/L。PEG可导致细胞膜上脂类物质结构重排，使细胞膜容易打开而有助于融合。细胞融合的基本操作是将两种要融合的细胞混合后加入PEG，使细胞彼此融合，融合时间控制在2 min以内，然后用培养液稀释PEG，抵消PEG的作用，再将融合细胞适当稀释，置培养板孔中培养。融合过程中应注意以下情况。①细胞比例：瘤细胞与脾细胞的比例可从(1：2)～(1：10)不等，常用1：4；②培养液的成分：优质培养液对融合细胞尤其重要，其中小牛血清含量、各种离子强度及离子种类、温度、pH值及营养成

分均会影响细胞融合率，需严格控制。若融合率下降，应检查培养基情况。

（四）杂交瘤细胞的筛选

杂交瘤细胞的筛选是将融合后的细胞混合体接种在 HAT 选择培养基上，仅有杂交瘤细胞生长，从而实现筛选。原理是肿瘤细胞合成 DNA 有两条途径：一是主要合成途径，由糖和氨基酸合成核苷酸，然后合成 DNA，叶酸作为重要的辅酶参与这一合成过程；二是替代途径，在次黄嘌呤-鸟嘌呤磷酸核糖转化酶（HGPRT）及胸腺嘧啶核苷激酶（TK）的催化下，利用次黄嘌呤及胸腺嘧啶核苷合成 DNA。HAT 选择培养基中有三种关键成分：次黄嘌呤（hypoxanthine，H）、氨甲蝶呤（aminopterin，A）与胸腺嘧啶核苷（thymidine，T），其中氨甲蝶呤是叶酸的拮抗剂，可阻断主要途径合成 DNA。细胞混合体中有脾-骨髓瘤细胞融合的杂交细胞、脾-脾细胞融合细胞、骨-骨髓瘤融合细胞及未融合脾细胞与骨髓瘤细胞。脾细胞（B 细胞）可通过旁路合成 DNA 而生存下来，但在培养基中不能生长繁殖，于 5～7 天内死亡。骨髓瘤细胞是 HGPRT 缺陷株，在 HAT 培养基中，不仅其合成 DNA 的主要途径被氨甲蝶呤所阻断，又因缺乏 HGPRT 而不能利用次黄嘌呤，导致替代途径也不能合成 DNA，因此不能在 HAT 培养液中生长。由脾细胞与骨髓瘤细胞融合的杂交细胞，同时具有亲代双方的遗传性能，虽然合成 DNA 主要途径被甲氨蝶呤阻断，但由于杂交瘤细胞可从脾细胞获得 HGPRT，能经替代途径合成 DNA，因此，只有杂交瘤细胞能在 HAT 培养基中得以生存而被筛选出来（图 6-4）。

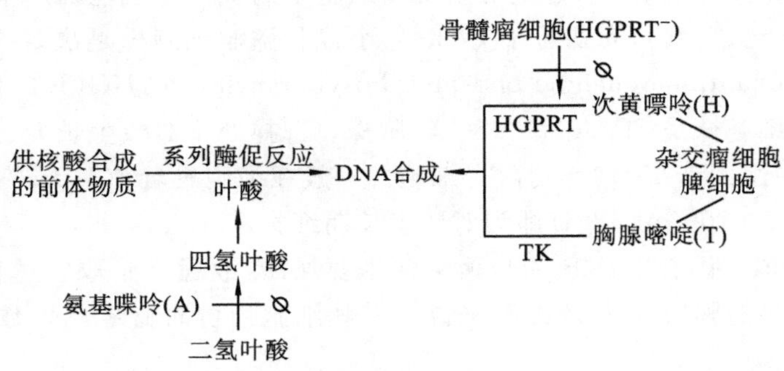

图 6-4 核酸合成途径及 HAT 筛选原理示意图

注：⊘-表示阻断。

（五）阳性杂交瘤细胞的克隆化培养与细胞冻存

一个 B 细胞识别一种抗原表位，而用于免疫小鼠的抗原可能含有多个抗原表位，因此，在 HAT 培养液中生长的杂交瘤细胞中，既有针对目的抗原表位的特异性抗体分泌细胞，又有非特异性抗体分泌细胞及无关的细胞融合体，故必须及时筛选检测培养物上清液是否含所需单克隆抗体，从而确定出阳性杂交瘤细胞。然后进行多次单个细胞培养，即克隆化。实验室最常用的克隆化方法是有限稀释法。

有限稀释法是将杂交瘤细胞悬液连续稀释，最终使 96 孔培养板中每孔的细胞数为一个，培养后取每孔上清液，以 ELISA 或其他方法检测抗体含量。根据抗体的分泌情况筛选出抗体高分泌孔，对高分泌孔中细胞经反复多次克隆化（至少 3～5 次）后，可获得较稳定的由单个细胞增殖而形成同源性的杂交瘤细胞克隆。

筛选出的杂交瘤细胞即阳性克隆应及时冻存，以保证细胞不会因污染或过多传代变异丢失染色体而丧失功能。目前常用液氮冷冻保存，冻存液为终浓度 90%的小牛血清和 10%的二甲亚砜(DMSO)，每管 0.5 mL，所含细胞数为 1×10^6～5×10^6 个。细胞置入液氮前，应逐渐降温(即"慢冻")，最后放入－196 ℃液氮中可长期保存，冻存温度越低越好。冻存的细胞复苏时应立即浸入 37～40 ℃水浴，使之迅速融化(即"快融")，细胞复苏后可作台盼蓝染色计数，活细胞不着色，死亡细胞染成均匀的蓝色。以活细胞数占计数总细胞百分比表示其活力，细胞活力应在 50%～95%。同时还应对细胞株进行遗传性能、产抗体能力的鉴定，合格者调整至所需浓度后即可用于生产单克隆抗体。

（六）单克隆抗体的制备

经反复克隆化获得的抗体阳性杂交瘤细胞株(及时冻存的细胞除外)应立即扩大培养，并尽早使用这些细胞株制备单克隆抗体。目前，大量制备单克隆抗体的方法有体外培养法和动物体内诱生法两种。

1. 体外培养法 将杂交瘤细胞接种到培养瓶中，在 5%CO_2、37 ℃培养数天，当培养液颜色改变或细胞过多开始死亡时，收集上清液离心去除细胞和碎片。本法所制抗体含量不高，为 5～25 μg/mL，能满足部分实验要求。另一种是杂交瘤细胞高密度培养，可制备大量单克隆抗体。高密度培养法分两种：一种是悬浮培养系统，采用转瓶或发酵罐式的生物反应器；另一种是细胞固定化培养系统，包括中空纤维细胞培养法和微囊化细胞培养法。该法生产工艺简单、易控制，可大规模生产，目前国际上上市的单克隆抗体多采用此种方法制备。

2. 动物体内诱生法 选用 BALB/c 小鼠或其 F1 代小鼠。首先用医用液体石蜡 0.5 mL 注入小鼠腹腔，一周后将杂交瘤细胞接种到小鼠腹腔中，接种量为 0.5×10^6～1×10^6 个。接种后 1～2 周，有明显的腹腔积液产生，分次采集腹腔积液，每只小鼠可收集 10～20 mL。将收集的腹腔积液离心去除细胞，灭活(56 ℃，30 min)，再离心取上清液即可。此法制备的抗体含量高，每毫升含量为 5～20 mg。

（七）单克隆抗体的纯化与鉴定

经上述两种方法制备的单克隆抗体，由于其中含有培养基、宿主或克隆细胞本身的一些无关蛋白，必须进一步分离和纯化。方法是：先用半饱和、饱和硫酸铵进行初步沉淀，再用亲和层析法等方法进一步纯化。

纯化后的单克隆抗体需鉴定抗体的效价、特异性、亲和力、Ig 的种类与亚类及识别的抗原表位等。鉴定方法有放射免疫测定、ELISA、沉淀试验等，以 ELISA 方法常用。一般先行定性检测，若阳性，再做定量检测。

三、单克隆抗体的临床应用

单克隆抗体在生物医学领域有着极大的应用价值。

1. 应用于临床诊断 作为医学检验试剂，单克隆抗体的特异性强，可避免或减少交叉反应，提高抗原抗体反应结果的可信度。同时由于单抗的高度均一性，使抗原抗体反应结果也具有均一性，有利于检测结果的标准化。目前临床上许多试剂盒都用单抗制成，主要应用如下。①诊断病原体：单克隆抗体应用最多的领域，如诊断乙型肝炎病毒、疱疹病毒、EB 病毒及其他病原体感染的试剂。可鉴别菌种型及亚型等。②检测肿瘤抗原：目前用于临床的主要是抗肿瘤相关抗原的单克隆抗体，如甲胎蛋白(AFP)和癌胚抗原(CEA)的单克隆抗体。③检测淋巴细胞的表面标志：淋巴细胞及其亚群在不同的发育阶段表达不同的标志，即不同的分化抗原。利用抗分化抗原的单克隆抗体可区分细胞群、亚群及分化阶段。如用抗 CD4 单克隆抗体可鉴别 $CD4^{+}$ T 细胞亚群。④测定机体微量成分：结合单克隆抗体和其他免疫技术，可对机体多种微量成分(如酶类、维生素、激素药物、细胞因子等)进行定性和定量检测。

2. 应用于临床治疗 将针对某一肿瘤抗原的单克隆抗体与放射性核素、化学药物连接，利用单克隆抗体与相应抗原结合的导向作用，将放射性核素、化学药物携带至病变部位，直接杀伤肿瘤细胞，且副作用少。另外，用一些非杀伤性单克隆抗体(如抗 CD4、抗 CD8 等)封闭 T 细胞表面分子而诱导免疫耐受，可防止移植排斥反应。

3. 应用于物质的提纯 制备出被提纯物质的相应单克隆抗体，然后用相应的单克隆抗体作为亲和物的一方，利用亲和层析法提取高纯度的目标物质。

单元四　基因工程抗体

多克隆抗体与单克隆抗体虽然广泛的应用于医学领域，但均来源于异种动物，具有较强的免疫原性，在人体内的应用尤其在治疗方面受到很大的局限。在 20 世纪 80 年代诞生了应用 DNA 重组和蛋白工程技术制备的基因工程抗体。基因工程抗体较其他两种抗体具有以下优点：①能降低甚至消除人体对抗体的免疫排斥反应；②相对分子质量较小，易穿透血管壁，可进入病变的核心部位利于治疗；③可以利用原核细胞、真核细胞和植物等表达，且表达抗体量大，从而大大降低生产成本。

一、基因工程抗体的概念

应用 DNA 重组和蛋白质工程技术，对抗体编码基因按需要的不同进行切割、拼接、修饰和重组，然后将改造基因导入适宜的受体细胞，使其表达的一种新型抗体，称基因工程抗体(genetic engineering antibody，GEAb)。这种新抗体去除或减少了可引起副作用的无关结构，但保留天然抗体的特异性和主要生物学活性，还可赋予抗体分子新的生物学活性。

二、基因工程抗体的种类

目前制备的基因工程抗体主要有人源化抗体、小分子抗体、抗体融合蛋白、双特异性抗体等。

1. 人源化抗体 人源化抗体有嵌合抗体和改型抗体两种。嵌合抗体是最早制备成功的基因工程抗体，从杂交瘤细胞分离抗体可变区基因与人 Ig 恒定区的基因连接，插入适宜的质粒载体，然后转染骨髓瘤细胞，表达鼠-人嵌合抗体。这种抗体保留鼠源性单克隆抗体的特异性和亲和力，但大大减少其免疫原性，从而降低了鼠源性抗体引起的不良反应，有利于临床应用。

虽然嵌合抗体的异源性已明显低于鼠单克隆抗体，但其可变区仍保留鼠源性，为了进一步降低抗体的免疫原性，近年来在嵌合抗体的基础上构建了改型抗体。其制备是将人抗体可变区中互补决定区(CDR)序列改换成鼠源性单克隆抗体 CDR 序列。人源化抗体的产生和发展,使得多种鼠源性单抗可应用于临床治疗。

2. 小分子抗体 小分子抗体是指相对分子质量小,具有抗原结合功能的分子片段,包括抗原结合片段(Fab)、可变区片段(Fv)、单链抗体(ScFv)等。此种抗体分子小,可在大肠杆菌等原核细胞中表达,在人体内穿透力强,有利于疾病的治疗。Fab 片段是由 H 链 Fd 段和完整 L 链通过二硫键连接形成的异二聚体,仅有一个抗原结合位点。Fv 是由 H 链和 L 链 V 区组成的单价小分子,是结合抗原的最小功能片段。ScFv 将 Ig 的 H 链和 L 链的 V 区连接,形成单一的多肽链。多肽链能自发折叠形成天然构象,从而可保持 Fv 的特异性和亲和力。

3. 抗体融合蛋白 抗体融合蛋白是指利用基因工程技术将抗体分子片段与其他生物活性蛋白融合而获得的融合蛋白。抗体融合蛋白因融合的蛋白质的不同而具有多种生物功能,如将 Fv 与某些毒素、酶、细胞因子基因拼连,通过抗体的引导,可将这些生物活性物质导向靶部位;ScFv 与某些细胞膜蛋白分子融合形成的融合蛋白,可表达于细胞表面,称为嵌合受体,使得细胞具有结合某种抗原的能力。

4. 双特异性抗体 双特异性抗体又称双功能抗体,该抗体的两个抗原结合位点具有不同的特异性,结合两种不同的抗原分子。如由抗肿瘤抗原的抗体和抗细胞毒性效应细胞(CTL、NK 细胞、LAK 细胞)表面分子的抗体(CD3 抗体或 CD16 抗体)制成的双特异性抗体,既能结合肿瘤细胞,又能结合细胞毒性效应细胞,促使细胞毒性效应细胞发挥抗肿瘤作用。

5. 噬菌体抗体库技术 噬菌体抗体库技术是近年发展起来的一项新的基因工程抗体技术。它是将体外克隆的抗体或抗体片段基因插入噬菌体的基因组 DNA 中,转染工程细菌进行表达,然后用抗原筛选即可获得特异性的单克隆抗体。利用该技术可以获得完全人源性的抗体,在 HIV 等病毒感染和肿瘤诊断与治疗方面有其特殊的价值。

(吴正吉、甘晓玲)

重点提示

1. 抗原的制备　可溶性抗原的制备均需先处理细胞使其释放出来。破碎细胞的方法有细胞匀浆、超声波破碎法、酶处理法等,然后用超速离心法、选择性沉淀法、凝胶过滤法、离子交换层析法、亲和层析法等进行纯化而获得。最后进行抗原含量、相对分子质量、纯度和免疫活性鉴定。

2. 半抗原的制备　由于半抗原只有结合载体才具有免疫原性,因此其制备的关键是载体,常用作载体的物质有蛋白质、多肽聚合物、大分子聚合物等。

3. 免疫佐剂的理解　免疫佐剂进入机体不是其本身刺激机体发生免疫反应,而是增强机体对抗原的应答反应。如疫苗接种应用佐剂可使机体特异性抗体分泌量增加,所以疫苗接种或制备抗血清时常需加入佐剂。人类和动物使用不同类别的佐剂。免疫佐剂可以无免疫原性,也可有免疫原性,有时可引起免疫损伤(肉芽肿等)。

4. 抗血清、单克隆抗体、基因工程抗体的理解　针对抗原而言,抗血清是单一的特异性抗体，由一种抗原刺激免疫动物产生；针对抗原表位而言，抗血清是混合抗体，由多个B细胞克隆产生。单克隆抗体是针对一种抗原表位的高度均一的纯抗体，通过一个B细胞和一个骨髓瘤细胞融合形成的杂交瘤细胞产生。基因工程抗体是通过改变抗体蛋白的遗传物质而产生的一种新抗体，与原有的抗体相比，它保留了一些原有抗体的活性，但也赋予一些新的活性。这三种抗体因其特点不同，其制备方法、临床应用也有所差异。

5. 抗血清的制备　抗血清是用含有特异性抗体的动物血清制品，人为地将某种抗原接种动物以刺激动物发生免疫应答反应，从而产生的特异性抗体。抗血清的制备包括：①抗原的制备；②免疫动物（动物选择、免疫方案制订与实施）；③收获抗血清（采血、分离纯化血清）；④抗血清的鉴定（抗体特异性、效价、纯度和亲和力鉴定）；⑤抗血清的保存（根据需要可选择4 ℃保存、冷冻保存或真空干燥保存）。

6. 单克隆抗体的制备过程

抗原的纯化 → 动物免疫 → 杂交瘤细胞的制备 → 单克隆抗体的制备、纯化、鉴定

因此，单克隆抗体制备包含两个主要步骤：①融合、筛选、克隆杂交瘤细胞；②单克隆抗体制备。

7. 杂交瘤细胞的制备　单克隆抗体制备的前提是要获得B细胞杂交瘤细胞株。细胞融合、HAT培养基选择培养是杂交瘤细胞技术的关键。取免疫小鼠的脾细胞和具有体外增殖能力的小鼠骨髓瘤细胞在聚乙二醇的作用下融合，通过HAT选择培养能生长的细胞即为杂交瘤细胞，经过反复的免疫学检测筛选和扩大培养，获得能产生目的单克隆抗体的阳性杂交瘤细胞。

目标检测

一、单项选择题

1. 细菌的菌体免疫原常规的制备方法是（　　）。

A. 75%乙醇处理　　B. 100 ℃加温2 h处理　　C. 0.5%甲醛处理
D. 1%氯化钙处理　　E. 2%氯肪处理

2. 要从组织和细胞匀浆中粗提某种蛋白抗原，最常用又简便的分离方法是（　　）。

A. 盐析法　　B. 凝胶过滤法　　C. 离子交换层析法
D. 免疫亲和层析法　　E. 免疫电泳法

3. 最常用于偶联半抗原的载体是（　　）。

A. 免疫球蛋白　　B. 人甲状腺球蛋白　　C. 人血清白蛋白
D. 牛血清白蛋白　　E. 葡萄球菌A蛋白

4. 蛋白质抗原首次免疫接种后，最好间隔多长时间再进行第二次免疫？（　　）

A. 7～10天　　B. 10～20天　　C. 20～30天　　D. 30～60天　　E. 3个月

5. 用可溶性抗原制得的抗体，鉴定特异性时，最好采用下列哪种方法？（　　）

A. 间接凝集试验　　B. 单向免疫扩散法　　C. 双向免疫扩散法
D. 免疫亲和层析法　　E. 聚丙烯酰胺凝胶电泳法

6. 纯化单克隆抗体时，除去杂抗体效果较好的方法是(　　)。
A. 盐析法　　B. 凝胶过滤法　　C. 离子交换层析法
D. 免疫亲和层析法　　E. 超速离心法

7. 根据抗原分子所带电荷不同进行分离纯化的方法称为(　　)。
A. 盐析法　　B. 凝胶过滤法　　C. 离子交换层析法
D. 免疫亲和层析法　　E. 免疫电泳法

8. 要使半抗原与载体结合具有免疫原性、半抗原分子的数目数至少要达到(　　)。
A. 10 个以上　　B. 15 个以上　　C. 20 个以上
D. 50 个以上　　E. 100 个以上

9. 较长时间(4～5 年)保存抗体，通常采用的保存方法是(　　)。
A. 4 ℃保存　　B. －10 ℃保存　　C. －20 ℃保存
D. －30 ℃保存　　E. 真空干燥保存

10. 在 HAT 选择培养基中可长期存活的是(　　)。
A. 细胞多聚体　　B. 融合的脾细胞与瘤细胞
C. 融合的瘤细胞与瘤细胞　　D. 未融合的瘤细胞
E. 未融合的脾细胞

二、简答题

1. 简述基因工程抗体的概念和种类。
2. 简述单克隆抗体的制备流程及临床应用。
3. 免疫血清如何才能得到？应如何进行纯化和质量鉴定？

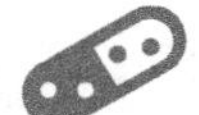

任务七　免疫凝集检测

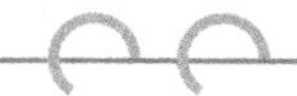

学 习 目 标

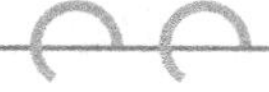

1. 掌握直接凝集技术的原理、类型、应用及注意事项
2. 掌握间接凝集技术的原理、类型、应用及注意事项
3. 能进行玻片凝集试验、肥达反应、抗“O”试验、抗人球蛋白试验等技术操作。

凝集反应是指用颗粒性抗原或吸附于载体颗粒上的可溶性抗原(或抗体)与相应抗体(或抗原)结合，在电解质参与下，出现肉眼可见的凝集现象。一般认为，颗粒型抗原与载体是在普通光学显微镜下可看见的，可溶性抗原是在普通光学显微镜下不可看见的物质。参与凝集反应的抗原也称为凝集原，相应的抗体称为凝集素。

凝集反应的类型主要分为直接凝集反应和间接凝集反应，协同凝集反应、抗人球蛋白试验是特殊的间接凝集反应。

单元一　直接凝集反应

直接用颗粒性抗原与抗体结合，出现肉眼可见的凝集现象，称为直接凝集反应（图7-1）。颗粒性抗原常用细菌、红细胞等。

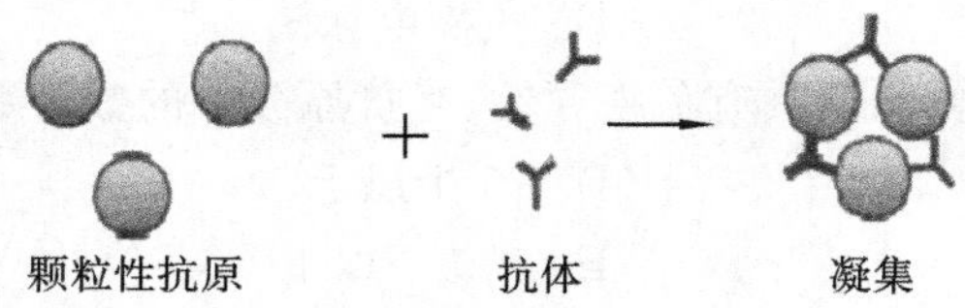

图 7-1　直接凝集反应示意图

直接凝集反应有如下特点：①抗原成颗粒状，制成的液体为悬液；②抗原颗粒分子相对比抗体大，故反应所形成的凝集物主要成分为抗原；③抗原的比表面积（表面积/体积）比抗体小，试验时为使抗体不过剩，通常需要稀释抗体；④因为需要稀释抗体，故以出现凝集现象的抗体最高稀释度来判断效价，因而以测定抗体更为敏感。

操作方法有玻片法和试管法两种。

一、玻片凝集试验（玻片法）

（一）基本原理

以已知抗体作为诊断血清，与待测颗粒性抗原放在玻片或玻璃板上，当有电解质存在下，作用一定时间，然后观察是否凝集，进行细菌或红细胞定性（或定型）分析。

（二）操作方法

（1）取受检颗粒性抗原如菌液或红细胞悬液 1 滴，在玻片上与 1 滴已知抗体的诊断血清混匀。

（2）置室温下，数分钟后可用肉眼或低倍镜观察凝集情况。

（三）结果判断

出现凝集为阳性，说明待检抗原与已知抗体相对应。

（四）特点与应用

该法快速简便，但只能定性，并且敏感性低。常用于检测抗原物质，如鉴定细菌、血型。

二、试管凝集试验（试管法）

（一）基本原理

用已知细菌或红细胞等颗粒性抗原与待测抗体在试管中进行直接凝集的半定量试验。多用来测定血清中的抗体。

（二）操作方法

用一系列试管，将待检血清进行一系列倍比稀释，各管再加入等量已知的颗粒性抗原（如细菌）悬液一起混匀，数小时或次日可观察结果。

（三）结果判断

凝集为阳性，说明待检血清中有与已知抗原相对应的抗体。根据颗粒性抗原的凝集程度，可分(-)～(＋＋＋＋)五个等级，通常以产生明显凝集现象(＋＋)的最高血清稀释度作为血清中抗体的效价。抗体效价不是血清抗体的浓度，但其可反映血清中抗体的相对含量，与血清抗体浓度呈正相关。

（四）特点与应用

试管凝集试验操作比玻片凝集试验复杂，能进行半定量，但敏感性低。通常用于测定抗体，如诊断伤寒及副伤寒的肥达试验、诊断立克次体感染的外斐试验。

三、直接凝集技术案例

（一）细菌鉴定

【要求】

(1) 掌握玻片凝集技术。

(2) 能对玻片凝集试验结果进行判断，能规范地出具报告。

【用途】

(1) 对未知细菌进行诊断或分型。

(2) 新抗原物质的鉴定。

【内容】

直接凝集玻片法鉴定未知细菌

【相关知识点】

(1) 设计原理：根据抗原抗体反应的特异性，一种抗原只能与其相对应的抗体发生特异性结合，出现肉眼可见的反应(图 7-2)。

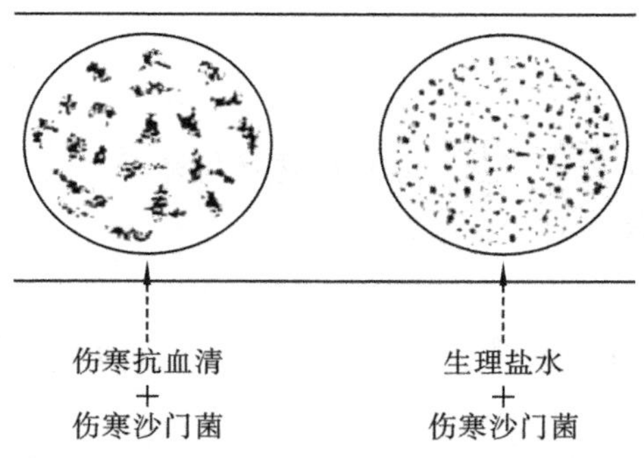

图 7-2　玻片凝集反应示意图

(2) 反应类型：属于直接凝集反应(玻片法)。该试验用已知诊断血清与待检细菌反应，观察其是否凝集，即用已知抗体检查未知抗原(定性试验)。

【准备】

(1) 被检细菌：可挑取平板培养基上培养的菌落或斜面培养基上的菌苔。

(2) 诊断血清:有商品供应,严格按各种诊断血清的说明书使用。

(3) 其他:生理盐水、器材(无菌滴管、接种环、载玻片、蜡笔等)。

【操作步骤】

(1) 取洁净的载玻片,用蜡笔分成两格,以灭菌接种环或无菌毛细管蘸取或吸取生理盐水一环或一滴放于一侧作为对照,并用同样方法取一环或一滴诊断血清放于另一侧。

(2) 用灭菌接种环挑取被检细菌少许,在生理盐水小格中混匀,另蘸取少许待检菌放入诊断血清中混匀。

(3) 摇动玻片,2～3 min 后观察结果。

【注意事项】

(1) 诊断血清应保存于 4 ℃冰箱中,超过有效期限的诊断血清不宜再用,以免误诊。

(2) 挑取被检细菌应为纯菌,不可混有杂菌,以免影响结果。

(3) 必须作生理盐水对照。

(4) 细菌必须充分研磨均匀及无菌块,以免影响结果观察。

(5) 严格无菌操作,遵守实验室规则,接种环必须烧灼灭菌,使用后的载玻片仍有传染性,应立即放入指定的容器内。

【结果判断】

出现凝集现象为阳性反应。直接报告细菌(定性)。

【结果分析及意义】

(1) 生理盐水侧的细菌不凝集,而诊断血清内的细菌迅速凝集,为诊断血清对应的细菌。

(2) 若生理盐水与诊断血清中的细菌均不凝集,说明与诊断血清无对应的细菌。

(3) 若生理盐水和诊断血清中的细菌都发生了凝集,则为假阳性,说明被检细菌有自凝现象。

(二) 肥达试验

【要求】

(1) 掌握试管凝集测定技术。学会效价的选择与稀释。

(2) 能正确判断效价结果,能规范地出具报告。

【用途】

(1) 测定患者血清中抗伤寒沙门菌、副伤寒沙门菌的抗体含量,了解抗体效价动态变化。

(2) 用于伤寒、副伤寒疾病的辅助诊断。

【内容】

伤寒和副伤寒沙门菌血清学检测——肥达试验

【相关知识点】

1. 原理 属于直接凝集反应(试管凝集试验)。该试验用已知伤寒杆菌的“O”抗原(TO 表示)、“H”抗原(TH 表示)及甲、乙型副伤寒的“H”抗原(PA、PB 表示)与患者血清中相应抗体反应，观察其凝集效价(定量试验)。

2. 有关概念 伤寒杆菌的“O”抗原与甲、乙型副伤寒的“O”抗原为“共同抗原”，故试验仅用了伤寒杆菌的“O”抗原来了解伤寒杆菌和甲、乙型副伤寒相对应的“O”抗体变化；而“H”抗原是各自特有抗原，故试验中选用了三种“H”抗原来了解相对应的抗体成分变化。

3. 试验的意义 沙门菌为胞内寄生菌，主要引起伤寒与副伤寒(即肠热症)，在我国流行的是伤寒沙门菌、甲型副伤寒沙门菌、乙型副伤寒沙门菌，丙型副伤寒沙门菌很少见。因肠热症病程长，且目前使用抗生素普遍，症状常不典型，临床标本阳性检出率低，故常用血清学试验作为实验室的诊断依据，用于沙门菌诊断的试管凝集试验称为肥达试验。

【准备】

(1) 被检血清。

(2) 诊断菌液：有商品供应。包括伤寒杆菌 H、O 菌液以及甲、乙型副伤寒沙门菌的菌液。所售诊断菌液多为每毫升含 70 亿个菌体，用前须按使用说明书分别以生理盐水稀释至适当浓度(一般为每毫升含 10 亿个菌体)。

(3) 其他　生理盐水、器材(恒温箱或水浴箱、1 mL 吸管、小试管、试管架、记号笔等)。

【操作步骤】

(1) 排管并做好标记：准备 4 排试管，每排 7 支，并做好标记。

(2) 稀释被检血清：操作程序如图 7-3 所示。

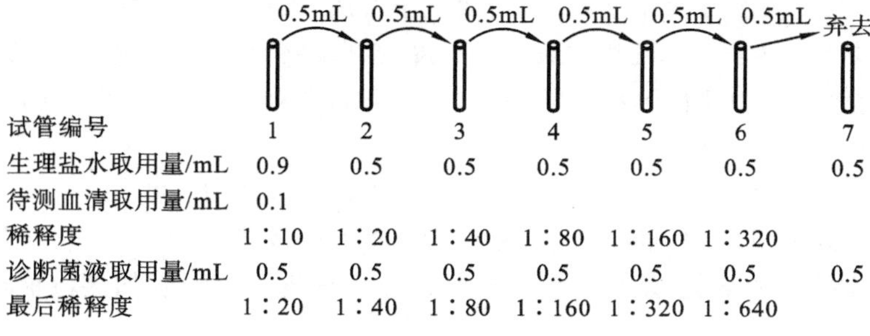

试管编号	1	2	3	4	5	6	7
生理盐水取用量/mL	0.9	0.5	0.5	0.5	0.5	0.5	0.5
待测血清取用量/mL	0.1						
稀释度	1∶10	1∶20	1∶40	1∶80	1∶160	1∶320	
诊断菌液取用量/mL	0.5	0.5	0.5	0.5	0.5	0.5	0.5
最后稀释度	1∶20	1∶40	1∶80	1∶160	1∶320	1∶640	

图 7-3　试管凝集试验操作程序

① 各排的第一支试管加生理盐水 0.9 mL，其余 6 支试管各加入生理盐水 0.5 mL。

② 取 0.1 mL 待测血清加入第一排第一支试管中，反复上下吸吹 3 次混匀，吸出 0.5 mL 加入第二试管，同法混匀后，取出 0.5 mL 加入第三只试管，以此类推，再从第六吸管中吸出 0.5 mL 弃去，第七管不加血清，作为阴性对照，此时各管血清的稀释倍数依次为 1∶10、1∶20、1∶40、1∶80、1∶160、1∶320。

③ 采用同样稀释方法将其余三排试管作待测血清的倍比稀释。

(3) 加诊断菌液。

① 在第一排的每支试管加 0.5 mL 伤寒杆菌“H”菌液(TH)；

② 在第二排的每支试管加 0.5 mL 伤寒杆菌“O”菌液(TO)；

③ 在第三排的每支试管加 0.5 mL 甲型副伤寒的“H”菌液(PA)；

④ 在第四排的每支试管加 0.5 mL 乙型副伤寒的“H”菌液(PB)；

此时各管血清又被稀释一倍，血清最后稀释度为 1∶20、1∶40……1∶640。

(4) 振荡试管架,使试管内液体混匀。

(5) 置 37 ℃水浴 2～4 h 或恒温箱过夜,次日观察结果。

【注意事项】

(1) 稀释血清时,必须充分混匀。

(2) 加入诊断菌液后要充分混匀,以使抗原与抗体充分接触。

(3) 观察结果应在良好的光照条件下。

(4) 一般情况下,随着血清稀释度的增高,凝集反应越来越弱,但抗体浓度过高时,由于抗原与抗体比例不适当反而无凝集现象出现,此称为前滞现象。出现此情况时,应加大抗体稀释度重新试验。

(5) 有的地区可根据流行情况,增加丙型副伤寒或其他沙门菌诊断菌液。

【结果判断】

(1) 一般以凝集结果为阳性反应,但应排除假阴性。

(2) 凝集程度判断

"－"现象为细菌不凝集,液体浑浊度与对照管相同;

"＋"现象为小部分细菌(约 25%)凝集,液体浑浊;

"＋＋"现象为部分细菌(约 50%)凝集,液体较浑浊;

"＋＋＋" 现象为大部分细菌(约 75%)凝集,液体稍混浊;

"＋＋＋＋" 现象为细菌全部凝集,凝块沉于管底,液体澄清透明;

(3) 效价判定:以"＋＋"凝集的最高稀释度为判定终点,即为待测血清的抗体效价。

(4) 正常参考值:由于隐形感染等原因,很多正常人血清中可以有一定凝集效价,具体如下。

TH:160　　TO:80　　PA:80　　PB:80

(5) "O"不凝集现象:伤寒沙门菌、丙型副伤寒沙门菌等可因表面 Vi 抗原存在而阻断"O"抗原与相应抗体的凝集,从而不发生凝集现象。该现象可通过加热菌液或细菌的传代培养消除。

【结果分析及意义】

(1) 效价高于正常参考值才有意义。如急性期、恢复期双份血清效价有 4 倍或以上增长更有诊断意义。

(2) "O"、"H"增高的不同意义:因"O"抗体(IgM)出现早,持续约半年,消退后不易受非特异性抗原刺激而重现。H 抗体(IgG)出现较晚,持续时间长达数年,消失后易受非特异性抗原刺激而短时间重现。因此,①若"O"与某"H"凝集效价均超过正常参考值,则该患者患伤寒或副伤寒的可能性较大。②若"O"凝集效价不高而"H"凝集效价高有可能是曾经感染过、接种过疫苗或产生了非特异性回忆反应。③若"O"凝集效价高而"H"凝集效价不高,则可能是早期感染或与伤寒沙门菌"O"抗原有共同抗原的其他沙门菌感染(如肠炎沙门菌)。④"H"凝集效价与"O"凝集效价均低,则患肠热症的可能性甚小。⑤其他:少数病例在这个过程中肥达反应试验未见异常,其原因可能是早期使用过抗生素治疗,或患者免疫功能低下所致。因此肥达试验是伤寒、副伤寒疾病的辅助诊断方法。

单元二 间接凝集反应

间接凝集反应也称为被动凝集反应，是将可溶性抗原或抗体吸附于载体颗粒表面，再与相应的抗原或抗原结合，在适宜电解质条件下，出现凝集现象。吸附有抗原或抗体的载体，称为致敏颗粒或免疫微球。

载体是与免疫无关的颗粒，不溶于水，在生理盐水中性质稳定，短时间内不会下沉，并能牢固吸附抗原或抗体而不影响其特异性。可用作载体的颗粒种类很多，常用的有红细胞、多种惰性颗粒如聚苯乙烯胶乳、活性炭粉、明胶颗粒、白陶土、火棉胶和细菌等。根据载体种类的不同，分别称为红细胞凝集(简称血凝试验)、胶乳凝集试验(乳凝试验)、炭粉凝集试验(炭凝试验)、明胶凝集试验等。可溶性抗原可以是病原体的可溶性蛋白、人体蛋白、激素、各种组织器官浸出液、细胞裂解液、植物蛋白质如花粉浸出液等。

间接凝集反应增加了载体，加大了可溶性抗原或抗体的体积，当微量抗原与抗体结合后，就足以出现肉眼可见的凝集反应。因此间接凝集反应的优点是比直接凝集反应灵敏度高，通常高 2～8 倍。但特异性较差。可用于微量抗体或抗原的检测。

一、反应类型

目前常用的间接凝集试验有正向间接凝集试验、反向间接凝集试验、间接凝集抑制试验。

(一) 正向间接凝集试验

1. 原理 正向间接凝集试验是将已知可溶性抗原与载体颗粒结合，测定未知抗体，出现凝集现象为阳性，无凝集现象为阴性(图 7-4)。

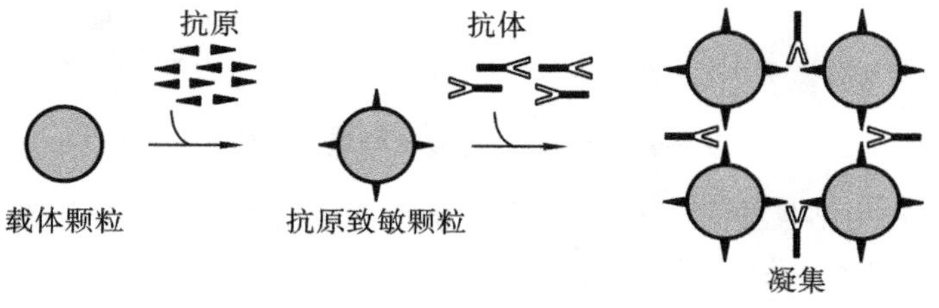

图 7-4 正向间接凝集试验原理示意图

2. 应用 测定抗体，如间接乳凝试验检测类风湿因子、间接炭凝试验检测梅毒反应素。

(二) 反向间接凝集试验

1. 原理 反向间接凝集试验是将已知抗体吸附于载体上，测定未知可溶性抗原，出现凝集现象为阳性，无凝集现象为阴性(图 7-5)。

2. 应用 测定抗原，本试验快速、简便、敏感性高、特异性强。临床上用于检测乙型肝炎病毒表面抗原(HbsAg)、甲胎蛋白(AFP)、新型隐球菌荚膜抗原等。

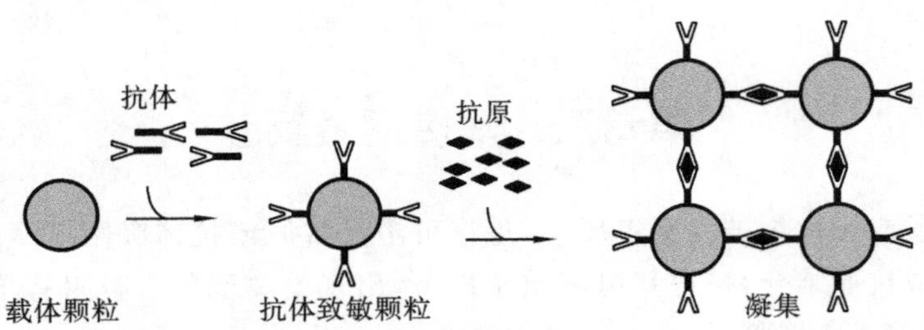

图 7-5 反向间接凝集试验原理示意图

(三)间接凝集抑制试验

1. 原理 间接凝集抑制试验是预先用可溶性抗原封闭抗体的抗原结合位点,使吸附在载体上的可溶性抗原不能与抗体结合而出现不凝集现象。

在试验时先加入被检标本和已知抗体混合,再加入已知可溶性抗原吸附的载体。若被检标本中有可溶性抗原与已知抗体结合,则占据了抗体的抗原结合位点,使得后加入的载体-可溶性抗原无抗体结合,结果为载体不能凝集,为阳性;若标本无抗原,已知抗体的抗原结合位点即可与后加入的载体上的抗原结合,结果为载体凝集,为阴性(图 7-6)。

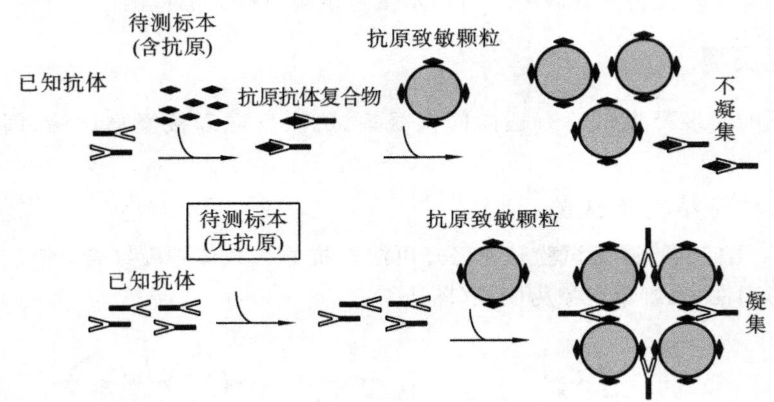

图 7-6 间接凝集抑制试验原理示意图

2. 应用 测定可溶性抗原。如胶乳凝集抑制试验,用于检测孕妇尿液中的绒毛膜促性腺激素(HCG),协助诊断早期妊娠。

二、间接凝集技术应用

间接凝集反应适用于各种抗体和可溶性抗原的检测。在临床检验中最常用的间接凝集试验为间接血凝试验和胶乳凝集试验。间接凝集反应用具有快速、敏感、操作简便、无需特殊的实验设备等特点,而且能用于抗原或抗体的测定,因此在临床检验中广为应用。

1. 抗原的检测 反向间接凝集试验用于检测病原体可溶性抗原,也可用于检测各种蛋白质成分。

2. 抗体的检测 可用于检测细菌、病毒和寄生虫等感染后产生的抗体,如:间接凝集试验或明胶颗粒凝集试验用于检测人类免疫缺陷病毒(HIV)抗体以诊断艾滋病;胶乳凝集试验用于检测抗体、溶血素“O”等;将全病毒抗原及重组抗原吸附在粉红色明胶颗粒上,用于检测相应抗体。

三、间接凝集技术案例

（一）链球菌溶血素“O”测定

【要求】

（1）掌握链球菌溶血素“O”测定技术。

（2）能正确判断结果，规范出具报告。

【用途】

（1）测定病人血清中抗链球菌溶血素“O”抗体含量。

（2）用于风湿热、急性肾小球肾炎等与链球菌感染有关疾病的辅助诊断。

【内容】

抗“O”试验——ASO 胶乳法。

【相关知识点】

（1）链球菌溶血素“O”的特性：链球菌能产生溶血毒素，其中链球菌溶血素“O”（streptolysin O，SLO），对血小板、巨噬细胞、神经细胞、心肌细胞有毒性作用。SLO 免疫原性强，85%～90%链球菌感染的患者，于感染后 2～3 周至病愈后数月到一年内能检出高滴度抗体。因此测定 SLO 抗体（抗“O”）含量，可作为链球菌感染或风湿热活动的指标之一。

（2）检测原理：ASO 胶乳法是中和反应与正向间接凝集试验相结合的反应类型。在受检血清标本中，加入适量的溶血素“O”。如标本中含有高浓度的抗体，与溶血素“O”中和后则有多余的抗体存在，经与溶血素“O”致敏的胶乳试剂反应，可出现清晰而均匀的凝集颗粒。

（3）抗“O”动态变化：正常人体内因隐性感染等原因可有低滴度的抗“O”抗体，其效价一般＜1∶200，只有当感染时，才会产生高效价的抗“O”抗体，这时 ASO 胶乳法测定，才会有多余抗体被检出，一般抗体水平＞1∶400 以上。

【准备】

（1）试剂：溶血素 O 溶液、ASO 胶乳试剂、阳性控制血清、阴性控制血清等。

（2）其他：待检血清、洁净玻片、生理盐水等。

【操作步骤】

（1）灭活补体：待检血清用生理盐水 1∶50 稀释，56 ℃灭活 30 min。

（2）加待检血清和对照：取一块洁净的载玻片，左侧加阴性对照 1 滴，右侧加待检血清 1 滴。

（3）加诊断试剂：在左右两侧分别滴加溶血素“O”一滴，轻轻摇动 2 min。再分别滴加 ASO 胶乳试剂 1 滴，轻轻摇动，反应 3 min 后，观察结果（图 7-7）。

【注意事项】

（1）试剂的添加顺序不能颠倒。

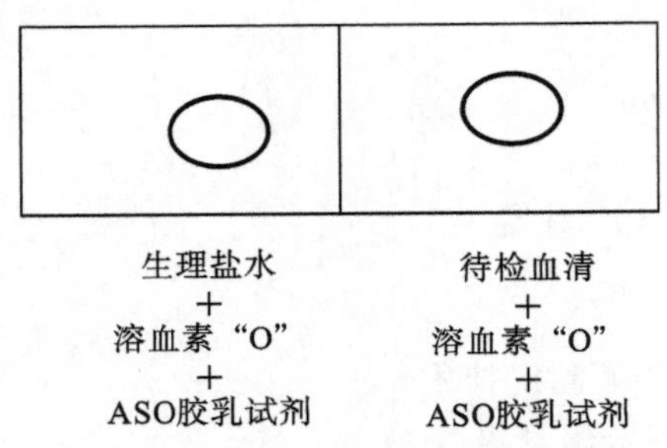

图 7-7 ASO 胶乳试验操作流程示意图

(2) 反应时间应充足。

(3) 应在室温下进行。

【结果判断】

(1) 该试验以凝集结果为阳性反应。凝集说明抗“O”抗体至少大于 1∶400。

(2) 提高待检血清稀释度,再进行 ASO 胶乳测定仍阳性者,临床意义更大。

(3) 报告。若实验结果为凝集,则报告:抗“O”试验(+)。若实验结果为不凝集,则报告:抗“O”试验(-)。

【结果分析及临床意义】

抗“O”试验用于链球菌感染或风湿热的辅助诊断。风湿热患者血清中抗“O”抗体比正常人显著增高,活动性风湿热患者一般超过 1∶400。

(二) 梅毒螺旋体感染的检测

【要求】

(1) 掌握快速血浆反应素环状卡片试验(RPR)的操作方法。

(2) 能正确判断结果,规范出具报告。

【用途】

(1) 此试验快速、简便,适用于大量的筛查体检。

(2) 可用于梅毒的辅助诊断及疗效观察。

【内容】

快速血浆反应素环状卡片试验(RPR 试验)。

【相关知识点】

(1) 梅毒螺旋体与机体免疫反应:梅毒螺旋体是梅毒的病原体,侵入人体 48 h 后,血液中即可产生特异性抗体,2 周后即可用免疫学方法测出。最初可测出 IgM 抗体,继之可检出 IgA 和 IgG。除 IgM 外,其他抗体可在机体内长期存在。梅毒螺旋体感染人体后,患者血清中可出现两类抗体:一类为抗梅毒螺旋体的特异性制动抗体,当有补体存在和厌氧条件下对活体梅毒螺旋体有制动作用,并能将螺旋体杀死或溶解;另一类则是由梅毒螺旋体感染人体后,受损组织所释放的一种物质,即心磷脂刺激机体产生的抗体。此类抗体能与广泛分布于生物组织中的类脂质抗原发生非特异反应,故称其为反应素。反应素对机体无保护作用,无抗体活性。

(2) RPR 试剂组成：牛心肌类脂质含有心磷脂，可替代受损组织释放的心磷脂（共同抗原有效成分），经过加工处理后，制成心磷脂-胆固醇-卵磷脂复合物成为 RPR 抗原，吸附在活性炭表面即成致敏颗粒。

(3) RPR 试验原理：将待检血清、致敏的活性炭颗粒（吸附有 RPR 抗原）置于 RPR 卡片上反应，观察是否出现黑色的凝集颗粒或絮片。其设计原理为非特异性正向间接凝集反应，是交叉替代抗原-“抗体”反应。

【准备】

(1) RPR 试剂盒　包括：① RPR 抗原（吸附于活性炭的类脂质抗原）；② RPR 卡片（印有 12 个直径为 18 mm 圆圈的特制涂料卡片）；③塑料加液滴管（每滴 50 μL）；④阴阳性对照。

(2) 其他　标本（待测血清）、器材（微量加样器）。

【操作步骤】

(1) 阳性对照血清、阴性对照血清各 1 滴加于环状卡片上。

(2) 待检血清滴管 50 μL 于卡片圆圈内。

(3) 用塑料加液滴管在上述每份血清上各加 1 滴 RPR 抗原。

(4) 旋转摇动卡片 8 min，使充分混匀。

(5) 立即在光亮处直接观察结果。

【注意事项】

(1) 本试验应在室温环境 20～25 ℃条件下进行。

(2) 抗原与被检血清要充分混匀，如从冰箱中取出应复温后再做试验。

(3) 标本存放不当（如细菌污染或溶血），易出现假阳性。

(4) 抗原与被检血清混匀后 8 min 观察结果，延长时间易出现假阳性。

【结果判断】

(1) 阳性：待检标本出现明显黑色凝集颗粒或絮片。

(2) 阴性：待检标本无黑色凝集出现。

【结果分析及临床意义】

(1) 交叉反应：本类试验虽敏感性较高，但所用抗原是非特异性类脂抗原，除梅毒病以外，其他螺旋体病（雅司、回归热）、麻风、红斑狼疮、非典型肺炎、类风湿关节炎、肝硬化等亦可查出反应素，称梅毒血清生物学假阳性（交叉反应结果）。故对结果的解释应加以注意。

(2) RPR 试验阳性反应的意义：为非特异性试验，用以检测梅毒患者血清反应素。阳性见于梅毒密螺旋体感染。在下疳早期血清试验阴性时称血清阴性下疳，下疳后期血清试验阳性，称血清阳性下疳。下疳 1～2 周和 2 期梅毒阳性率可达 100%，晚期梅毒阳性率为 70%～80%。

由于机体在感染梅毒螺旋体后，血清反应素在第 1 期梅毒病变出现后 1～2 周即可开始测出，在梅毒第 2 期患者血清反应素滴度最高，试验阳性率几乎可达 100%。第 3 期梅毒患者的阳性率相对较低，经药物治疗后血清反应素首先转阴。由此可见，血清反应素变化曲线与梅毒临床过程一致。故本试验不仅对疾病的早期诊断有用，还可应用于梅毒患者的疗效监测。

（三）人绒毛膜促性腺激素（HCG）检测

【要求】

（1）掌握间接凝集抑制试验法测 HCG 的操作技术。

（2）能正确判断结果，规范地出具报告。

【用途】

（1）本试验主要用于妊娠的诊断。

（2）用于与妊娠相关疾病和肿瘤的诊断及鉴别诊断。

【内容】

间接凝集抑制试验法测定 HCG。

【相关知识点】

（1）HCG：HCG 即人绒毛膜促性腺激素，是由胎盘绒毛膜滋养层细胞分泌的一种糖蛋白。HCG 在受精后第六天前后就进入母血，并快速增高一直到孕期的第 8 周，然后浓度缓慢降低直到孕期的第 18～20 周，然后维持 10 天左右，再开始下降（但仍高于正常水平）。用敏感的方法，2～6 天受孕即呈现阳性。

（2）原理：属于间接凝集抑制试验法。该试验是利用已知抗原致敏的颗粒与待检标本中可溶性抗原竞争有限抗体的经典方法。若标本中含有相应抗原，则与抗体结合，阻断了致敏颗粒表面抗原与抗体的结合，不出现凝集现象。

【准备】

（1）材料：孕妇尿液、非孕妇尿液（对照）、抗-HCG 血清、致敏的 HCG 胶乳抗原。

（2）其他：洁净玻片、吸管等。

【操作步骤】

（1）加样本：用吸管吸被检孕妇尿液 1 滴于载玻片左侧，非孕妇尿液（对照）加于载玻片右侧。

（2）加已知抗体：另取一滴管在左、右侧各加抗-HCG（抗-绒毛膜促性腺激素）血清 1 滴，混匀，反应 1～2 min。

（3）加致敏颗粒：HCG 胶乳抗原各 1 滴于左右两侧液滴中，缓慢摇动 3～5 min，置黑色背景下肉眼观察。

【注意事项】

（1）待检尿液以晨尿为好。

（2）试剂使用前应在室温下预温并摇匀。

（3）待检标本和试剂应按规定顺序和时间加入。

（4）加入试剂时液滴大小应均匀、一致。

【结果判断】

（1）该试验以不凝集结果为阳性反应。

（2）报告：均匀浑浊乳状，则报告“妊娠试验阳性”；出现白色细小凝集颗粒，则报告“妊娠试验阴性”。

【结果分析及临床意义】

（1）早期妊娠的诊断。

（2）在宫外孕时，在子宫出血后 3 天仍可为阳性，可用 HCG 与其他急腹症鉴别，但其只有 60%左右的阳性率。

（3）不完全流产时 HCG 检测仍可为阳性，完全流产或死胎时则由慢性转阴。

（4）用于产后或人流术后情况的判断。如在一定时间内未恢复则应考虑异常可能。

（5）患葡萄胎、恶性葡萄胎、绒毛膜上皮癌及睾丸畸胎瘤等疾病时，HCG 可显著增高。

（6）应用于肿瘤术后观察。

（7）患内分泌疾病（如甲状腺功能亢进症）、脑垂体疾病、卵巢肿瘤、子宫癌、胃癌、肝癌等疾病时，HCG 也可升高。

单元三　其他凝集技术案例

一、抗人球蛋白试验

【要求】

（1）熟悉抗人球蛋白试验测定技术。

（2）能正确判断结果，规范出具报告。

【用途】

（1）用于检测患者体内的不完全抗体。

（2）用于测定 IgM 和 IgA 以及补体组分（如 C3、C4）

【内容】

抗人球蛋白试验。

【相关知识点】

抗人球蛋白凝集试验（antiglobulin test，AGT），又称 Coomb′s 试验，是检测不完全抗体的一种方法。与相应抗原结合却无可见凝集现象的抗体称为不完全抗体，多为 IgG 类抗体。借助抗人球蛋白抗体（即抗抗体）的搭桥作用，使不完全抗体与相应抗原结合后能出现凝集现象，称为抗人球蛋白凝集试验。分为直接法和间接法。

（1）直接法：红细胞上结合有不完全抗体，加入抗人球蛋白后可与红细胞上的不完全抗体结合，使红细胞凝集（图 7-8）。用于检测红细胞上的不完全抗体，如新生儿溶血症患儿红细胞上的抗 Rh 抗体。

（2）间接法：血清中有抗红细胞的不完全抗体，先加入红细胞抗原与之特异性结合，再加入抗人球蛋白结合红细胞上的不完全抗体，使红细胞凝集（图 7-8）。用于检测血清中的不完全抗体。如母体血清中的抗 Rh 抗体及交叉配血。

【准备】

（1）标本采集与签收：采集肝素抗凝的静脉血 4～6 mL，按标本签收程序签收。溶血

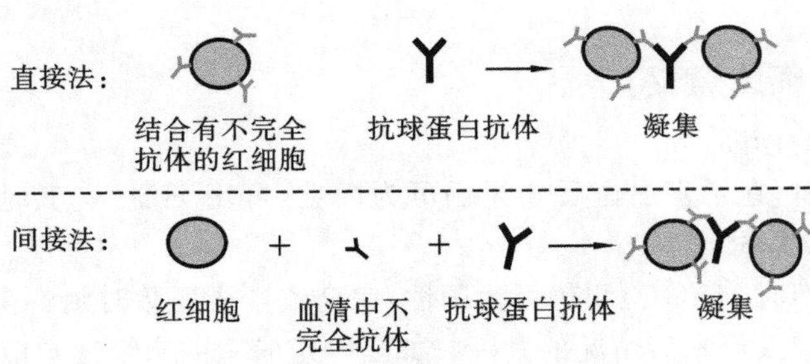

图 7-8 抗人球蛋白试验原理示意图

标本按不合格标本程序退回。

(2) 试剂:直接抗人球蛋白试剂,储存于 2~8 ℃,不能长时间储存在高温条件下或反复冻融。

(3) 阳性对照细胞的制备:用 3 人混合“O”型细胞,盐水洗涤 2 次,取其 1 滴比容红细胞加 1 滴抗 D(IgG)试剂,置 37 ℃孵育 30 min,盐水洗涤 3 次,配成 3%~5%细胞悬液,即为阳性对照细胞。

(4) 其他:显微镜、生理盐水、试管等。

【操作步骤】

(1) 将受检者血液用生理盐水洗涤 3 次(3000 r/min,1 min);每次洗涤后,将上清液全部倒出。

(2) 取受检者洗涤后红细胞 5 μL 于干净的小试管中(75 mm×12 mm),加入生理盐水 95 μL 混匀,配成 5%的红细胞悬液。

(3) 取 1 滴受检者 5%红细胞悬液于干净的小试管中(75 mm×12 mm),加入 2 滴试剂,离心(3000 r/min,15 s),用肉眼或借助显微镜观察凝集物,并按程序纪录结果。

(4) 判断结果时须持试管按一定角度倾斜直到松动所有的细胞,然后反复倾斜试管,直到出现均匀的细胞悬液(阴性)或者凝集物(阳性)为止。

【注意事项】

(1) 试验过程中如果存在血清,其中的游离球蛋白极易中和抗人球蛋白试剂,使试验出现假阴性结果,因此红细胞必须经过充分洗涤。

(2) 试剂含有 0.1%叠氮钠(NaN_3),如果摄入会中毒。

(3) 本试剂仅用于体外诊断。

(4) 每次试验时应同时做阳性对照试验。每批新的试剂,或在 4 ℃保存时间过长的试剂,要做阳性对照试验。1 滴阳性对照细胞加 2 滴试剂,离心后判断结果。

(5) 试验时,于判为阴性的试管内加入 1 滴阳性对照细胞,再离心,充分除去所有未结合的球蛋白,然后重悬浮,判断结果。这是一个重要的对照,因为这是监测细胞是否洗涤充分的唯一方法。

【结果判断】

(1) 该试验以红细胞凝集结果为阳性反应。

(2) 阳性反应,表示红细胞上有相应的不完全抗体存在。

【结果分析及临床意义】

(1) 阳性反应见于新生儿溶血病、自身免疫性溶血性贫血(AIHA)、系统性红斑狼疮(SLE)、类风湿关节炎、恶性淋巴瘤、甲基多巴及青霉素型药物性溶血反应。

(2) AIHA 大多属于温抗体型(即于 37 ℃条件下作用最强,主要为 IgG),但也有少部分属冷抗体型(主要为 IgM),必要时应于 4 ℃条件下进行试验,排除假阴性反应。

(3) AIHA 大多为 IgG 型抗体,还有 IgG+C3 型、C3 型、极少数 IgG 亚型、IgA、IgM 型,故应使用广谱的抗人球蛋白血清试剂进行试验。

二、协同凝集试验

【要求】

(1) 掌握协同凝集试验测定技术及临床应用。

(2) 能正确判断结果,规范地出具报告。

【用途】

(1) 检测抗原。如病原微生物的快速诊断、定种、定型和血清、脑脊液中微生物的可溶性抗原检测。

(2) 作为载体参与反应。

【内容】

协同凝集试验检测抗原。

【相关知识点】

(1) 反应原理:所用载体是金黄色葡萄球菌(以下简称金葡菌)。其细胞壁成分中的 A 蛋白(SPA)具有与 IgG 的 Fc 段结合的特性。因此 IgG 的 Fc 段与 SPA 结合后,两个 Fab 段暴露在金黄色葡萄球菌表面,可与特异性抗原结合而使金黄色葡萄球菌凝集(图 7-9)。

(2) 反应类型:协同凝集试验是一种特殊的反向间接凝集试验,所用载体和其上的抗体 Fc 段是不变的(IgG 类),而抗体的 Fab 可以结合多种特异抗原。故可用于多种抗原检测。

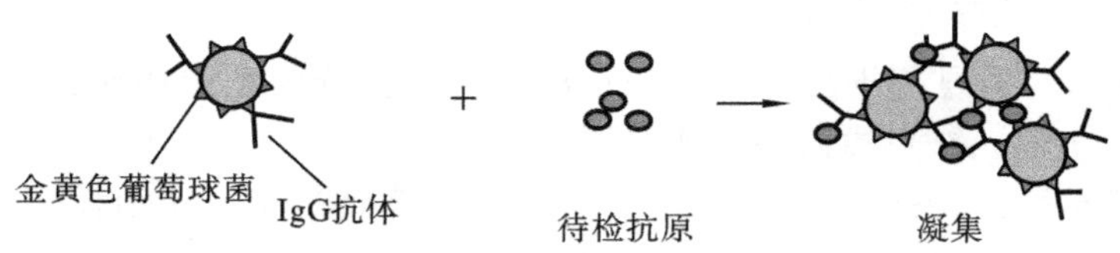

图 7-9 协同凝集试验原理示意图

【准备】

(1) 抗原:可溶性伤寒杆菌“O”抗原、痢疾杆菌培养物。

(2) 免疫血清:伤寒杆菌 0901 免疫兔血清。

(3) 载体:10%CoWanl 株金黄色葡萄球菌(含大量蛋白 A)的菌液。

(4) 其他:PBS、0.5%甲醛 PBS、水浴箱、吸管、滴管、玻片等。

【操作步骤】

(1) 10%金黄色葡萄球菌菌悬液的制备:CoWanl 株金黄色葡萄球菌接种于柯氏瓶,37 ℃培养 18~24 h,用 PBS 洗下菌苔,2500 r/min 离心 20 min。沉淀菌用 PBS 洗两次后,用 0.5%甲醛(用 PBS 配置)在室温中固定 3 h。置于 80 ℃水浴中 4 min 以破坏菌体的自源性分解酶。再用 PBS 洗涤 2 次后配成 10%菌悬液。

(2) 致敏金黄色葡萄球菌:1 mL 10%的菌悬液加 0.1 mL 伤寒"O"抗血清充分混合后放入 37 ℃水浴中 30 min(中间需摇动两次)。取出后经 2500 r/min 离心 20 min,弃去上清液,沉淀菌用 PBS 洗涤 2 次后配成 10%菌悬液。

(3) 待检抗原抗体反应:滴一滴致敏金黄色葡萄球菌菌悬液于玻片上,取伤寒"O"可溶性抗原一滴置于菌悬液中使成均匀的乳状,观察约 2 min,记录有无凝集。

(4) 阴性细菌对照:滴一滴致敏金黄色葡萄球菌菌悬液于玻片上,用接种环取痢疾杆菌培养物少许置于悬液中使成均匀的乳状,观察约 2 min,记录有无凝集。

(5) 阴性颗粒对照:滴一滴未致敏金黄色葡萄球菌菌悬液于玻片上,用接种环取伤寒 O 菌培养物少许置于悬液中使成均匀的乳状,观察约 2 min,记录有无凝集。

【注意事项】

(1) 试验前仔细检查所用试剂有无自凝现象或出现细小颗粒,以免影响结果观察或导致错误结果。

(2) 协同凝集试验的特异性取决于致敏免疫血清的特异性,其凝集反应的强度取决于免疫血清效价。故应选择特异性强和效价高的免疫血清制备 SPA 菌诊断液。

(3) 为排除非特异性凝集所造成的假阳性,每次试验应同时设立严格的对照。

【结果判断】

(1) 用致敏金黄色葡萄球菌菌悬液与伤寒"O"可溶性抗原(伤寒"O"菌培养物)作玻片凝集,出现凝集,为阳性反应。

(2) 用伤寒"O"杆菌培养物与未致敏的金黄色葡萄球菌菌悬液或用痢疾杆菌培养物与致敏的金黄色葡萄球菌菌悬液作玻片凝集,不出现凝集,均为阴性反应。

(3) 待检菌为阳性反应,同时对照均为阴性反应方可报告结果。

【结果分析及临床意义】

(1) 临床上该试验常用于脑脊液、血液、尿液和其他分泌物中病原菌的快速鉴定和分型;病毒的鉴定、分型及细菌可溶性产物的测定。

(2) 该法特异性强、灵敏度高(较常规玻片法高 50 倍),节省抗血清,具有快速、方便、不需特殊仪器设备等优点,是一种简便的血清学反应技术。

三、冷凝集试验

【要求】

(1) 熟悉冷凝集试验测定技术。

(2) 能正确判断结果,规范出具报告。

【用途】

(1) 常用于急性冷凝集增高如原发性非典型性肺炎、单核细胞增多症的辅助诊断。

(2) 用于慢性冷凝集增高如淋巴细胞增殖性疾病(恶性淋巴瘤的辅助诊断)。

【内容】

冷凝集试验检测冷凝集素。

【相关知识点】

(1) 检测原理:由肺炎支原体感染引起的支原体肺炎患者的血清中常含有较高的寒冷红细胞凝集素,简称冷凝集素(为自身抗体)。患者自身红细胞或“O”型人红细胞于 4 ℃条件下其抗原决定簇构型改变而暴露于表面,能与冷凝集素发生凝集,在 37 ℃时又呈可逆性完全散开。

(2) 试验类型:冷凝集试验为试管直接凝集反应。

(3) 冷凝集素意义:75%的支原体肺炎患者,于发病后第二周血清中冷凝集素效价达 1∶32以上,一次检查凝集价>1∶64 或动态检查升高 4 倍以上时,有诊断意义。某些患冷凝集素综合征的患者,其效价可高达 1∶1000 以上。

【准备】

(1) 采血:疑似患者空腹静脉采血 2 mL,不抗凝,室温或 37 ℃下血块收缩,吸取血清。

(2) 其他:生理盐水、试管、无菌毛细滴管等。

【操作步骤】

(1) 待测血清倍比稀释:玻璃试管 10 支,分别加入生理盐水 200 μL,第一支加入待测血清 200 μL,混匀后取出 200 μL 加入第二支试管,依次倍比稀释到第九支试管,取出 200 μL 弃去。

(2) 红细胞悬液制备:准备好 2%“O”型红细胞 500 μL,离心后的“O”型红细胞用生理盐水洗涤 3 次,取离心洗涤后的红细胞 100 μL 加入 4.9 μL 的生理盐水中即可。

(3) 抗原抗体冷凝反应:最后加入 200 μL 配好的红细胞到 10 支试管中,混合后放入 4 ℃冰箱中 3 h 或过夜后判断结果。

【注意事项】

(1) 采血后应立即送检,并注意保温。

(2) 检样时,应将血样保持室温或 37 ℃,勿置于冰箱等寒冷环境,以免冷凝素被红细胞吸附。

【结果判断】

(1) 凝集为阳性反应,以出现凝集现象的最高稀释管为凝集效价。

(2) 正常参考结果:凝集价小于或等于 1∶32。

【结果分析及临床意义】

(1) 多数正常人体内都有低效价的自身冷凝集素,但效价低,反应温度范围也小,绝大多数正常人本试验呈阴性反应,无临床意义。

(2) 冷凝素升高可以是急性的或慢性的。急性升高见于肺炎支原体感染、传染性单核细胞增多症;慢性升高可见于淋巴组织增生,如淋巴瘤。在老年人中天气冷时可发生雷诺现象和血红蛋白尿。

(3) 患流行性感冒、钩虫病、肝硬化等疾病也可呈阳性反应,但滴度均较低。

(4) 冷凝集素通常是IgM(完全抗体),当外周循环温度比较低时,结合到红细胞上,并且使得补体致敏红细胞。补体成分是C3或C4,所以在几乎所有的病例中,补体是红细胞上唯一要测定的蛋白质。

(5) 在极少数的病例中冷凝素是IgG,使用冷抗球蛋白试剂可检测。

(方足良)

重点提示

1. 直接凝集反应与间接凝集反应异同点(表7-1)

表7-1 直接凝集反应与间接凝集反应异同点

异同点	直接凝集反应	间接凝集反应
抗原性质	颗粒性抗原	可溶性抗原
载体	—	有
抗原抗体反应次数	一步	多步
检测对象	Ag或Ab	Ag或Ab
阳性反应结果	凝集	凝集或不凝集

2. 各间接凝集反应类型的特点(表7-2)

表7-2 各间接凝集反应类型的特点

特点	间接凝集反应类型				
	正向试验	反向试验	抑制试验	协同凝集试验	抗球蛋白试验(Coomb's试验)
载体上成分	抗原	抗体	抗原	IgG	IgG("抗原"作用)
载体	RBC/胶乳/活性炭等	RBC/胶乳/活性炭等	RBC/胶乳/活性炭等	金黄色葡萄球菌	RBC
阳性结果	凝集	凝集	不凝集	凝集(同反向间接凝集)	凝集(同正向间接凝集)
检测物	抗体	抗原	抗原	抗原	不完全抗体,如抗Rh抗体等

3. 常见凝集反应试验的比较(表7-3)

表7-3 常见凝集反应试验的比较

比较点	细菌血清鉴定	肥达试验	ASO试验	RPR试验	HCG凝集法	冷凝集试验
反应类型	直接凝集反应(玻片法)	直接凝集反应(试管法)	中和加正向间接凝集	正向间接凝集	间接凝集抑制试验	试管直接凝集反应

续表

比较点	细菌血清鉴定	肥达试验	ASO 试验	RPR 试验	HCG 凝集法	冷凝集试验
载体	—	—	胶乳	活性炭	胶乳	“O”型 RBC
载体吸附物	—	—	溶血素“O”(Ag)	心磷脂(Ag)	HCG(Ag)	IgM
阳性结果	凝集	凝集	凝集	凝集	不凝集	凝集
检测物	细菌(Ag)	伤寒“O”、“H”抗体效价	抗溶血素“O”抗体(Ab)	反应素(Ab)	HCG(Ag)	冷凝集素(“抗体”)
用途	定性	定量	定性、定量	定性	定性	定性

目标检测

一、单项选择题

1. 间接凝集反应中抗原的种类是(　　)。

A. RBC　　B. 蛋白质　　C. 细菌　　D. 胶乳　　E. 活性炭

2. 直接凝集试验测定过程中,为使抗原抗体比例适当,结合良好,常需要(　　)。

A. 稀释抗体　　B. 稀释抗原

C. 抗原抗体混合按 1∶2 配制　　D. 稀释致敏载体

E. 降低电解质浓度

3. 肥达试验结果中,仅“O”抗体效价增高,其余成分效价均在正常范围,可能的原因是(　　)。

A. 正常反应　　B. 甲型副伤寒

C. 伤寒或副伤寒感染早期　　D. 曾患过伤寒

E. 预防接种

4. 促进抗原、抗体结合出现可见反应的因素是(　　)。

A. 抗原分子大小　　B. 抗体分子大小　　C. NaCl

D. 有无载体　　E. pH 值

5. ASO 试验中,载体颗粒上吸附的物质是(　　)。

A. IgG　　B. IgM　　C. 抗溶血素“O”

D. 链球菌　　E. 溶血素“O”

二、简答题

1. 细菌凝集试验中为何要做阴性对照? 盐水中出现凝集是什么原因? 应如何处理?

2. 为什么 ASO 胶乳试验加试剂的顺序不能颠倒?

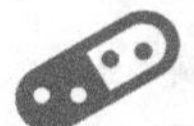

任务八　免疫沉淀检测

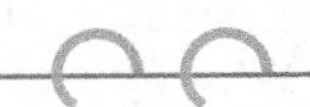
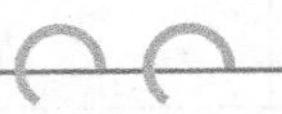

学习目标

1. 掌握凝胶内沉淀试验、免疫浊度分析、免疫电泳法的原理。
2. 熟悉凝胶内沉淀试验、免疫浊度分析、免疫电泳的应用。
3. 了解各种沉淀反应方法的技术要点和影响因素。
4. 能进行免疫凝胶内沉淀试验的技术操作，正确判断结果。

沉淀反应(precipitation reaction)是指可溶性抗原与相应抗体特异性结合，在适当条件下形成肉眼可见沉淀物的现象。可溶性抗原包括细菌培养滤液、外毒素、组织成分和血清蛋白等。根据沉淀反应介质和检测方法的不同，可将其分为液相内沉淀试验、凝胶内沉淀试验和凝胶免疫电泳技术三大基本类型(图 8-1)。

现代免疫学技术包括免疫标记技术，大多是在沉淀反应基础上建立起来的，因此沉淀反应是免疫学检测技术的基础技术。特别是近年免疫浊度测定技术的建立使沉淀反应适应了现代测定快速、简便和自动化的要求，开创了免疫化学定量检测的新纪元，并成为临床上常用的一种简便、可靠的免疫学检测技术。

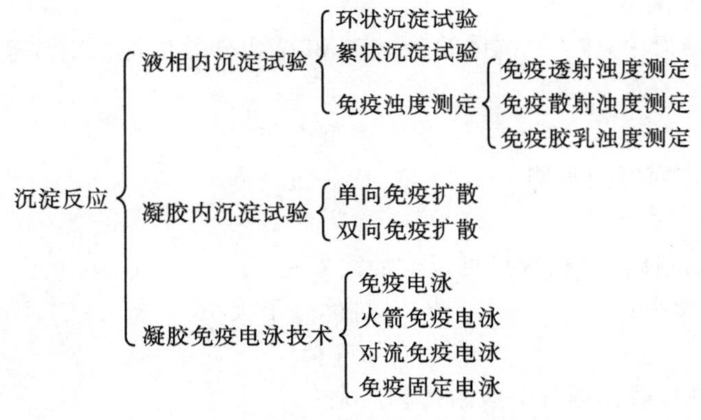

图 8-1　沉淀反应的三大基本类型

单元一　液相内沉淀试验

液相内沉淀试验是指以缓冲液为反应介质，在其中进行的抗原-抗体特异性结合反应。目前，临床上常用的液相内沉淀试验是絮状沉淀试验(flocculation)和免疫浊度测定(immunoturbidimetry)。

一、絮状沉淀试验

1. 基本原理 在适当条件下，可溶性抗原、抗体在液相中发生特异性结合，形成肉眼可见的絮状沉淀物。

2. 技术要点

（1）抗原稀释法：将可溶性抗原作一系列倍比稀释后，每管加入恒定浓度的等量抗血清，混匀，置 37 ℃孵育直至肉眼可见沉淀物出现。沉淀物的形成量随抗原量的变化而不同，以出现沉淀物最多的最高稀释管为抗原最适比例管。

（2）抗体稀释法：将抗体作一系列倍比稀释，与恒定浓度的抗原等量混合反应，以出现沉淀物最多的最高稀释管为抗体的最适比例管。

（3）棋盘滴定法：又称方阵滴定法。将抗原和抗体进行一系列倍比稀释后，取不同稀释度的抗原抗体等量混合，可一次找出抗原-抗体反应的最适比例（表 8-1）。

表 8-1 方阵最适比例测定举例

抗体稀释度	抗原稀释度							
	1∶10	1∶20	1∶40	1∶80	1∶160	1∶320	1∶640	对照
1/5	+	++	+++	+++	++	+	±	—
1/10	+	++	++	++	+++	++	+	—
1/20	+	++	++	++	+++	++	++	—
1/40	+	±	+	+	++	[+++]	++	—
1/80	—	—	—	—	+	+	+	—

注：“+”为沉淀量；□为最适比。

3. 方法评价 此方法操作简单，设备要求低。但受抗原-抗体比例的影响非常明显，因而常用来作为测定抗原-抗体反应最适比例的方法。

二、免疫浊度测定

免疫浊度测定是将现代光学测量仪器与自动化分析检测系统相结合应用于沉淀反应，可对各种液相介质中的微量抗原、抗体和药物及其他小分子半抗原物质进行定量测定的技术。可溶性抗原与相应抗体特异结合，当二者比例合适时，在特殊的缓冲液中它们快速形成一定大小的免疫复合物，使反应液出现浊度变化，反应液浊度与待测抗原量呈正相关，然后利用现代光学测量仪器对浊度进行测定从而检测抗原含量。

目前，临床常用免疫浊度测定方法有透射比浊法、散射比浊法和免疫胶乳比浊度法三种类型。

（一）透射比浊法

1. 基本原理 可溶性抗原与抗体在一定缓冲液中形成免疫复合物，当光线透过反应液时，由于溶液内免疫复合物微粒对光线的反射和吸收，引起透射光减少，在一定范围内，透射光减少的量（用吸光度表示）与免疫复合物呈正相关，当抗体量固定时，与待测抗原量呈正比(图 8-2)。用已知浓度的标准品进行比较,可测出标本中抗原含量。

2. 技术要点 取一定量经稀释后的待检样品和标准品分别加入测定管中,分别加入最适工作浓度(用方阵法预先测定)的抗体,孵育一定时间,测定吸光度(A)值。以不同浓度抗原含量为横轴,吸光度为纵轴,绘制标准曲线,从标准曲线可得待检抗原量。

3. 方法评价 该法敏感度高于单向琼脂扩散 5～10 倍,但不及标记免疫分析技术高,该法批内、批间重复性较好,操作简便,可全自动化或半自动化分析。反应时间较长,抗原或抗体量过剩时易出现可溶性复合物,造成测定误差。

4. 临床应用 透射比浊度法可测定免疫球蛋白、C-反应蛋白、尿微量白蛋白、转铁蛋白等多种抗原、抗体。但因其灵敏度不够高,目前有被散射浊度测定取代的趋势。

(二) 散射比浊法

1. 基本原理 散射比浊法是一定波长的光沿水平轴通过抗原抗体反应混合液时,由于反应液中免疫复合物微粒对光线的衍射和折射而产生散射光,散射光强度与免疫复合物量成正比,即待测的抗原越多,形成的复合物越多,散射光就越强(图 8-2)。

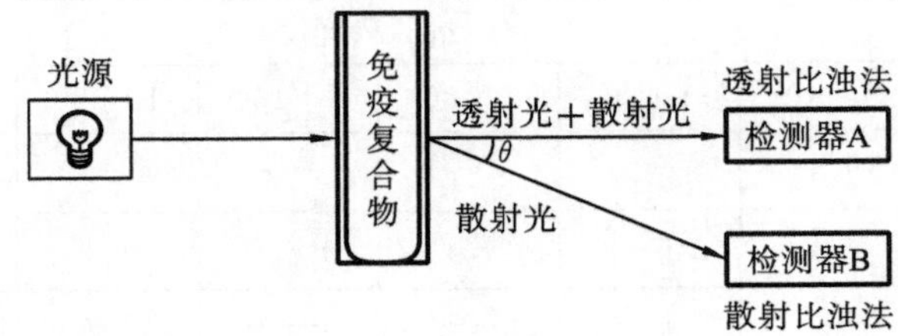

图 8-2 透射比浊法和散射比浊法的工作原理示意图

2. 技术要点 散射比浊法可分为终点散射比浊法和速率散射比浊法。

(1) 终点散射比浊法:取一定量经稀释后的待测抗原液和抗原标准品分别加入试管中,然后加入抗体充分混匀,孵育一定时间后,用散射比浊仪测定反应液的散射光强度。以抗原标准品的数量为横坐标,浊度为纵坐标,绘制标准曲线。根据待测抗原液的浊度,查出抗原相应含量。

(2) 速率散射比浊法:速率比浊法是在抗原-抗体结合过程中,测定二者结合的最大反应速度,即测定单位时间内抗原-抗体反应复合物形成的最快时间段的散射光信号值。该峰值大小与抗原浓度呈正相关。检测时,将经稀释的待检抗原和标准品加入样本盘中,抗血清加入试剂盘,选择检测项目,仪器即可自动测定并计算结果。

3. 方法评价 散射比浊法具有速度快、敏感度高(达 μg/L 水平)、可自动化、精密度和稳定性好等特点。其中速率散射比浊法较终点散射比浊法速度更佳,其敏感度可达 ng/L 水平。

(三) 免疫胶乳比浊度法

免疫胶乳比浊度法是一种带载体的免疫比浊法。上述比浊法中,少量小分子免疫复合物不易形成浊度,为提高免疫浊度测定的灵敏度,建立了该技术。

1. 基本原理 致敏胶乳颗粒的抗体(一般直径为 0.2 μm)与相应抗原相遇时,颗粒表面的抗体与抗原特异性结合,导致胶乳颗粒凝聚。单个胶乳颗粒在入射光波长之内,光线可透过,两个或两个以上胶乳颗粒凝聚时,则使透过光减少,其减少的程度与胶乳颗粒凝聚的程度成正比,即与待测抗原量成正比,由此可检测样本中的特定抗原含量。

2. 技术要点 将抗体致敏胶乳溶液分别和稀释后的待检抗原、不同浓度的抗原标准品反应一定时间后，测定吸光度。然后以抗原标准品的数量为横坐标，吸光度为纵坐标绘制标准曲线，查出待检抗原量。

3. 方法评价 该法精确度和灵敏度都达到了放射免疫测定法要求。但其操作简便，稳定性好，试剂低廉，且所用仪器可与普通分光光度计、自动生化分析仪通用。

单元二 凝胶内沉淀试验

凝胶内沉淀试验(gel phase precipitation)是指可溶性抗原和相应抗体在含电解质的凝胶内自由扩散，扩散过程中抗原和抗体相遇会发生特异性结合，并在比例适当的位置形成肉眼可见的沉淀线或沉淀环，凝胶内沉淀试验又称为凝胶扩散。常用的凝胶有琼脂、琼脂糖、葡聚糖、聚丙烯酰胺凝胶等。根据抗原与抗体反应的方式和特性，凝胶内沉淀试验可分为单向琼脂扩散试验和双向琼脂扩散试验。

一、单向琼脂扩散试验

1. 基本原理 将一定量的已知抗体加入琼脂凝胶中制成琼脂平板，在平板上打孔并加入待测抗原液，待测抗原液在扩散过程中与抗体相遇，在一比例合适的部位，形成以抗原孔为中心的沉淀环，沉淀环的直径与抗原含量成正相关。

2. 技术要点 ①抗体琼脂板制备：抗体与盐水琼脂混合而成。②制标准曲线：取不同浓度的抗原标准品加入预先打好的孔中，与抗体反应，测定其孔径，绘制标准曲线；③样本检测：加待检标本，测定标本孔的孔径，根据孔径大小在标准曲线中查出相应抗原的量。

3. 方法评价 本法稳定、简便，不需仪器设备，重复性和线性较好。但本法灵敏度较差，为 1.25 mg/L。单向琼脂扩散试验有时可出现双重沉淀环现象，可能是抗原组分不纯或由于抗原性相同但扩散率不同的两个组分所致。

4. 临床应用 单向琼脂扩散试验过去被广泛用于各种免疫球蛋白和补体等的定量测定。但由于该法灵敏度低、影响因素多、反应时间长等不足，现临床已不再推荐使用该法来进行定量测定。

二、双向琼脂扩散试验

1. 原理 将抗原和抗体溶液分别放在凝胶不同的对应孔中，使双方都在琼脂中自由扩散，当抗原和抗体相遇而发生特异性结合时，在比例合适处形成肉眼可见的白色沉淀线。

2. 技术要点 ①制板：先在平板玻璃上倾注一均匀的琼脂薄层，凝固后在琼脂板上打孔，孔径一般为 3 mm，孔间距通常在 3～5 mm，孔的排列可呈梅花形、双排形或三角形等。②检测反应：在相应的孔中加入抗原或抗体，置湿盒 37 ℃培养 1～2 天，可出现不同沉淀线。

3. 方法评价 该法操作简便，无特殊设备，特异性高，结果可靠。但该法灵敏度较低，结果出现晚，不能精确定量，目前临床上已逐渐被其他技术替代。

4. 临床应用

(1) 检测抗原或抗体：根据沉淀线有无定性；根据沉淀线的位置估计抗原或抗体的相

对含量;根据沉淀线的形状判断抗原或抗体的相对扩散速率(图 8-3)。

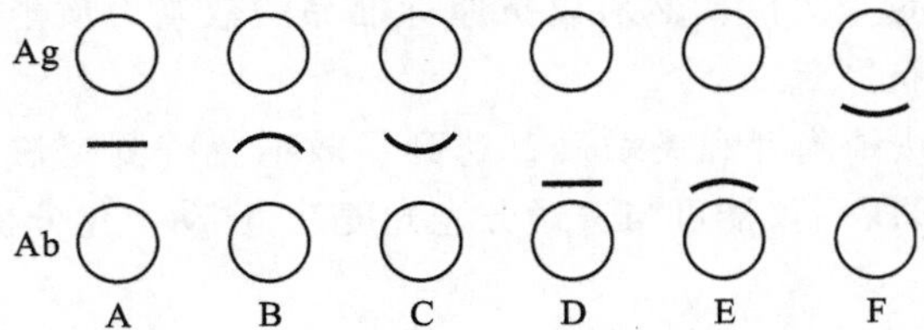

图 8-3 沉淀线形状、位置与抗原和抗体扩散速率及浓度的关系

注:A—Ag、Ab 浓度及相对分子质量近似; B—Ag、Ab 浓度近似,相对分子质量 Ag < Ab; C—浓度近似,相对分子质量 Ag > Ab; D—浓度 Ag > Ab,相对分子质量近似; E—浓度 Ag > Ab,相对分子质量 Ag < Ab; F—浓度 Ag < Ab,相对分子质量 Ag > Ab。

(2) 抗原性质的分析　在一块琼脂板上打三个孔,呈三角形排列,其中两孔分别加待测抗原和标准抗原,余一孔加抗体。若两条沉淀线互相吻合相连,表明两种抗原性质完全相同;若两条沉淀线部分相连,说明两种抗原之间有部分相同;若两条沉淀线交叉而过,说明两个抗原完全不同(图 8-4)。

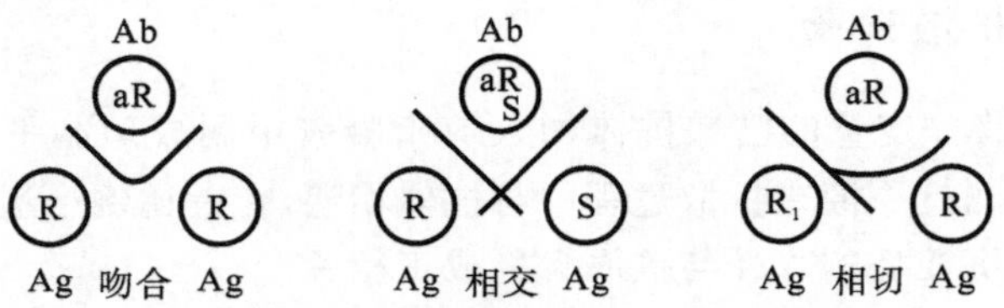

图 8-4 双向扩散试验不同形态的沉淀线

(3) 抗体效价的滴定　按梅花状打孔,中央孔加定量抗原,周边孔加不同稀释度的抗体,以出现沉淀线最高的抗体稀释度为该抗体的效价(图 8-5)。

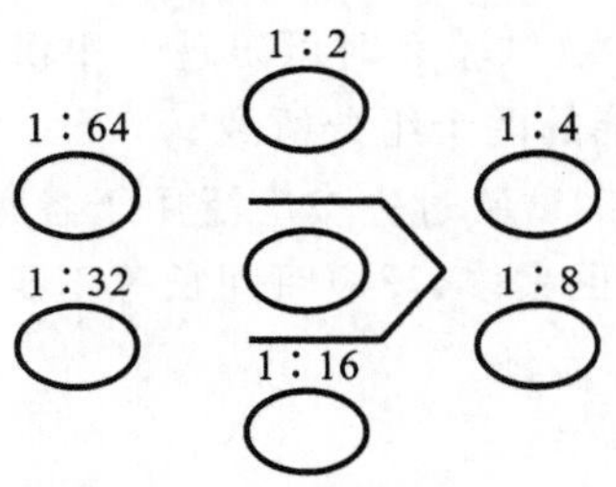

图 8-5 抗体效价检测结果示意图

注:中央孔为 Ag,周围为 Ab,效价为 1 : 16。

(4) 抗原或抗体纯度鉴定　用混合抗原或抗体鉴定抗体或抗原,若出现一条沉淀线说明待测抗原或抗体比较纯,若出现多条沉淀线说明不纯。

三、凝胶内沉淀技术案例

【要求】

能熟练进行单向琼脂扩散试验的操作,正确判断结果。

【用途】

（1）可用于检测血清中 IgG、IgM、IgA 及补体 C3、C4 的含量。

（2）为免疫电泳技术奠定基础。

【内容】

单向琼脂扩散试验定量检测 IgG。

【相关知识点】

（1）原理：将抗 Ig 单克隆抗体均匀地混合于琼脂糖凝胶内制成平板，在平板上打孔，并在孔中加入一定量的待测血清，待测样品中 Ig 呈辐射状向含抗体的琼脂内扩散，当抗原与抗体的量达到恰当比例时形成可见的沉淀环。在一定范围内，沉淀环直径与待检血清中 Ig 的含量呈正相关。用标准抗原或国际参考蛋白制成标准曲线，即可用以定量检测未知标本的抗原浓度（mg/mL 或 U/mL）。

（2）应用：本法是一种经典的定量检测技术。因灵敏度不高，只能作初步判断。由于方法简单，可自制反应板进行初步检测。

【准备】

（1）试剂：2%生理盐水琼脂、标准马抗人 IgG 单克隆抗体、标准参考蛋白、待检血清标本、PBS（pH7.2，0.01 M）缓冲液。

（2）器材：打孔器（孔径 3 mm）及打孔模板、微量加样器、湿盒等。

【操作步骤】

（1）琼脂板的制备：取适量稀释的抗人 IgG 单克隆抗体于 56°C 水浴中预热约 30 min 后，倾注于已溶化并维持 56～60 ℃的等量的 2%生理盐水琼脂管中，翻转试管 1～2 次，使抗体与琼脂混合均匀，然后倾注于玻片上，冷却凝固后呈直线排列打孔，孔径一般为 3～5 mm，孔距 10 mm（现已有商品化彩色 IgG 单扩板）。

（2）标准曲线制备：用生理盐水将标准参考蛋白稀释为五个浓度滴度后，用微量加样器各取 10 μL 依次加入琼脂板的孔中。将加样的琼脂板放湿盒中，37°C 孵育 24 h 后，观察结果（图 8-6　B 排）。

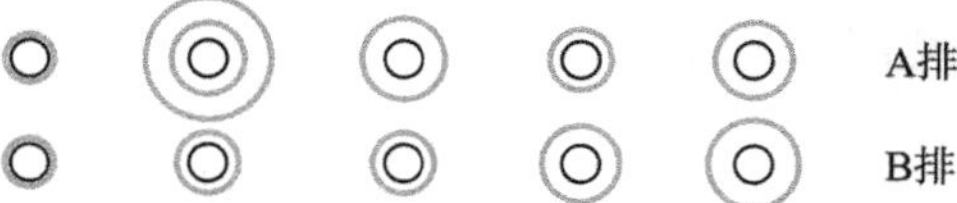

图 8-6　单向琼脂扩散试验

以孔中标准参考蛋白质含量为纵坐标，沉淀环直径为横坐标，绘制标准曲线，有如下两种方法。

① Mancini 曲线：适用于大分子抗原和长时间扩散（超过 48 h）的结果处理。在一定范围内，沉淀环随时间延长而逐渐扩大，当抗原抗体反应充分而终止时，沉淀环直径的平方（d^2）与抗原浓度（c）呈线性关系，常数 $K=c/d^2$，此为 Mancini 曲线。Mancini 曲线一般使用普通坐标纸绘制曲线。

②Fehcv 曲线：适用于小分子抗原和较短时间（24 h）扩散的结果处理。抗原浓度的对

数($\log c$)与沉淀环直径(d)呈线性关系，常数 $K=\log c/d$，此为 Fehcy 曲线。使用半对数坐标纸绘制曲线。

(3) 人血清中 IgG 的测定：取待测血清 0.1 mL，加生理盐水 0.3 mL 混匀后，用微量加样器取 10 μL 稀释血清加入琼脂板孔中。将加样的琼脂板放湿盒中，37℃ 孵育 24 h 后，观察并测量沉淀环直径(图 8-6 A 排)。根据沉淀环直径在标准曲线上可查得 IgG 含量，乘以稀释倍数即为待测血清中的 IgG 含量。

【注意事项】

(1) 在制备标准曲线时，为尽量减少误差，至少应做两份以上标准板。

(2) 加样时，每份标本应各加两孔，吸取每份标本均应更换塑料吸头。

(3) 制板时，2%生理盐水琼脂温度不宜太高，以免破坏抗体。

【结果判断】

(1) 沉淀环的直径大小与抗原含量呈正相关。

(2) 测量沉淀环直径，然后用标准曲线算出标本中所含 IgG 的量(mg/mL)。

【结果分析及临床意义】

正常成人血清 IgG 的量为 12.87±1.35 mg/mL，若检测值高于或低于该值均为异常。例如，某些自身免疫病、肝脏疾病等可出现血清 IgG 增高，而免疫缺陷者可出现 IgG 降低。

单元三　凝胶免疫电泳技术

免疫电泳技术(immunoelcctrophoresis technique)是电泳分析与沉淀反应的结合产物，由 Graber 和 Willians 于 1953 年将凝胶扩散置于直流电场中进行而创建。该技术有以下优点：一是加快了沉淀反应的速度；二是电场规定了抗原抗体的扩散方向，提高了灵敏度；三是可将某些蛋白质组分根据其带电荷的不同而将其分开后再与抗体反应，使该技术更为微量化、多样化。免疫电泳技术现已发展为包括免疫电泳、对流免疫电泳、火箭免疫电泳、免疫固定电泳等多项技术的综合技术手段。

一、免疫电泳和免疫固定电泳

(一) 免疫电泳

1. 基本原理　免疫电泳技术是区带电泳与免疫双向扩散相结合的一种免疫扩散技术。先用区带电泳技术将蛋白质抗原按其所带电荷、相对分子质量和构型不同，在凝胶中电泳分成若干区带，然后沿电泳方向挖一条槽，加入与抗原相对应的抗血清，室温下进行双向免疫扩散，抗原与抗体在琼脂内扩散至比例适合处形成弧形沉淀线(图 8-7)。根据沉淀线的数量、位置和形态分析待测样品中所含抗原成分的种类和性质。

2. 技术要点　①制备琼脂凝胶板并打孔挖槽；②将待检标本和标准蛋白对照分别加入孔中；③在 4～6 V/cm 的电压下，电泳 1.5～2 h；④电泳结束后，在槽内加入抗相应抗原的混合抗体，室温下或 37 ℃孵育，直至出现肉眼可见沉淀线；⑤观察沉淀线的数量、位置和形态，并和标准蛋白质与其抗体结合生成的弧形沉淀线进行比较，可分析待测样品中所含

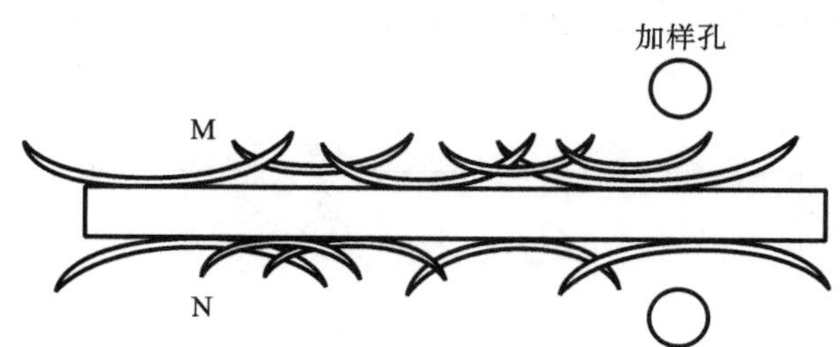

图 8-7 免疫电泳示意图

注：槽中加马抗人血清抗体，M 表示骨髓瘤患者血清免疫电泳图，N 表示正常人血清免疫电泳图。

蛋白质的种类和性质。

3. 方法评价 该技术操作简单、样品用量少、特异性高、分辨率高。但是由于其影响因素较多，影响其敏感度。

4. 临床应用 免疫电泳为定性试验，目前主要应用于纯化抗原和抗体成分的分析及血清免疫球蛋白成分的分析，可识别和鉴定正常、异常免疫球蛋白。例如，多发性骨髓瘤患者血清在免疫电泳后，可观察到异常的 M 蛋白沉淀弧。

（二）免疫固定电泳

免疫固定电泳是 Alper 和 Johnson 建立的，其实质为一项电泳加沉淀反应技术，可用于各种蛋白质的鉴定。

1. 基本原理 免疫固定电泳的原理类似于免疫电泳，其不同之处在于，将抗体直接加在电泳后的蛋白质区带表面，或将浸有抗体的薄膜贴于蛋白质区带上，抗原和抗体被固定。通过漂洗、染色，脱色、干燥后，即可进行鉴定。

2. 技术要点 ①区带电泳：先将患者血清或血浆在醋酸纤维膜或琼脂上作区带电泳（6 孔），根据血清蛋白质的电荷不同将其分开。②加抗血清：将 IgG、IgA、IgM、IgE、IgD 的 κ 轻链和 λ 轻链的抗血清加于分离的蛋白质泳道上，参考泳道加抗正常人全血清用于区带对照。③反应、漂洗、染色：作用 30 min 后，洗去游离蛋白质，待干燥后用氨基黑染色。④脱色、干燥后判断结果，被检蛋白抗原被固定，形成窄而致密的沉淀带。

3. 方法评价 免疫固定电泳最大的优势是分辨率强，敏感度高，操作周期短，仅需数小时，结果易于分析，目前已作为常规检测，应用于半自动、全自动电泳分析仪上。

4. 临床应用 本法可用于免疫球蛋白异常增殖的检测，如血清 M 蛋白、轻链蛋白和尿液轻链蛋白的定性、定量检测。

二、对流免疫电泳

1. 基本原理 对流免疫电泳是双向免疫扩散与定向加速电泳相结合的一种免疫扩散技术。在 pH 值为 8.6 的缓冲液中，大部分蛋白质抗原成分常带较强的负电荷，在电场中向正极移动；而抗体球蛋白因其等电点偏高（pH 值为 6～7），带负电荷少，且分子较大，故电泳力小，同时，凝胶的电渗作用较大，使其向负极移动。因此对流免疫电泳将抗原放负极侧孔，抗体则放正极侧孔，在电场中二者相向移动而迅速相遇结合，在比例适宜处形成沉淀线。若抗原浓度超过抗体，沉淀线靠近抗体孔（图 8-8）。

2. 技术要点 ①制备琼脂凝胶板并在琼脂板上打两排孔；②将待检标本和阳性抗原

对照分别加入阴极侧孔中，阳极侧孔加相应抗体；③在 3～4 mA/cm 的条件下，电泳 30 min 后观察结果。

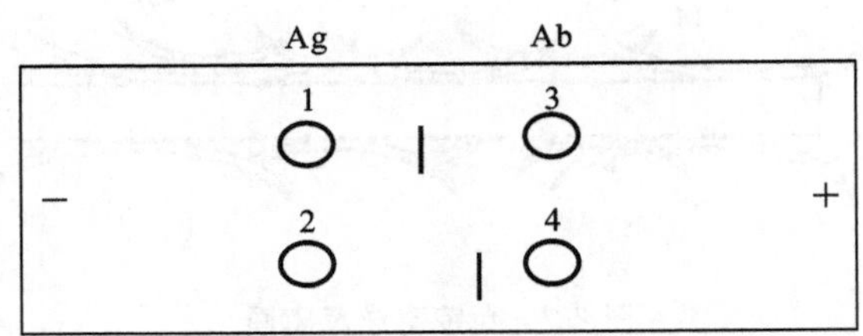

图 8-8　对流免疫电泳示意图

3. 方法评价　本试验简便、快速，灵敏度比双向免疫扩散法高 8～16 倍，可测出蛋白质的浓度达 μg/mL。但分辨率低于双向免疫扩散试验。

三、火箭免疫电泳

火箭免疫电泳实质上是通过电泳进行加速的单向免疫扩散试验，由于其沉淀形似火箭，故称为火箭免疫电泳。

1. 基本原理　抗原与相应抗体结合，在比例合适时生成不溶性免疫复合物。在电场作用下，抗原在琼脂凝胶内扩散而产生浓度梯度，随着抗原量的逐渐递减，与凝胶内抗体结合生成的不溶性免疫复合物也减少，致使沉淀带越来越窄，形成火箭样的沉淀带。峰形的高低与抗原量呈正比(图 8-9)。

2. 技术要点　将抗体混合于琼脂中制成抗体琼脂凝胶板，在板的一侧打孔，孔径 3 mm，孔距 2 mm，然后置琼脂板于电泳槽内，其中样品孔位于负极端。在样品孔中用微量注射器准确加样 10 μL，3～5 mA/cm 电泳 6 h，观察沉淀峰并测量从孔中心到峰尖的高度。根据标准曲线求出待测样品中抗原含量。

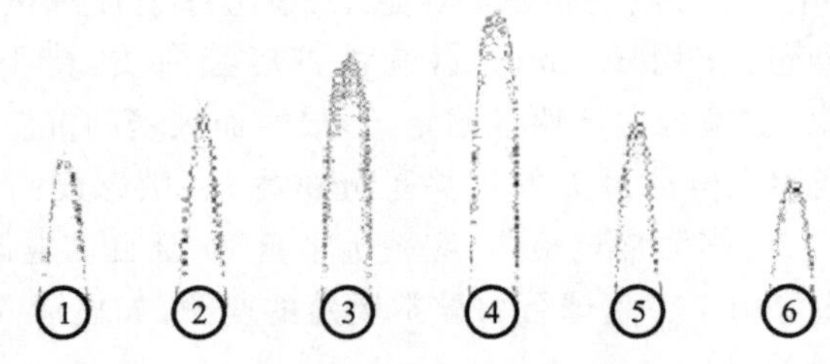

图 8-9　火箭免疫电泳示意图

注：①②③④为标准抗原，⑤⑥为待检抗原。

3. 方法评价　该法操作简便省时，重复性好，灵敏度高，定量检测抗原可达 μg/mL 以上的含量，若采用放射性核素标记作免疫自显影，可测出达 ng/mL 的抗原浓度。

4. 临床应用　该技术可用于抗原蛋白定量检测，如 IgA、IgG、IgM、sIgA、C3、C4 及其裂解产物和 AFP 等的测定。

（徐勇杰）

重点提示

1. 沉淀反应与凝集反应区别(表 8-2)

表 8-2 沉淀反应与凝集反应区别

比 较 点	凝集反应	沉淀反应
抗原性质	颗粒性或可溶性抗原	可溶性抗原
反应用载体	RBC、胶乳、活性炭等颗粒	琼脂、醋酸纤维膜
稀释对象	多稀释抗体	多稀释抗原
阳性结果	凝集	沉淀线或沉淀峰

2. 沉淀反应的应用 沉淀反应和凝集反应是免疫学的经典基础技术，为免疫技术的发展和新型免疫测定技术的设计奠定了基础。但因影响因素较多，灵敏度较低，在定量检测方面的应用价值降低，现临床上多用快速、敏感的新型技术所替代。

3. 单向扩散试验平板法的特点 这是一种定量的凝胶内沉淀试验。通过测量沉淀环的直径而得出抗原量。单向扩散试验中应注意抗血清的质量和抗原性相同但扩散率不同的两个组分对试验结果的影响，学会对试验中假阳性、假阴性结果的分析。双向扩散试验平板法是鉴定抗原抗体的最基本、最常见的方法之一，它可以应用于：抗原或抗体的定性；抗原或抗体相对分子质量的分析；抗原性质的分析；抗体效价的滴定；抗原或抗体纯度鉴定。

4. 免疫电泳技术的特点 免疫电泳技术是电泳分析与沉淀反应的结合产物，常见的有对流免疫电泳、火箭免疫电泳、免疫电泳、免疫固定电泳等。①对流免疫电泳是双向免疫扩散与电泳相结合的免疫扩散技术，相对应的抗原抗体在电场作用下相对移动形成沉淀线，可定性检测；从沉淀线位于两孔间的位置可大致判断抗原抗体的比例关系；②火箭免疫电泳是将单向免疫扩散与电泳相结合的一项定量检测技术，电泳时抗体不移动，抗原向正极泳动，最后形成火箭状的沉淀峰，峰的高度与抗原量呈正相关；③免疫电泳是区带电泳与免疫双扩散相结合的一种免疫分析技术，根据沉淀线的数量、位置和形态可分析待测样品中所含成分的种类和性质，但免疫电泳沉淀线的数目和分辨率受许多因素影响；④免疫固定电泳是具有实用价值的电泳加沉淀反应技术，该方法原理类似免疫电泳，临床上最常用于 M 蛋白的鉴定。

目标检测

一、单项选择题

1. 单向琼脂扩散试验，抗体与融化琼脂混合的温度是(　　)。

A. 约 37 ℃　　B. 约 45 ℃　　C. 约 50 ℃　　D. 约 60 ℃　　E. 室温

2. 单向琼脂扩散法可用于(　　)。

A. 抗体定性　B. 抗体定量　C. 抗原定性
D. 抗原定量　E. 抗体效价滴定

3. 双向琼脂扩散试验出现多条沉淀线的原因(　　)。
A. 抗原抗体过剩　B. 抗原抗体相等　C. 抗原抗体缺乏
D. 抗原抗体不纯　E. 抗原抗体相对分子质量不等

4. 双向琼脂扩散试验测量两种有相关成分的抗原时,沉淀线出现(　　)。
A. 二条直线相交叉　B. 二条弧线完全融合　C. 二条弧线部分融合
D. 二条弧线不连接　E. 二条相交弧线靠近抗体孔

5. 双向琼脂扩散试验中,抗原含量较大,反应沉淀线应(　　)。
A. 靠近抗原孔　B. 靠近抗体孔　C. 在两孔之间
D. 沉淀线弯向抗原孔　E. 呈多条沉淀线

6. 速率散射比浊法测定的散射信号值产生于(　　)。
A. 单位时间内最大量的免疫复合物
B. 单位时间内免疫复合物形成的最快时间段
C. 单位时间内免疫复合物形成的最稳定期
D. 抗体过剩期形成的免疫复合物
E. 小分子不溶性免疫复合物颗粒

7. 对于血清中数种蛋白质抗原成分的分析,常用(　　)。
A. 免疫电泳法　B. 双向扩散试验　C. 单向扩散试验
D. 火箭免疫电泳　E. 对流免疫电泳

8. 免疫电泳是(　　)。
A. 区带电泳与双向免疫扩散相结合的技术
B. 电泳与单向免疫扩散相结合的技术
C. 电泳与双向免疫扩散相结合的技术
D. 区带电泳与免疫沉淀反应相结合的技术
E. 电泳与环状沉淀反应相结合的技术

9. 免疫电泳法常用于(　　)。
A. IgG 定量测定　B. 抗原组分鉴定　C. IgG 类别鉴定
D. 抗原相对分子质量测定　E. 抗体效价测定

10. 免疫电泳的结果,主要是观察(　　)。
A. 沉淀环的直径　B. 沉淀弧的长短　C. 沉淀峰的高低
D. 沉淀线的数目、形状和位置　E. 沉淀弧的方向

二、简答题

1. 决定抗原和抗体最佳配比的方法有几种?
2. 免疫浊度测定的反应体系中,为什么必须始终保持抗体过量?
3. 如何检测本周蛋白(自学相关书籍)?
4. 谈谈你对自动化免疫电泳的认识(自学相关书籍)。

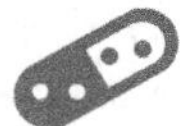

任务九　免疫标记技术测定

学习目标

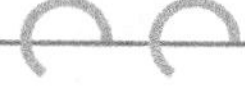

1. 掌握免疫标记技术的基本原理、种类、应用及注意事项。
2. 掌握酶免疫分析技术常用技术类型在临床检验中的应用。
3. 熟悉化学发光免疫技术的操作要点和应用。
4. 认知放射免疫技术、荧光免疫技术的基本原理和临床应用。
5. 知晓生物素-亲和素放大系统、胶体金标记技术的应用。

近年来，采用不同标记物（如酶、荧光素、同位素、化学发光物、生物素、胶体金等）建立的免疫标记技术飞速发展，根据不同的反应原理和不同的技术设计过程，得到各种标记检测方法，这类方法的特点是用不同标记物将抗原（或抗体）进行标记，再与特异的待检抗体（或抗原）反应，可以不必测定 Ag-Ab 复合物本身，而是测定 Ag-Ab 复合物中的标记物。通过标记物的放大作用，进一步提高免疫学检验方法的敏感性和特异性，以检测微量或某部位的抗原或抗体。

单元一　酶免疫分析技术

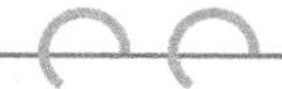

单元学习目标

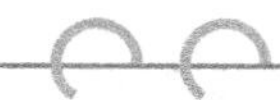

1. 掌握酶联免疫吸附试验的原理、技术类型、应用及注意事项。
2. 熟悉常用的酶标记方法、酶标记物的鉴定、酶底物在检测及结果判定中的应用。
3. 熟悉斑点-酶免疫渗滤试验、免疫印迹试验的技术操作流程。
4. 了解酶免疫组化技术的基本原理及其应用。
5. 能熟练进行 ELISA 技术操作，正确分析判断结果，熟练使用酶标仪。

酶免疫分析技术的目的是以酶标记的抗原或抗体作为主要试剂，检测样本中相应的抗体或抗原，其实质是将多级抗原-抗体反应的特异性与酶高效催化反应的专一性相结合的一种免疫检测技术。酶免疫分析技术类型多样，但基本原理是将酶与抗体（或抗原）结合成酶标记抗体（或抗原），此结合物既保留抗体（或抗原）的免疫学活性，又保留酶对底物的催化活性。在酶标抗体（或抗原）与抗原（或抗体）的特异性反应完成后，加入酶的相应底物，通过酶对底物的显色反应，对抗原（抗体）进行定位、定性或定量的测定分析。该技术具有灵敏度高、特异性强、准确性好、酶标记物有效期长、试剂价格低廉等优点。随着酶免疫分析技术与相关新技术如单克隆抗体技术、生物素-亲和素放大系统、化学发光技术的结合，使该技术的灵敏度、特异性和自动化程度得到提高，现已被广泛应用于医学和生物学科的各个领域。

根据检测物的位置是存在于组织细胞中还是体液中，酶免疫分析技术可分为酶免疫组织化学技术和酶免疫测定技术（enzyme immunoassay，EIA），根据抗原抗体反应后是否需要分离结合的与游离的酶标记物而分为非均相和均相两种类型。非均相酶免疫技术根据是否采用固相载体吸附抗原或抗体，又可分为固相和液相酶免疫测定。酶免疫分析技术的分类见图 9-1。

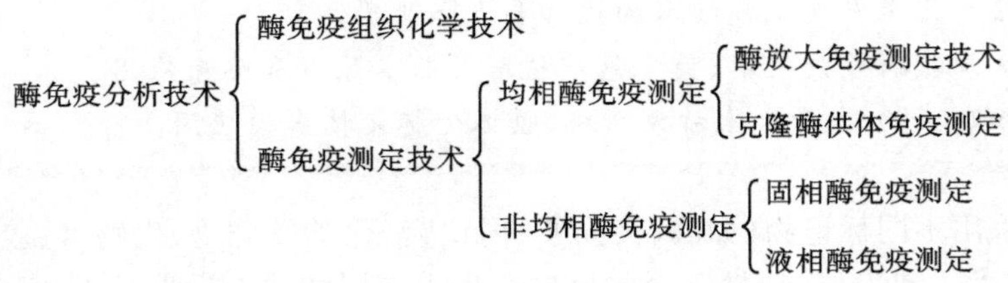

图 9-1 酶免疫分析技术的分类

一、酶标记技术

通过化学或免疫反应让酶与抗原或抗体结合的过程，称为酶标记，带有酶标记的抗体或抗原称为酶结合物（或酶标记物）。不同酶免疫分析技术所采用的酶及底物不同。

（一）酶和酶底物

1. 辣根过氧化物酶

（1）理化特性：辣根过氧化物酶（horseradish peroxidase，HRP）是 ELISA 和酶免疫组化技术中最常用的酶。HRP 来源于植物辣根中，分子质量 40 kD，等电点 pH 值为 5.5～9.0，是一种复合酶，由主酶（酶蛋白）和辅基（亚铁血红素）结合而成的一种卟啉蛋白质。主酶与酶活性无关，为无色糖蛋白，在 275 nm 波长处有最高吸收峰；辅基是深棕色的含铁卟啉环，在 403 nm 波长处有最高吸收峰。HRP 的纯度用 RZ (Reinheit Zhal，纯度数)表示，是 A_{403} nm 与 A_{275} nm 的吸光度比值，用于 EIA 的 HRP，其 RZ 值应大于 3.0。RZ 值越大，酶的纯度越高。酶活性用单位（U）表示；即 1 min 将 1 μmol 的底物转化为产物所需的酶量。RZ 值与活性无关，酶变性后，RZ 值不变但活性降低，使用酶制剂时，酶活性单位比 RZ 值更重要。因此，选用酶时不仅要选择纯度高的酶，更要选择活性强的酶。

HRP 与其他的酶相比具有以下优点：①分子质量较小，标记物易透入细胞内；②标记方法简单；③酶及酶标记物比较稳定，易保存；在 pH3.5～12.0 范围内 63 ℃加热 15 min 稳定，用甲苯与石蜡包埋切片处理，或用纯乙醇及 10%甲醛水溶液固定做冰冻切片，其活性均不受影响；④溶解性好，100 mL 缓冲盐溶液中可溶解 5 g HRP；⑤价廉、易得；⑥底物种类多，可供不同的实验选择。因此，HRP 是目前 ELISA 及 EIHCT 中最常用的酶。氧化物、硫化物、氟化物及叠氮化物等可抑制 HRP 的活性，故不能用 NaN_3类防腐剂。

（2）HRP 的底物：有过氧化物和供氢体（常称底物或供氢体底物）两类。

① 过氧化物：常用 H_2O_2，但其应用液很不稳定，须用前临时配制。过氧化氢尿素（$CH_6N_2O_3$）含 35%的 H_2O_2，配成应用液或保存液可较长时间保存。

② 供氢体：多用无色的还原型染料，经反应生成有色的氧化型染料。HRP 常用的供氢体底物及其反应产物见表 9-1。

表 9-1 HRP 常用的供氢体底物及其反应产物

供氢体底物	反应产物	终止剂	测读波长
二氨基联苯胺（diamido-benzidine，DAB）	棕色、不溶性	24 mol/L	492 nm
联苯胺（benzidine）	蓝色、不溶性	HCl 或 H_2SO_4	(450 nm)
邻苯二胺（o-phenylenediamin，OPD）	黄色、可溶性	同上	同上
四甲基联苯胺（3，3，5，5-tetramethyl-benzidine，TMB）	蓝色（黄色）、可溶性	同上	450 nm (460 nm)
5-氨基水杨酸（5-aminosalicylic acid，5-ASA）	棕色、可溶性	NaOH	550 nm
ABTS（2，2-azino-bis（3-ethyl benzithiazoline-6-sulfonic acd）	绿色、可溶性	1%SDS	405 nm

注：括号内为终止后的显色及测读波长。

TMB 稳定性好，成色反应无需避光，无致癌性，目测对比度鲜明，易比色定量测定。是目前 ELISA 中应用最广泛的底物，缺点是水溶性差。

OPD 灵敏度高，比色方便，但其应用液稳定性差，数小时内自然产生黄色，需新鲜配制后在 1 h 内使用，显色过程须避光，此外 OPD 有致癌性。

DAB 的反应产物为不溶性的棕色吩嗪衍生物，可用普通光镜观察。此种多聚物能还原和螯合四氧化锇（O_SO_4），形成具有电子密度的产物，很适合电镜检查，多用于酶免疫组化技术。

以 OPD、TMB、ABTS 为供氢体的反应产物为可溶性显色溶液，可进行比色测定。

2. 碱性磷酸酶（alkaline phosphatase，AP） 一种磷酸酯水解酶，从大肠杆菌提取的 AP 分子质量为 80 kD，最适 pH 值为 8.0。从小牛肠黏膜提取的 AP 分子质量为 100 kD，最适 pH 值为 9.6。后者的活性高于前者。AP 常用的底物是对硝基苯磷酸酯（p-nitrophenyl phosphate，p-NPP），其反应产物为黄色对硝基酚（PNP），最大吸收波长为 405 nm。由于碱性条件下，对硝基酚的光吸收增强，并可使碱性磷酸酶失活，因而使用 NaOH 做终止剂。因其相对分子质量较大，不易透入细胞内，故很少用于 EIHCT，因其敏感性一般高于 HRP 系统，空白值也较低，也常用于 EIA。但由于 AP 较难得到高纯度制剂，稳定性较 HRP 低，价格较 HRP 高，制备酶结合物时合格率较 HRP 低等原因，国内在 ELISA 中一般均采用 HRP。

3. 其他酶 在商品试剂中，经常应用的酶还有 β-半乳糖苷酶（β-galactosidase，β-Gal），其常用底物为 4-甲伞酮基-β-D-半乳糖（4-methylumbellifery1-β-D-galactoside，4MUG），4MUG 经酶作用后，生成高强度荧光物 4-甲基伞形酮（4MU），敏感性较 HRP 者高 30～50 倍，但测量时需用荧光计。葡萄糖氧化酶（GOD）多用于 EIHCT，其底物为葡萄糖，供氢体为对硝基蓝四氮唑，反应产物为不溶性的蓝色沉淀。6-磷酸葡萄糖脱氢酶、溶菌酶、青霉素酶、脲酶、苹果酸脱氢酶等可用于均相酶免疫测定。

(二) 酶标抗体(抗原)的制备

1. 标记前的准备

(1) 用于标记的 Ag 或 Ab 的选择　要求:①抗原要求纯度高、免疫原性强;②抗体要求特异性强、效价高、亲和力强、易于分离纯化和批量生产。根据具体方法选用不同的抗体组分,如单克隆抗体、多克隆抗体和经纯化的 Ig 组分,如 Ig 的 Fab 片段、$F(ab')_2$ 片段等。

(2) 用于标记的酶的选择　要求:①酶活性高,能对低浓度底物产生较高的催化反应率,纯度高;②酶作用的专一性强,酶活性不受标本中其他成分影响;③酶的性质稳定,易与抗原或抗体耦联,耦联后不影响抗原、抗体和酶的活性;④酶催化底物后的产物易于测定,且测定方法简便易行、敏感、精确;⑤酶和底物对人体无害;⑥酶和底物价廉易得。

(3) 酶标记方法的选择　酶标记物是酶免疫分析技术的重要试剂。制备酶标记抗体或抗原有多种方法,一般应符合下述条件:①方法简单,产率高;②不影响酶和抗体(抗原)的生物活性;③所得酶结合物稳定,本身不发生聚合;④较少形成酶与酶、抗体与抗体或抗原与抗原的聚合物。

2. 常用的酶标记方法

(1) 过碘酸钠氧化法　该法仅用于 HRP 的标记。HRP 的主酶是一种糖蛋白,含 18%的糖,过碘酸钠可将其多糖羟基氧化为醛基。此醛基很活泼,能与抗体蛋白的游离氨基结合,形成 HRP-CH_2-NH-IgG。为防止酶蛋白氨基与醛基反应发生自身耦联,常在标记前先用二硝基氟苯(DNFB)封闭酶蛋白上的 α 和 ε-氨基。酶与抗体结合反应后,再加入硼氢化钠($NaHB_4$)还原,即生成稳定的酶标记物。此法酶标记物产率较高,为常用的酶标记抗体的方法。但纯化后仍有少量游离 IgG,部分结合物可能聚合,抗体的活性可能有所降低。

(2) 戊二醛交联法　戊二醛是双功能交联剂,它具有两个活性醛基,可分别与酶分子和抗体(抗原)分子上的氨基结合。戊二醛法又根据试剂加入的方法分为一步法和二步法。

① 一步法:将抗体(抗原)、酶和戊二醛同时混合。此法操作简便,重复性好,广泛应用于 HRP、AP 与抗体(抗原)的交联。但该法酶标记物的产率低,由于结合物立体构型障碍,酶和抗体容易失活,且酶标记物的聚合较多,易发生自身交联,酶和抗体交联时分子间的比例不均匀,结合物分子质量大小不一,多数较大,因此穿透力较小。

② 二步法:先将过量的戊二醛与酶反应,让酶分子上的氨基仅与戊二醛分子上的醛基结合,不发生酶与酶的结合,除去未与酶结合的戊二醛后,在 pH 值为 9.5 缓冲溶液中再加入抗体(抗原),形成酶-戊二醛-抗体(抗原)结合物。其优点是酶标记物均一,无自身聚合,分子小易穿透细胞膜,灵敏度与活性均较高,标记率较一步法高。

因酶和抗酶抗体不用任何化学交联剂处理就可特异性结合,其活性不受影响。因此 HRP-抗 HRP(PAP)、AP-抗 AP(APAAP)形成的免疫复合物代替酶标记物,已广泛用于酶免疫技术中,可提高酶免疫方法的灵敏度,减少化学偶联反应对酶和抗体活性的影响。近年来有人将双特异性抗体或杂交抗体用于酶免疫技术中,使酶免疫方法更加简便、特异性与灵敏性大大提高。

3. 酶标记物的纯化与鉴定

(1) 酶标记物的纯化　标记完成后应除去反应溶液中的游离酶、游离抗体(抗原)、酶聚合物及抗体(抗原)聚合物,避免游离酶增加非特异显色及游离抗体(抗原)竞争固相抗原(抗体)作用而阻止酶标物与固相物的结合,使特异性染色强度降低。分离大分子混合物的方法均可用,常用的纯化方法有葡聚糖凝胶层析法(如 Sephadex G-200)、亲和层析和 50%

饱和硫酸铵沉淀法等。

(2) 酶标记物的质量鉴定　每批制备的酶标记物都要进行生物活性和标记率的鉴定，生物活性包括酶活性和抗体(抗原)的免疫活性、效价鉴定。

① 生物活性测定：常用免疫电泳或双向免疫扩散法，出现沉淀线表示结合物中的抗体(抗原)具有免疫活性。沉淀线经生理盐水反复漂洗后，滴加酶的底物溶液，若在沉淀线上显色，表示结合物中酶仍具有活性，也可用 ELISA 方法测定酶活性。

② 酶标记抗体效价和工作浓度的测定：可用双向免疫扩散法或 ELISA 方法测定酶标记抗体效价，用棋盘滴定法选择最适工作浓度用于免疫测定技术。

③ 酶标记率测定：用分光光度法分别测定结合物中酶和抗体(抗原)蛋白的含量，再按公式计算酶标记率。

以戊二醛二步法制备 HRP 标记 IgG 为例。

a. 酶结合量(mg/mL)＝ A_{403} nm×0.4

即酶在 403 nm 波长的 A 值为 1 时，酶的含量为 0.4 mg/mL；

b. IgG 含量(mg/mL)＝(A_{280} nm－ A_{403} nm×0.42)×0.94×0.62

即酶蛋白(0.3)结合戊二醛后 A 值为 0.42；抗体蛋白与醛化酶结合后 A_{280} nm 约增加 6%，故乘以 0.94；兔 IgG 的 A_{280} nm＝1.0 时，为 0.62。

过碘酸钠标记法的 IgG 含量(mg/mL)＝(A_{280} nm－A_{403} nm×0.3)×0.62；

c. 克分子比或摩尔比(E/P)

HRP/IgG ＝HRP (mg/mL)/ HRP 相对分子质量÷IgG(mg/mL)/ IgG 相对分子质量
＝HRP (mg/mL)/ 40 KD÷IgG(mg/mL)/ 160 KD
＝HRP (mg/mL)/IgG(mg/mL)×4

(E/P)一般为 1～2；

d. 酶的标记率 ＝ 结合物中酶量/标记时的酶量×100%(或酶的标记率 ＝ A_{403} nm/A_{280} nm;)。

一般酶量(E/P)为 1 mg/mL、酶的标记率大于 0.3 或 HRP/IgG 在 1.5～2.0 之间时，酶联免疫吸附试验的结果最好。

二、酶联免疫吸附试验

固相酶免疫测定的特点是将抗原或抗体吸附在固相载体上，如果使用聚苯乙烯及其他固相支持物(琼脂糖珠除外)为载体的反应被称为酶联免疫吸附试验(enzyme linked immunosorbent assay，ELISA)，它是目前临床检验中应用较广的固相酶免疫测定方法。

(一) 基本原理

酶联免疫吸附试验(ELISA)于 1971 年分别由瑞典学者 Engrall 和 Perlmann 及荷兰学者 Van Weeman 和 Schuurs 创建。ELISA 的基本原理是将已知抗原或抗体吸附在固相载体表面，使抗原抗体-酶标物反应在固相载体上进行，用洗涤的方法使固相上的抗原或抗体-酶标复合物与液相中的游离成分分离。加入酶的底物后，通过酶对底物催化的显色反应程度，对标本中抗原或抗体进行定性或定量测定。

将抗原或抗体连接到固相载体上(固相化)的过程称为包被(coating)。与固相载体结合后的抗原或抗体称为免疫吸附剂。

（二）技术类型

依据上述基本原理 ELISA 既可以用于测定抗原，又可以用于测定抗体。根据检测目的、试剂来源、标记物、实验条件和操作步骤不同，ELISA 有以下常用类型。

1. 双抗体夹心法检测抗原

将已知抗体包被固相载体，待检标本中的相应抗原与固相表面的抗体结合，洗涤去除未结合成分。然后再与抗原特异的酶标抗体结合，形成固相抗体-抗原-酶标抗体复合物，根据加底物后的显色程度确定待检抗原的含量（彩图 9）。

其技术要点如下。

①包被：包被已知抗体 ……………………………………形成固相抗体

↓ 洗涤（去除未固化抗体）

②加样：加待测标本（待测抗原）…………………………形成固相 AgAb 复合物

↓ 温育后洗涤（去除未结和物）

③加酶标记物：酶标抗体 ……………………………形成固相 Ab-Ag-Ab-酶复合物

↓ 洗涤（去除未结合酶标抗体）

④加酶底物（显色剂） ………………………固相酶量与待检 Ag 量呈正相关

↓ 终止液 有色产物颜色反应程度与酶量呈正相关

⑤结果判定 ………………… 肉眼观察为定性分析；酶标仪检测为定性或定量分析
显色为（+）性，色越深，表明待检 Ag 量越多

双抗体夹心法中检测的抗原应为二价或二价以上的抗原，还应注意类风湿因子（RF）的干扰。RF 是一种抗 IgG 的自身抗体，多为 IgM 型，能和多种动物 IgG 的 Fc 段结合。如果待检标本中含有 RF，RF 可同时与固相抗体和酶标抗体结合，产生假阳性结果。使用抗体的 $F(ab')_2$ 或 Fab 片段作为酶标抗体可消除 RF 的干扰。

2. 双位点一步法检测抗原

双位点一步法即在双抗体夹心法基础上使用针对抗原分子上两个不同抗原决定族的单克隆抗体（McAb），分别作为固相抗体和酶标抗体。测定时将待检标本和酶标抗体同时加入进行反应，两种抗体互不干扰，经一次温育和洗涤后，即可加入底物进行显色测定图 9-2。此法简便省时，使用高亲和力的 McAb，提高了试验的敏感性和特异性，目前临床实验室中测定大分子抗原如 HBsAg、AFP 和 hCG 等均采用双位点一步法。

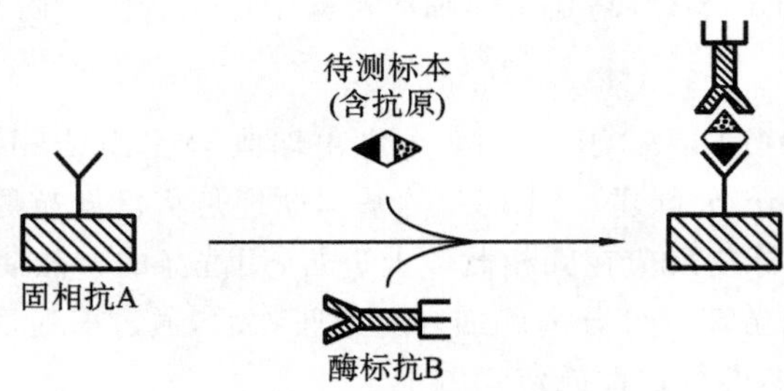

图 9-2 双位点一步法检测抗原示意图

双位点一步法中，如果待检标本中抗原浓度过高，过量的抗原则会分别与固相抗体和酶标抗体结合，而不再形成夹心复合物，类似于沉淀反应中抗原过剩的后带现象，所得结果将低于实际的含量，这种现象称为钩状效应(hook effect)。钩状效应严重时，可出现假阴性结果，必要时可将待检标本适当稀释后重新测定。

3. 竞争法检测抗原

待检抗原和酶标抗原竞争与固相特异性抗体结合，因存在于液体中的两种物质之间竞争，故又称液相竞争法。反应体系中，固相抗体和酶标抗原是固定限量，且前者的结合位点少于酶标和非酶标抗原的分子数量和。若待检标本中无抗原，则酶标抗原能顺利地与固相抗体结合；若待检标本中含抗原越多，则竞争结合特异性抗体越多，而酶标抗原与固相抗体结合越少，则底物显色反应越浅，反之则显色越深。因此，固相的酶标抗原量和底物显色程度与标本中待检抗原含量呈反比（彩图 10）。小分子抗原或半抗原因缺乏 2 个以上的位点，可用竞争法而不宜用夹心法检测。该法也可用于测抗体。

其技术要点如下。

①包被：包被已知抗体 ……………………………… 包被物同双抗体夹心法
↓ 洗涤(去除未结和抗体)
②加待检抗原、酶标抗原 ……………………… 酶标物(标记 Ag)与双抗体夹心法不同
↓ 洗涤(去除未结和酶标抗原)　　Ag 与待检 Ag 同时加入，二者竞争结合固相抗体与双抗体夹心法操作步骤不同(后者为分步操作)
③加酶底物(显色剂)……………………………… 固相酶量与待检 Ag 量呈反相关
↓ 加终止液
④结果判定 ………………… 肉眼观察为定性分析；酶标仪检测为定性或定量分析
无色或浅色为(+)性，色越浅，表明待检 Ag 量越多

同理，也可用固相抗原和待测抗原与酶标抗体竞争结合，因存在于固相和液体中的两种物质之间竞争，故又称固液相竞争法。待测抗原竞争性抑制固相抗原与酶标抗体结合，待测抗原越多，形成游离型 Ag-Ab-酶越多，洗涤去除后，因酶标记抗体与固相抗原结合少，显色越浅。

竞争试验时，需做阴性对照，在阴性对照管中只加酶标记抗原，温育后，酶标记抗原与固相抗体可充分结合。对照管中由于结合的酶标抗原最多，故颜色深。待测管颜色越淡，表示标本中抗原含量越多。阴性对照管颜色深度与待测管颜色深度之差，代表受检标本的抗原量。

4. 间接法检测抗体

将已知抗原吸附于固相载体上，待检标本中相应抗体与之结合，形成固相抗原-抗体复合物，再用酶标记二抗与固相免疫复合物中的抗体结合，形成固相抗原-抗体-酶标二抗复合物，根据加底物后的显色程度确定待检抗体含量(图 9-3)。

其技术要点如下。

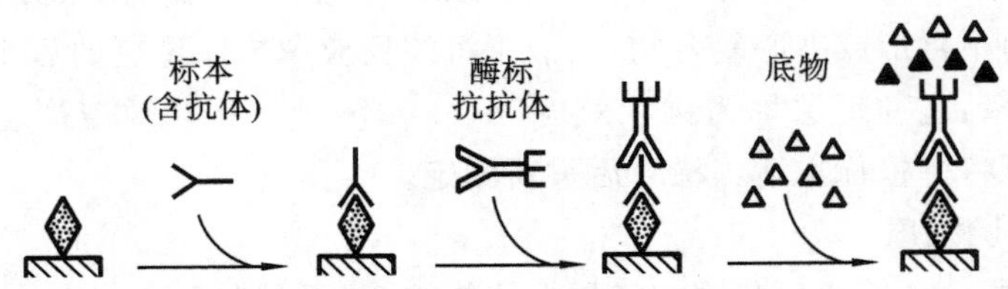

图 9-3 间接法检测抗体示意图

①包被:包被已知抗原 ………………………………………………………… 形成固相抗原
↓ 洗涤(去除未结和抗原)
②加样:加待测标本(待测抗体) ……………………………… 形成固相抗原抗体复合物
↓ 洗涤(去除未结和物) 但检测物改变(测 Ab)
③加酶标记物:酶标抗抗体(酶标记二抗) ……………… 酶标记二抗与 Ab 特异结合
↓ 洗涤(去除游离酶标抗抗体)
④加酶底物(显色剂) ……………………… 固相载体上的酶量代表特异性抗体的量
↓ 加终止液
⑤结果判定 …………………… 肉眼观察为定性分析;酶标仪检测为定性或定量分析
显色为(+)性,色越深,表明待检 Ab 量越多

间接法是测定抗体最常用的方法。间接法中采用的酶标记二抗是针对某一类免疫球蛋白分子(如抗人 IgG),因此该法只需变换固相抗原,即可用一种酶标记二抗检测各种与抗原相应的抗体,具有通用性。间接法中,对抗原的纯度要求较高,现在使用的均为基因工程重组抗原,如 HCV 的 NS3、NS4、NS5,HIV 的 gp41、gp120 及梅毒螺旋体的 TpN15、TpN19、TpN49 等。

5. 双抗原夹心法检测抗体

双抗原夹心法检测抗体与双抗体夹心法检测抗原的操作流程相似,将已知抗原包被固相载体,待检标本中的相应抗体,可分别与固相表面的抗原、酶标记抗原结合,形成固相抗原-抗体-酶标抗原复合物,根据加底物后的显色程度确定待检抗体含量(彩图 11)。采用双抗原夹心一步法,由于机体产生抗体 IgG 的效价有限,一般不会出现钩状效应。

6. 竞争法检测抗体

抗体的测定一般不使用竞争法。当抗原中杂质难以去除或抗原的结合特异性不稳定时,可采用这种模式测定抗体,最典型的例子是乙型肝炎病毒核心抗体(HBcAb)和乙型肝炎病毒 e 抗体(HBeAb)的测定。由于 e 抗原较核心抗原仅多 29 个氨基酸,e 抗原很容易转变为核心抗原,因此,HBcAb 和 HBeAb 的测定均采用竞争法。HBcAb 用类似液相竞争法测 Ag 模式,HBeAb 用类似固液相竞争法测 Ag 模式,只是试验中所用的包被物、酶标物和检测物不同。其技术流程见彩图 12 和彩图 13。

竞争法检测 HBeAb 的试剂盒,通常是包被抗体后,将样本、酶标记抗体和中和试剂(HBeAg)合并为一步加入,此时,固相抗体、酶标记抗体和样本中的特异抗体将一起竞争与加入的 HBeAg 结合。这样更能体现竞争测定的实质。

HBeAb之所以要采用此种模式测定，主要是HBeAg的不稳定性所致，若在固相直接包被HBeAg，则会因为HBeAg向HBcAg的易转变性，而导致测定误差。

7. 捕获法检测抗体

将抗人IgM抗体（抗人IgM μ链抗体）吸附于固相载体上，待检标本中的IgM类抗体多被固相抗体捕获。加入特异抗原与固相抗体捕获的IgM类抗体结合，再加入抗原特异的酶标抗体，形成固相抗人IgM-IgM-抗原-酶标抗体复合物。最后根据加底物后的显色程度确定待检IgM抗体的含量（彩图14）。捕获法主要用于血清中IgM类抗体测定。

其技术要点如下。

①包被：包被抗人IgM类抗体……………………………形成固相抗体（抗抗体）

↓ 洗涤（去除未结和的抗人IgM）

②加样：加待检样本（IgM类抗体）……………………捕获血清中IgM

↓ 洗涤（去除未结和物） 成固相IgM-抗人IgM复合物

③加特异性抗原试剂（已知）…………………………与固相标本中的特异性IgM结合

↓ 洗涤（去除未结和特异性抗原）

④加酶标记物（酶标抗体）……………………………与固相上特异性抗原结合

↓ 洗涤（去除未结和酶标抗体） 形成抗人IgM-IgM-Ag-Ab-酶复合物

完成三级Ag-Ab反应

⑤加酶底物（显色剂）……………………… 固相载体上的酶量代表特异性抗体的量

↓ 加终止液

⑥结果判定：…………… 肉眼观察为定性分析；酶标仪检测为定性或定量分析

显色为（+）性，色越深，表明待检Ab量越多

病原体急性感染诊断中常需检测IgM类抗体，如急性甲型肝炎的抗-HAV IgM的检测、急性乙型肝炎的抗-HBc IgM检测及TORCH系列的IgM检测等。目前，捕获法是IgM抗体检测最为常用的方法。

采用捕获法检测IgM类抗体时要注意RF（IgM类）及其他非特异IgM的干扰。RF（IgM类）由于其能与固相抗人μ链抗体结合，并可与随后加入的酶标抗体（动物IgG）反应，从而导致假阳性反应。而非特异IgM由于其在第一步温育中，可与特异IgM竞争与固相抗体结合，所以会影响测定的灵敏度。因此，使用本法检测IgM，必须对临床样本进行适当稀释。样本稀释后，上述产生干扰作用的非特异IgM含量减少，而特异IgM由于处于相应病原体的急性感染期，滴度很高，进行一定的稀释后，不会有明显影响，况且，在某些病原体如HBV的慢性感染阶段，IgM类特异性抗体也能低滴度的持续存在。因此，若待检血清未稀释就直接检测，即使没有非特异IgM的干扰，阳性测定结果对急性感染的诊断价值也不大。

（三）ELISA试剂

在ELISA测定中，需要加入许多免疫试剂如免疫吸附剂、酶标记物、酶底物、洗涤液、终止液等，它们的质量关系着ELISA结果。酶标记物、酶底物前已介绍，不再赘述。

1. 固相载体 各种非均相酶免疫测定反应最后都需分离游离和结合的酶标记物。固相抗体(抗原)是最有效和简便的分离方法,是ELISA的首要条件,因此对固相材料和固相化方法的选择是酶免疫测定的基础。

理想的固相载体应具备如下特点:①与抗体(抗原)有较高的结合容量,且结合稳定极少脱落;②可结合抗原或抗体及亲和素等大分子蛋白质;③生物大分子固相化后仍应保持活性;④固相化方法应简便、快速。

固相载体的种类如下。

塑料制品:由聚苯乙烯、聚乙烯、聚氯乙烯、聚丙烯酰胺制成。聚苯乙烯具有较强的吸附蛋白质的性能,抗体或蛋白质抗原吸附其上后仍保留原来的免疫活性。因材料经济、方法简便,所以被普遍采用。

塑料制品的形状主要有微量反应板、小试管和小珠三种,最常使用的是微量反应板,经射线或紫外线照射后吸附蛋白质的性能增强。国际通用的标准板形是8×12的96孔式,其优点是便于批量标本测定,并可在特定的比色计上迅速测定结果。此外,微量反应板易与自动化仪器配套使用,有利于各操作步骤的标准化。

良好的微量反应板应该是吸附性能好,空白值低,孔底透明度高,各板之间、同一板各孔之间性能相近。聚苯乙烯ELISA板由于原料的不同和制作工艺的差别,各种产品的质量差异很大,因此,每一批号的ELISA板在使用前须事先检查其性能。检查方法如下:以一定浓度的人IgG(一般为10 ng/mL)包被ELISA板各孔,洗涤后每孔加入酶标抗人IgG抗体,温育后洗涤,加底物显色,终止酶反应后,分别测每孔溶液的吸光度。控制反应条件,使各孔读数在吸光度0.8左右。各孔读数与全部读数的均数之差应小于10%。

(1) 微颗粒与磁性微球(磁珠) 微颗粒是由高分子单体聚合成的微球或颗粒,直径多为微米(μm)或毫米(mm)级。微颗粒带有能与蛋白质结合的功能基团(如$—NH_2$、—COOH、—OH、—CHO或$—NH—NH_2$等),易与抗体(抗原)形成化学耦联,且结合容量大。此外,在反应时,微颗粒可以均匀地分散到整个反应溶液中,使反应在悬液中进行,其优点是反应面积增加,反应速度加快。磁珠在液相中可使反应物迅速有效地结合到其表面,反应结束后用磁铁吸引作为分离的手段,洗涤和分离简便快速,已普遍应用于自动化程序较高的荧光酶免疫测定和化学发光酶免疫测定等技术中。

(2) 微孔滤膜 微孔滤膜是一种多孔薄膜过滤材料,孔径为0.25～14 μm,包括硝酸纤维素膜(nitrocellulose,NC)、尼龙膜和玻璃纤维素膜等。微孔滤膜通过非共价键吸附抗原或抗体蛋白质,吸附能力很强,如NC膜对大多数抗体(抗原)的吸附率近100%,而且当样品量微少(<1 μL)时,吸附也比较完全,故已广泛应用于斑点ELISA、免疫印迹技术、斑点金免疫渗滤试验。

2. 免疫吸附剂 免疫吸附剂包被的具体方法视所用固相载体种类不同而有所不同,可以是非共价键吸附,也可是共价键化学耦联。目前普遍使用的聚苯乙烯固相载体(如ELISA板),多采用吸附方式包被抗原或抗体。

除固相载体的理化性质外,包被缓冲液的pH值、离子强度、温育温度和时间均对包被效果有影响。一般将抗原或抗体溶于偏碱性(pH值为9.6)的碳酸盐溶液中,加于ELISA板各孔,经4 ℃过夜或37 ℃ 2～6 h完成包被。用于包被的蛋白质(抗原或抗体)浓度不宜过大,以免过多的蛋白质分子在固相载体表面形成多层聚集,洗涤时易脱落,影响反应时形成的免疫复合物的稳定性和均一性；包被用抗原或抗体的最适应用浓度，最好经预实验筛选确定。用抗原或抗体包被后，固相载体表面常余少量未吸附位点，可非特异地吸附标本和酶标记物中的蛋白质，导致非特异结合和本底偏高。因此需用1%～5%牛血清白蛋白或5%～20%小牛血清等包被一次，消除上述干扰，此过程称为封闭(blocking)。包被好的固相载体，加防腐缓冲液后可在低温放置一段时间而不丧失免疫活性。

3. 洗涤剂和终止液 洗涤剂能去除游离的Ag-Ab复合物或游离的Ag、Ab，达到分离游离的和结合的酶标记物的目的。常用PBS或Tris-HCl缓冲液，加入0.05% Tween-20可去除非特异性反应。通过酸碱条件改变，达到酶活性丧失，常用H_2SO_4或NaOH来终止反应。

4. 对照和标准 常用阴性和阳性对照血清以检查试验的有效性和结果判断的比对，标准品用于制作标准曲线，以进行ELISA定量测定。

5. 最佳工作浓度选择 ELISA反应试剂多，其工作浓度不同，对结果影响较大，因此必须对免疫吸附剂、酶标试剂进行最佳工作浓度的滴定和选择，以达到最佳测定条件。可用ELISA间接法或夹心法对不同工作浓度的试剂进行棋盘滴定，按列加入强阳性、弱阳性和阴性对照物，按行依次加入不同浓度的对应物，再加底物显色测定，选择强阳性孔物质(如抗原)的A值在0.8左右，阴性对照孔的A值<0.1的稀释度作为工作浓度。

目前应用比较广泛的测定项目都有相关ELISA试剂盒出售，完整的ELISA试剂盒包括免疫吸附剂、酶结合物、底物和各种浓缩的稀释液、缓冲液、洗涤液、终止液、标准品和对照血清等，试剂盒可在冰箱中保存半年以上。

（四）影响因素

1. 标本采集 在ELISA中血浆和血清可同等应用。血清标本应新鲜及避免溶血，溶血标本可能会增加非特异性显色。

2. 加样 加样时应将所加物加在ELISA板孔的底部，避免加在孔壁上部，以致不能充分反应。注意加样时不可溅出，防止感染性气溶胶产生，引发生物安全事故。不可产生气泡，防止加样不准确。每次加标本应更换吸嘴，以免发生交叉污染。

3. 保温 37 ℃是实验室中常用的保温温度，也是大多数抗原与抗体结合的合适温度。最好水浴保温，使温度迅速平衡。为加速反应，可提高反应的温度，有些试验在43 ℃进行，但不宜采用更高的温度。为避免蒸发，ELISA板上应加盖、封板膜或放入垫有湿纱布的容器中。

4. 洗涤 洗涤决定着ELISA实验的成败。通过洗涤以清除残留在板孔中没能与固相抗原或抗体结合的物质及在反应过程中非特异性地吸附于固相载体的干扰物质。吐温(Tween)是表面活性剂，ELISA中常用含Tween-20的洗涤液可达此目的。洗涤可通过手工操作浸泡式洗涤和自动化洗板机完成。洗涤次数或时间不足会增加空白值或产生非特异吸附干扰。

5. 显色 显色是ELISA中的最后一步温育反应，反应的温度和时间将影响显色结果。OPD底物显色一般在室外温或37 ℃反应20～30 min后即不再加深，再延长反应时间，可使本底值增高。OPD底物显色反应应避光进行，显色反应结束时加入终止液终止反应。OPD产物用硫酸终止后，显色由橙黄色转向棕黄色。

6. 比色 比色前应先用洁净的吸水纸拭干板底附着的液体，正确放入酶标比色仪的比色架中。比色时应先以蒸馏水校零点，测读底物孔和空白孔，以记录本次试验的试剂状况。其后可用空白孔以蒸馏水校零点，以上各孔的吸光度需减去空白孔的吸光度，然后进行计算。酶标仪的正确使用（如波长、吸光度范围、温度控制、检测速度及相关软件等）都将影响结果判读。

（五）评价与临床应用

ELISA 简便、灵敏，随着检测设备的发展，使其操作流程易于自动化和进行质控，稳定性、特异性、重复性的提高使它得到广泛应用。ELISA 常用于多种抗原抗体的定性及定量分析。

1. 病原体及其抗体测定 ELISA 广泛应用于传染病的诊断，可测定病毒如肝炎病毒、风疹病毒、疱疹病毒、轮状病毒、艾滋病病毒（HIV）、SARS 病毒等；细菌如链球菌、结核分枝杆菌、幽门螺杆菌和布氏杆菌等；毒素如霍乱弧菌、大肠杆菌、绿脓杆菌和破伤风杆菌毒素、葡萄球菌肠毒素及沙门氏菌毒素等；寄生虫如阿米巴、疟原虫等。

2. TORCH 感染的特异性抗体测定 TORCH 是引起围产期感染的一组病原体英文名称的字头组合，“TO”即弓形虫，“R”即风疹病毒，“C”即巨细胞病毒，“H”即人类疱疹病毒。这组病原体感染孕妇后可通过胎盘垂直传播，导致流产、死胎或胎儿畸形。人体感染这些病原体后均能产生特异性抗体，故临床上常利用 ELISA 法测定相应病原体的特异性抗体进行受检者的 TORCH 感染检测。

3. 蛋白质测定 ELISA 主要用于对各种免疫球蛋白、补体组分、肿瘤标志物（如甲胎蛋白、癌胚抗原、前列腺特异性抗原等）、各种血浆蛋白质、同工酶（如肌酸激酶 MB）的检测。

4. 非肽类激素测定 如 T3、T4、雌激素、绒毛膜促性腺激素、黄体素、胰岛素、皮质醇、促甲状腺素等。

5. 药物和毒品测定 如地高辛、苯巴比妥、庆大霉素、吗啡的检测。

三、其他酶免疫测定技术

（一）均相酶免疫测定

均相酶免疫测定有竞争结合法和非竞争结合法两种类型，常用的是竞争结合分析方法如酶放大免疫测定技术（EMIT）。其基本原理如下：酶标抗原（Ag^{E}）和非标记抗原（Ag）具有相同的与限量抗体（Ab）竞争结合的能力，当 Ag^{E}与 Ab 结合形成 $AbAg^{E}$后，其酶活性将被减弱。反应体系中非标记抗原越多，形成的 Ag-Ab 多，$AbAg^{E}$则少，体系中酶活性增加，反之则酶活性降低。因此，均相酶免疫测定不需对反应液中 $AbAg^{E}$和 Ag^{E}进行分离，直接测定反应系中总酶活性的变化，即可推算出被测样品中 Ag 的含量。

均相酶免疫测定主要用于小分子激素和半抗原（如药物）的测定。由于该法无须分离反应板上的结合和游离的酶标抗原，不仅简化了操作步骤、减少了分离操作误差，还易于自动化分析，灵敏度可达 10^{-9} mol/L。但其最大缺点是易受样品中非特异的内源性酶、酶抑制剂及交叉反应物的干扰，而且由于采用竞争性结合分析原理，灵敏度不及非均相酶免疫测定。

（二）液相酶免疫测定

非均相液相酶免疫测定（heterogenous enzyme immunoassay）是将酶标抗原、待检抗原与特异性抗体同时混合(平衡法),或先将待检抗原与特异性抗体混合反应一定时间后,再加入酶标抗原(非平衡法),抗原抗体反应达到平衡后,加入二抗,经离心沉淀后,将游离的酶标记物与结合的酶标记物(酶标抗原-抗体-二抗复合物)分离,弃上清液,测定沉淀物中酶的活性。待检抗原量与沉淀物中酶的活性成反比。因抗原-抗体反应在液相中进行,又未用固相载体分离酶结合物,故称为液相酶免疫测定。

(三) 固相膜免疫测定

固相膜免疫测定(solid phase membrane-based immunoassay)是以微孔滤膜作为固相载体的免疫测定技术。常用的固相膜为 NC 膜。

1. 斑点酶免疫吸附试验

斑点酶免疫吸附试验(dot enzyme linked immunosorbent assay,Dot-ELISA)的原理与常规 ELISA 相同,不同之处在于 Dot-ELISA 使用 NC 膜为固相载体,底物经酶反应后形成有色的沉淀物,使 NC 膜染色。Dot-ELISA 的优点:①NC 膜吸附蛋白能力强,微量抗原吸附完全,故检出灵敏度比 ELISA 高 6～8 倍;②特异性强,假阳性少;③试剂用量少;④操作简便,不需特殊设备条件;⑤NC 膜上的包被物和试验结果可长期保存(－20 ℃可达半年),便于使用和复查。其缺点是不能定量测定,操作麻烦,特别是洗涤很不方便。

现应用斑点-ELISA 的原理,通过特殊工艺已制备出各种试剂,供临床检验用,一般分为三种类型。①将试剂膜粘贴在塑料条片,便于洗涤和观察。②将试剂膜封在小盒内,膜下垫吸水剂,洗涤液通过膜吸入盒内,此即斑点免疫渗滤试验。③将试剂膜固定在特定框格中放入特殊的自动分析仪中检测。应用这一系统可进行各种蛋白质、激素、药物和抗生素的定量测定。

2. 斑点-酶免疫渗滤试验

免疫渗滤试验(IFA)的基本原理是:以硝酸纤维素(NC)膜为载体,利用微孔滤膜的可滤过性,使抗原抗体反应和洗涤在一特殊的渗滤装置上以液体渗滤过膜的方式迅速完成。渗滤装置是 IFA 中的主要试剂之一,由塑料小盒、吸水垫料和点加了抗原或抗体的硝酸纤维素膜片三部分组成。盒盖的中央有一直径为 0.4～0.8 cm 的小圆吸孔,盒内垫放吸水垫料,NC 膜片安放在正对盒盖的圆孔下,紧密关闭盒盖,使 NC 膜片贴紧水垫料。以双抗体夹心法测 HCG 为例,测定时先滴加缓冲液 2 滴湿润薄膜,加待测尿液数滴,待完全渗入。此时标本中的 HCG 与预先包被在 NC 膜上的抗 HCG 相结合。再于小孔内滴加酶结合物试剂 1～2 滴,待完全渗入,洗涤滴加酶标记的抗 HCG 抗体与 NC 膜上的 HCG 形成双抗体夹心复合物。在膜上出现着色斑点为阳性反应。此法在妇女受孕后 10 天,即预期月经前 2～4 天即可检出。20 世纪 90 年代初在此基础上发展了以胶体金为标记物的金免疫渗滤试验(GIFA),省却了酶对底物的反应,更加简便、快速,如快速检测抗 HIV 抗体的试剂盒已商品化。

3. 免疫印迹试验

免疫印迹法亦称酶联免疫电转移印斑法,因与 Southern 早先建立的检测核酸的印迹方法 Southern blot 相类似,亦被称为 Western blot。免疫印迹法将凝胶电泳的高分辨力与抗原抗体反应的高特异性相结合,把电泳区分的蛋白质转移至固相载体,借助酶免疫、放射免疫等技术测定。此试验由 SDS-聚丙烯酰胺凝胶电泳、电转移和酶免疫定位三部分组成(图9-4)。在商品化试剂盒中,试剂厂家已将前两个步骤完成,使用者直接进行第三步即可。

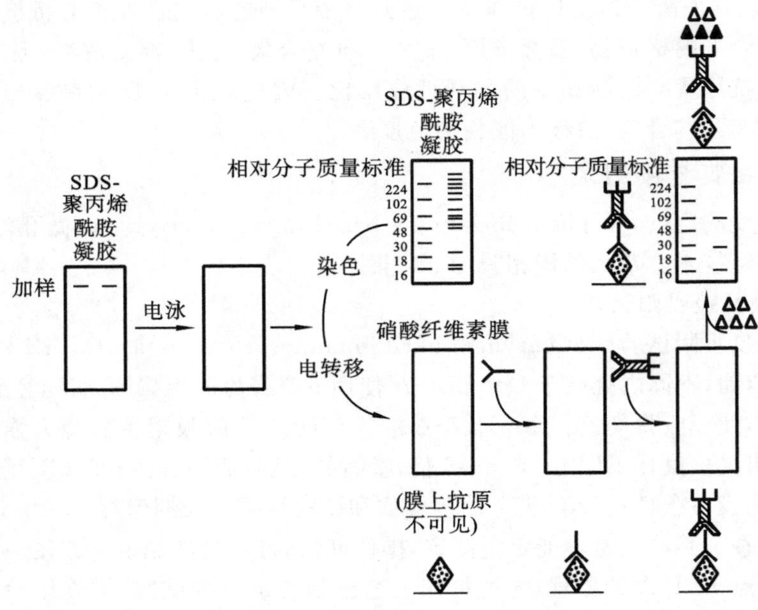

图 9-4 免疫印迹试验原理示意图

(1) SDS-聚丙烯酰胺凝胶电泳:抗原等蛋白样品经 SDS 处理后带阴电荷,在聚丙烯酰胺凝胶中从阴极向阳极泳动。相对分子质量越小,泳动速度越快。此阶段分离的蛋白质条带肉眼不可见(只有在染色后才显出电泳区带)。

(2) 电转移:将在凝胶中已经分离的蛋白质条带转移至 NC 膜上,选用低电压(100 V)和高电流(1~2 A),通电 45 min 转移即可完成。此阶段分离的蛋白质条带肉眼仍不可见。

(3) 酶免疫定位:印有蛋白条带的 NC 膜依次与特异性抗体和酶标记二抗作用后,加入能形成不溶性显色物的酶反应底物,使区带染色。常用的 HRP 底物为 3,3-二氨基联苯胺(呈棕色)和 4-氯-1-萘酚(呈蓝紫色)。阳性反应的条带染色清晰,根据 SDS-PAGE 时加入的相对分子质量标准,确定相应的待检物及各组分的相对分子质量。

本法综合了 SDS-聚丙烯酰胺凝胶电泳的高分辨力和 ELISA 法的高特异性和敏感性,能有效地分离相对分子质量大小不同的蛋白质并确定其相对分子质量,常用于检测多种病毒抗体或抗原,如应用该法检测 HIV 抗体以确定 HIV 感染。

4. 重组免疫结合试验

重组免疫结合试验(recombinant immunobinding assay,RIBA)与免疫印迹试验相似,不同之处是特异性抗原不通过电泳分离转印,而是将各种抗原成分以横线条形式分别吸附在 NC 膜上,置于特制的凹槽反应盘中与标本中的特异性抗体和酶标记二抗温育、洗涤,最后加底物显色,显色条带提示血清中存在有针对吸附抗原的特异性抗体。根据条带的粗细和深浅,还可粗略估计抗体效价。

重组免疫结合试验十分适合于含复杂抗原成分的病原体抗体的分析,RIBA 已用于抗 HCV 抗体、抗 HIV 抗体和抗 ENA 抗体的测定和抗原分析。

（四）酶免疫测定的应用

酶免疫测定具有高度的敏感性和特异性，几乎所有的可溶性抗原-抗体系统均可进行定性和定量检测。它的最小可测值达 ng 甚至 pg 水平。与放射免疫分析相比，酶免疫测定的标记试剂比较稳定，且无放射性危害。随着商品化试剂盒和自动或半自动检测仪器的问世，与其他标记技术如生物素-亲和素系统等联合使用，使酶免疫测定的应用日新月异，新方法、新技术不断发展。

四、酶免疫组织化学技术

酶免疫组织化学技术（enzyme immunohistochemistry technique，EIHCT）是在一定条件下，应用酶标记抗体（抗原）与组织或细胞标本中的相应抗原（抗体）发生反应，然后与酶底物作用，形成有色沉淀物，可以在光镜或电镜下观察，识别出标本中抗原（抗体）的分布位置和性质；经图像分析也可达到定量的目的。与荧光免疫技术相比，EIHCT 具有染色标本可长期保存、可用光镜或电镜观察结果、可观察组织细胞的细微结构等优点。

EIHCT 主要用于组织切片或其他标本中抗原（抗体）的定位定性检测，常用的标本有组织切片、组织印片和细胞涂片等。最常用的酶是 HRP，供氢体是 DAB。EIHCT 可分为酶标记抗体免疫组化技术、非标记抗体酶免疫组化技术和酶免疫电镜技术三种类型。

五、酶免疫分析技术案例

（一）酶标记物的制备

【目的】

1. 要求 学会过碘酸钠氧化法制备酶标抗体的方法；学会酶标抗体的鉴定方法。

2. 用途 作为酶标记技术测定的主要试剂，用于结果判断的示踪物。

【内容】

过碘酸钠氧化法制备酶标抗体。

【相关知识点】

(1) 原理：HRP 分子中与酶活性无关的糖基被过碘酸钠氧化为醛基，可与抗体蛋白的氨基结合。为了防止酶蛋白的氨基与醛基发生自身耦联，在标记前先用 2,4-二硝基氟苯（DNFB）封闭酶蛋白中残留的 α-和 ε-氨基。酶与抗体结合后，再加入硼氢化钠还原成稳定的结合物。

(2) 结合物的免疫活性：HRP 与抗体蛋白结合后不影响抗体和酶的活性。

(3) 适应范围：过碘酸钠氧化法仅限于标记 HRP，常用于标记抗体。

【准备】

标记用酶、标记用 Ab、过碘酸钠、各种缓冲液、硼氢化钠溶液、2.5%乙二醇、透析膜、离心机、磁力搅拌器等。

【操作步骤】

(1) 取 HRP 5 mg 溶于 0.2 mol/L、pH 值为 5.6 醋酸盐缓冲液 1 mL 中，加入 1% DNFB 无水乙醇溶液 0.1 mL，室温下轻微搅拌 1 h；

(2) 加入新鲜配置的 0.1 mol/L $NaIO_4$ 0.5 mL，此时溶液由原棕色变为墨绿色，置 4 ℃放置 30 min，此时溶液由原棕色变为墨绿色；

(3) 加入 2.5%乙二醇 1 mL，室温下轻微搅拌 1 h，终止反应；

(4) 加入待标记的抗体 5～10 mg，用 1.0 mol/L、pH 值为 9.5 的 CBS，调节 pH 值至 9.0；

(5) 混匀，置 4 ℃过夜改良过碘酸钠标记法制备酶标抗体；

(6) 加入硼氢化钠溶液 0.1 mL，混匀，4 ℃放置 3 h；

(7) 对 0.01 mol/L、pH 值为 7.4 的 PBS，4 ℃透析过夜，换液 3 次；

(8) 3000 r/min 离心 30 min，去除沉淀物；

(9) 收集上清液即为酶标记抗体。

【注意事项】

(1) 在氧化 HRP 时，以 pH 值为 5.6 醋酸盐缓冲液溶解酶为宜。

(2) 一般认为氧化 HRP 5 mg，$NaIO_4$ 量以 0.06 mol/L 0.5 mL 为宜，不能低于 0.015 mol/L 0.5 mL。

(3) 氧化 HRP 时间以 15～30 min 为宜。

(4) 加入 DNFB 的目的是为了封闭酶蛋白中残留的 α-氨基和 ε-氨基。

(5) 加入乙二醇的目的是终止反应；为便于在加入抗体后调节 pH 值，故乙二醇要用 0.05 mol/L CBS 配制。

【酶标物鉴定】

1. 酶标记物的纯化 可采用葡聚糖凝胶层析法（如 Sephadex G-200）、亲和层析或 50%饱和硫酸铵沉淀法（见有关大分子蛋白分离技术）。

2. 生物活性测定 用双向免疫扩散法检测，出现沉淀线表示结合物中的抗体（抗原）具有免疫活性。沉淀线经生理盐水反复漂洗后，滴加酶的底物溶液，若在沉淀线上显色，表示结合物中酶仍具有活性，也可用 ELISA 法测定酶活性。

3. 酶标抗体效价和工作浓度的测定 用双向免疫扩散法或 ELISA 方法测定效价，用棋盘滴定法选择最适工作浓度。

4. 酶标记率测定 用分光光度法分别测定结合物中酶和抗体（抗原）蛋白的含量，再按公式计算酶标记率。

(二) ELISA 技术

【目的】

1. 要求 能熟练进行 ELISA 双抗体夹心法操作方法，正确判断结果，规范操作，注意生物防护。

2. 用途 可用于多种抗原、抗体的检测。

【内容】

双抗体夹心法检测 HBsAg。

【相关知识点】

(1) 原理：HBsAg 是病毒性肝炎血清标志物之一，用纯化的人乙型肝炎表面抗体包被微孔板，制成固相抗体，可与样品中乙型肝炎表面抗原（HBsAg）相结合，经洗涤除去未结合的抗原和其他成分后再与 HRP 标记的乙型肝炎表面抗体结合，形成抗体-抗原-酶标抗体复合物，经过彻底洗涤后加底物 TMB 显色。根据显色情况，判定标本中人乙型肝炎表面抗原（HBsAg）的存在与否。色越深，吸光度（A 值）越高，表明待检抗原的量越多。

（2）操作影响：加样、洗涤、温育、底物及终止反应时间都将影响测试结果，应严格按操作规程进行。

【准备】

1. 免疫试剂 包被板 12 孔×8 条、酶标试剂 6 mL×1 瓶，显色剂 A 液、B 液 各 6 mL×1 瓶。

2. 试验用液 30 倍浓缩洗涤液 20 mL×1 瓶、样品稀释液 6 mL×1 瓶、终止液 6 mL×1 瓶、蒸馏水。

3. 检品与对照 待检血清（Ag）、阴性和阳性对照各 0.5 mL×1 瓶。

4. 其他 各种规格移液器、振荡器、磁力搅拌器、说明书、封板膜 2 张、密封袋 1 个。

【操作步骤】

1. 编号 将样品对应微孔按序编号，每板应设阴性对照 2 孔、阳性对照 2 孔、空白对照 1 孔（空白对照孔不加样品及酶标试剂，其余各步操作相同）。

2. 加样 分别在阴性、阳性对照孔中加入阴性对照、阳性对照各 50 μL。然后在待测样品孔先加样品稀释液 40 μL，然后再加待测样品 10 μL。将样品加于酶标板孔底部，尽量不触及孔壁，轻轻晃动混匀。

3. 温育 用封板膜封板后置 37 ℃温育 30 min。

4. 配液 将 30 倍浓缩洗涤液用蒸馏水 30 倍稀释后备用。

5. 洗涤 小心揭掉封板膜，弃去液体，甩干，每孔加满洗涤液，静置 30 s 后弃去，如此重复 5 次，在吸水纸上拍干。也可采用洗板机，设计好洗涤次数后自动完成洗涤。

6. 加酶 每孔加入酶标试剂 50 μL，空白对照孔除外。

7. 温育 操作同 3。

8. 洗涤 操作同 5。

9. 显色 每孔先加入显色剂 A 50 μL，再加入显色剂 B 50 μL，轻轻震荡混匀，37 ℃避光显色 15 min。

10. 终止 每孔加终止液 50 μL，终止反应（此时蓝色立转黄色）。

11. 测定 以空白对照孔调零，450 nm 波长依序测量各孔的吸光度（A 值）。测定应在加终止液后 15 min 以内进行。

【注意事项】

（1）试剂应按标签说明书储存，使用前恢复到室温。稀释过后的标准品应丢弃，不可保存。

（2）实验中未用的包被板条应立即放回包装袋中，密封保存，以免变质。

（3）不用的其他试剂应包装好或盖好。不同批号的试剂不要混用，保质前使用。

（4）使用一次性的吸头以免交叉污染，吸取终止液和底物 A、B 液时，避免使用带金属部分的移液器。

(5) 使用干净的塑料容器配置洗涤液。使用前充分混匀试剂盒里的各种成分及样品。

(6) 底物 A 易挥发，避免长时间打开盖子。底物 B 对光敏感，避免长时间暴露于光下。避免用手接触，有毒。实验完成后应立即读取 A 值。

(7) 加入试剂的顺序应一致，以保证所有反应板孔温育的时间一样。

(8) 按照说明书中标明的时间、加液的量及顺序进行温育操作。

(9) 标本采集后尽早提取血清进行试验。否则，可将标本放 −20 ℃保存，但应避免反复冻融。

(10) 不能检测含 NaN3 的样品，因 NaN3 抑制辣根过氧化物酶(HRP)的活性。

【结果判断】

1. 试验有效性　阳性对照孔平均值≥1.00，阴性对照孔平均值≤0.10。

2. 临界值(CUT OFF)计算　临界值＝阴性对照孔平均值＋0.15

3. 结果判定

阴性判定：样品 OD 值＜ 临界值(CUT OFF)者为乙型肝炎表面抗原(HBsAg)阴性。

阳性判定：样品 OD 值≥ 临界值(CUT OFF)者为乙型肝炎表面抗原(HBsAg)阳性。

【结果分析及临床意义】

(1) HBsAg 阳性，表明有乙型肝炎病毒(HBV)感染，根据其效价高低可判定 HBV 感染的时期，常需要结合 HBV 其他标志物检测结果一起综合分析。

(2) HBV 标志物检测结果分析：见表 9-2。

表 9-2　HBV 标志物检测结果分析

HBsAg	HBeAg	抗 HBc	抗 HBe	抗 HBs	检测结果分析
+	+	−	−	−	急性 HBV 感染早期，HBV 复制活跃
+	+	+	−	−	急性或慢性 HB，HBV 复制活跃
+	−	+	−	−	急性或慢性 HB，HBV 复制减弱
+	−	+	+	−	急性或慢性 HB，HBV 复制减弱
−	−	+	−	−	既往 HBV 感染，未产生抗-HBs
−	−	+	+	−	抗-HBs 出现前阶段，HBV 低度复制
−	−	+	−	+	HBV 感染恢复阶段
−	−	+	+	+	HBV 感染恢复阶段
+	+	+	−	+	不同亚型(变异型)HBV 再感染
+	−	−	−	−	HBV-DNA 处于整合状态
−	−	−	−	+	病后或接种 HB 疫苗后获得性免疫
−	+	+	−	−	HBsAg 变异的结果
+	−	−	+	+	表面抗原、e 抗原变异

(3) HBsAg 阳性见于急性乙型肝炎的潜伏期，发病时达高峰；如果发病后 3 个月不转阴，则易发展成慢性乙型肝炎或肝硬化。携带者 HBsAg 也呈阳性。HBsAg 本身不具传染性，但因其常与 HBV 同时存在，常被用来作为传染性标志之一。

(4) 抗-HBs是一种保护性抗体。抗-HBs阳性提示机体对乙型肝炎病毒有一定程度的免疫力。抗-HBs一般在发病后3～6个月才出现,可持续多年。注射过乙型肝炎疫苗或抗-HBs免疫球蛋白者,抗-HBs可呈现阳性反应。

(5) HBeAg阳性表明乙型肝炎处于活动期,并有较强的传染性。孕妇此项指标阳性可引起垂直传播。HBeAg持续阳性,表明肝细胞损害较重,且可转为慢性乙型肝炎或肝硬化。

(6) 抗-HBe阳性:乙型肝炎急性期即出现抗-HBe阳性者,易发展为慢性乙型肝炎;慢性活动性肝炎出现抗-HBe阳性者可发展为肝硬化;HBeAg与抗-HBe均阳性,且ALT升高时可发展为原发性肝癌。抗-HBe阳性表示大部分乙型肝炎病毒被消除,复制减少,传染性减低,但并非无传染性。

(7) 抗-HBc作为HBsAg阴性的HBV感染的敏感指标。在HBsAg携带者中多为阳性。抗-HBc检测也可用作乙型肝炎疫苗和血液制品的安全性鉴定和献血员的筛选。抗-HBc IgG对机体无保护作用,其阳性可持续数十年甚至终身。

(郑风英)

重点提示

1. 酶免疫技术的原理 酶标记Ag或Ab制成酶标试剂与待检Ab或Ag反应,加酶底物呈现显色反应,可对标本中的Ag或Ab做定性或定量分析。

2. 酶免疫技术的特点 Ag、Ab反应的特异性与酶的高效催化反应的专一性相结合。

3. 标记技术分类 所有标记技术(如酶、荧光、同位素等)均可分为免疫组化和免疫测定两类,非均相免疫测定均可分为固相和液相免疫测定。酶免疫技术主要的技术类型:包括酶免疫组织化学技术和酶免疫测定。酶免疫组织化学技术主要用于组织切片和其他标本中抗原定位EIHCT。酶免疫测定分为均相EIA和固相EIA(ELISA),用于液体标本中抗原或抗体检查。

4. 酶联免疫吸附试验(ELISA)的基本原理 抗原或抗体包被固相载体上,加入待测抗原或抗体反应后,把固相载体上的抗原抗体复合物与其他物质分离,再加入底物显色测定。

5. ELISA用途 ELISA可进行定位、定性、定量,技术类型多样,变换包被物和酶标物,以及添加各试剂、改变检验的步骤,即可检测不同物质。例如,双抗体夹心法测抗原,也可变为双抗原夹心法测抗体。结果也因反应原理不同,显色可为(+)性(如夹心法、间接法、捕获法),也可为(—)性(如竞争法)。

6. 钩状效应 使用ELISA的双位点一步法测定时,因待检标本中抗原浓度过高而引起的带现象,可出现假阴性结果,可将待检标本适当稀释后重新测定。

7. 免疫印迹法的特点 将凝胶电泳的高分辨力与抗原和抗体反应的高特异性相结合,把电泳区分的蛋白质转移至固相载体,借助酶免疫、放射免疫等技术测定。此试验由SDS-聚丙烯酰胺凝胶电泳、电转移和酶免疫定位三部分组成。本法是一个有效的分析手段,不仅广泛应用于分析抗原组分及其免疫活性,并可用于疾病的诊断,如HIV。

目标检测

一、单项选择题

1. 用于标记 HRP 的 RZ 值应大于（　　）。

A. λ_{403} nm/λ_{275} nm ≥3.0　　B. λ_{420} nm/λ_{275} nm ≥3.1

C. λ_{403} nm/λ_{290} nm ≥3.2　　D. λ_{275} nm/λ_{403} nm ≥3.3

E. λ_{290} nm/λ_{275} nm ≥3.4

2. ELISA 常用的呈蓝色，加终止液后即变黄色的底物是（　　）。

A. OPD　B. TMB　C. 5-ASA　D. ABTS　E. 4 MUG

3. 下列酶-底物-颜色反应组合中，正确的是（　　）。

A. HRP—OPD—蓝色　　B. HRP—TMB—红色

C. AP—P-NPP—黄色　　D. HRP—P-NPP—蓝色

E. AP—TMB—蓝色

4. 酶免疫组织化学技术中，常用的酶是（　　）。

A. 胰蛋白酶、葡萄糖氧化酶　　B. 辣根过氧化物酶、碱性磷酸酶

C. 辣根过氧化物酶、蛋白酶 K　　D. 碱性磷酸酶、胃蛋白酶

E. 葡萄糖氧化酶、蛋白酶 K

5. 应用最广泛的均相 EIA 是（　　）。

A. CEDIA　B. SPEIA　C. EMIT　D. ELISA　E. IFA

6. 关于酶免疫技术的特性，正确的是（　　）。

A. 酶标记物催化抗原反应，使其结果放大，降低了检测的特异性

B. 酶活性易受理化因素的影响，酶标记物稳定性差

C. 酶催化底物以后的成色，使酶标记免疫反应结果得以放大

D. 标记酶后往往使酶活性降低

E. 酶免疫技术检测方法较为烦琐

7. 酶免疫技术能对样品中抗原或抗体定量测定是基于（　　）。

A. 酶标记物参与免疫反应

B. 固相化技术的应用，使结合和游离的酶标记物能有效地分离

C. 含酶标记免疫复合物中酶可催化底物成色，其颜色的深浅与待测物含量相关

D. 酶催化免疫反应，复合物中酶的活性与样品测定值均呈正比

E. 酶催化免疫反应，复合物中酶的活性与样品测定值均呈反比

8. 关于 HRP，描述正确的是（　　）。

A. HRP 由具酶活性的蛋白主酶和亚铁血红素辅基构成

B. 测定 HRP 的 RZ 值，可判断酶活性的高低

C. HRP 对酶催化反应中的受氢体专一性要求不高

D. 酶变性后，其 RZ 值不变

E. 邻苯二胺底物液被 HRP 催化显蓝色，其最大吸收波长为 492 nm

9. 属于均相酶免疫测定的方法是(　　)。

A. 酶联免疫吸附试验　　B. Dot-ELISA

C. ELISA　双抗体夹心法　　D. 酶扩大免疫测定技术

E. ELISA 竞争法

10. 下列哪种 ELISA 技术类型，呈深色判为阴性？(　　)

A. ELISA 双抗体夹心法　　B. ELISA 竞争法

C. ELISA 间接法　　D. ELISA 捕获法

E. ELISA 双抗原夹心法

二、简答题

1. 用于标记的酶应符合哪些要求？
2. 简述双抗体夹心法检测乙型肝炎表面抗原的原理。
3. 斑点-ELISA 有哪些优点？
4. 简述 ELISA 的临床应用。

单元二　荧光免疫技术

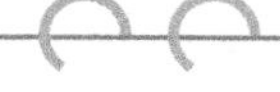

单元学习目标

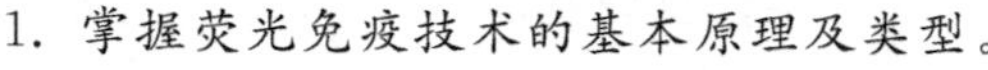

1. 掌握荧光免疫技术的基本原理及类型。
2. 熟悉常用的荧光物质和荧光抗体的制备。
3. 了解荧光免疫显微技术的操作，明确操作注意事项。

荧光免疫技术是将抗原抗体反应的特异性与荧光物质检测的敏感性和直观性相结合的一种免疫分析技术，是免疫标记技术中发展最早的一种检测方法。1941 年 Coons 等首次采用异硫氰酸荧光素标记抗体，检测小鼠组织切片中的可溶性肺炎球菌多糖抗原。近年来，随着一系列新仪器和新方法的问世，荧光免疫技术有了很大的改进和发展，其标准化、定量化和自动化进入了一个新的发展阶段，已成为检验医学、科学研究中很有实用价值的测定方法之一。

荧光免疫技术分为免疫荧光显微技术和荧光免疫测定两大类。免疫荧光显微技术是用荧光抗体对细胞、组织切片或其他标本中的抗原或抗体进行鉴定和定位检测，可在荧光显微镜下直接观察结果或是应用流式细胞仪进行自动分析检测。荧光免疫测定主要用于体液标本中微量抗原或抗体的定量检测。

一、荧光素标记物的制备

荧光抗体的制备是荧光免疫技术的关键步骤。荧光抗体是将荧光素或镧系螯合物等荧光物质与特异性抗体以化学共价键的方式结合形成的。

（一）荧光和荧光素

1. 荧光

(1) 荧光的产生：一些化学物质能从外界吸收并储存能量（如光能、化学能等）而进入激发态，当其从激发态再恢复至基态时，部分能量以电磁辐射的形式发射即发光。荧光发射的特点是可产生荧光的分子或原子在接受能量后即刻引起发光，而一旦停止供能，发光（荧光）现象随即停止。可引发荧光的能量种类很多，当激发的能量为光能时称为光致荧光，当激发的能量为化学能时称为化学荧光。荧光免疫技术一般应用光致荧光物质进行标记。

(2) 荧光效率：荧光效率是指荧光分子将吸收的光能转变成荧光的百分率。荧光分子不会将全部吸收的光能都转变成荧光，而是或多或少地以其他形式释放。发射荧光的光量子数称之为荧光强度，它受激发光强度和激发光的波长影响。各个荧光分子都有其特定的吸收光谱和发射光谱（荧光光谱），即在某一特定波长处有最大吸收峰和最大发射峰。选择激发光波长最接近于荧光分子的最大吸收峰波长且测定光波最接近于最大发射光波峰时，可得到最强的荧光效率。

$$\text{荧光效率}=\frac{\text{发射荧光的光量子数（荧光强度）}}{\text{吸收光的光量子数（激发光强度）}}$$

(3) 荧光寿命：荧光寿命是指荧光物质被一瞬时光脉冲激发后产生的荧光随时间而衰减到一定程度时所需的时间。

(4) 荧光的淬灭：荧光的淬灭是指荧光分子的辐射能力受到激发光较长时间的照射后会减弱的现象。这是由于激发态分子的电子不能恢复到基态，所吸收的能量无法以荧光形式发射所致。

(5) 影响荧光强度的因素：①pH 值：每一种荧光素都有自己合适的 pH 值，它保持荧光素分子与溶剂之间的电离平衡。pH 值的改变可以引起荧光素荧光光谱的改变，并可造成荧光强度的降低。②温度：一般情况下，温度在 20 ℃时，荧光素开始表现温度淬灭作用，以后随温度升高而加强，可至荧光完全淬灭。温度在 20 ℃以下，荧光素的荧光强度随温度的变化改变不明显，基本上保持恒量。③荧光素的浓度：在一定范围内，荧光强度随荧光素浓度增加而增加。当浓度增加超过该范围时，荧光强度反而开始下降。④其他：荧光强度还受试剂中的杂质、细胞固定剂的影响。例如，苯胺、酚、硝基苯及一些卤化物等都有较强的荧光淬灭作用，戊二醛、甲醛等固定剂可使细胞荧光强度减弱 50%。

2. 荧光物质 荧光物质是指可产生荧光现象的所有物质，常见的有荧光素、镧系螯合物等。

(1) 荧光素：荧光素是指能产生明显荧光的有机化合物。常用荧光物质如下：异硫氰酸荧光素（fluorescein isothiocyanate，FITC）、四乙基罗丹明（rhodamine，RB200）、四甲基异硫氰酸罗丹明（tetramethylrhodamine isothiocyanae，TRITC）、藻红蛋白（phycoerythrin，PE）、藻红蛋白-德州红（energy coupled dye，ECD）、藻红蛋白-花青苷 5（phycoerythrin cyanin 5，PeCy5）、藻红蛋白-花青苷 7（phycoerythrin cyanin 7，PeCy7）、别藻青蛋白（allophycocyanin，APC）、碘化丙啶（PI）等，它们的荧光特点见表 9-3。

表 9-3 常用荧光物质的荧光特点

荧光物质	最大吸收光谱(nm)	最大发射光谱(nm)	发光颜色	应用
FITC	490～495	520～530	黄绿色	FAT、荧光偏振免疫测定、流式细胞术
RB200	570	595～600	橘红色	FITC 的衬比染色或双标记 FAT
TRITC	550	620	橙红色	FITC 的衬比染色或双标记 FAT，也可单独采用
PE	488	575	红色	可与 FITC 共用 488 nm 激发光双标记 FAT、流式细胞术
ECD	488	620	橘红色	流式细胞术
PeCy5	488	670	红色	流式细胞术
PeCy7	488	755	深红色	流式细胞术
PI	488	620	橙红色	DNA 染色
APC	633	670	红色	双激光管的仪器分析
Eu3＋螯合物	340	613	镧系荧光	时间分辨荧光免疫测定

(2) 其他荧光物质：

①镧系螯合物：某些三价镧系稀土元素如铕(Eu^{3+})、钐(Sm^{3+})等的螯合物可以发射特征性的荧光，其中以 Eu^{3+} 应用最广。Eu^{3+} 螯合物的激发光波长范围宽，发射光波长范围窄，荧光衰变时间长，适用于时间分辨荧光免疫测定。

②酶作用后产生荧光的物质：某些化合物本身并不具备荧光效应，但经酶作用后便可形成具有强荧光的物质。例如，4-甲基伞酮-β-D 半乳糖苷(MUG)，经 β-半乳糖苷酶(β-G)的作用分解成 4-甲基伞酮(MU)，后者可发出荧光。其他如碱性磷酸酶(AP)的底物——4-甲基伞酮磷酸盐(MUP)和辣根过氧化物酶(HRP)的底物——对羟基苯乙酸(HPA)也都具有荧光底物的性质，可以用于酶免疫荧光分析(表 9-4)。

表 9-4 酶免疫荧光分析中常用的酶和荧光底物

酶	作用底物	产物	激发光波长(nm)	发射光波长(nm)
β-G	MUG	MU	360	450
AP	MUP	MU	360	450
HRP	HPA	二聚体	317	414

(二) 荧光抗体的制备

1. 荧光物质标记抗体的制备 用于荧光物质标记的抗体应具有高特异性、高亲和力和高纯度。作为标记的荧光物质应符合以下条件：①易和蛋白质结合且不易解离；②荧光效率高，与蛋白质结合后，仍能保持较高的荧光效率；③荧光色泽与背景组织的色泽对比鲜明；④与蛋白质结合后，不影响自身和蛋白质原有的生化和免疫性质。⑤结合物稳定、安全无毒、易于保存。

1) 方法 常用的标记方法有搅拌法和透析法两种，以 FITC 标记为例介绍如下。

(1) 搅拌标记法:先将 40 mg/mL 待标记的蛋白质溶液 5 mL 置于量瓶中,用 pH 值为 9.0、0.5 mol/L 的碳酸盐缓冲液 4 mL 平衡,然后在磁力搅拌下逐滴加入 1 mL 含 2 mg FITC 溶液,在 25 ℃下放置 1 h,4 ℃持续搅拌 4～6 h 后,4000 rpm, 离心 15 min,上清液即为标记物。此法常适用于标记体积较大、蛋白含量较高的抗体。该法的影响因素多,若操作不当会引起较强的非特异性荧光染色。

(2) 透析标记法:仍以 FITC 标记为例,先将待标记的 10 mg/mL 免疫球蛋白溶液 10 mL 装入透析袋中,置于含 0.1 mg/mL FITC 的 pH 值为 9.4、0.01 mol/L 碳酸盐缓冲液 100 mL 中,磁力搅拌 24 h,以后再加 pH 值为 7.4、0.01 mol/L 磷酸盐缓冲液(PBS)透析去除游离荧光素。低速离心(4000 rpm,20 min),取上清液即为标记物。此法适用于标记样品量少,蛋白含量低的抗体溶液。该法标记均匀,非特异性荧光染色也较弱。

2) 鉴定　抗体标记完成后,应对标记抗体进一步纯化。采用透析法和凝胶柱层析法去除游离的荧光素及其降解产物;采用 DEAE-纤维素或 DEAE-Sephadex A-50 离子交换层析法去除未标记及过度标记的抗体;采用组织制剂(正常大白鼠或小白鼠的肝粉)吸收法和固相抗原吸收法去除杂抗体或交叉反应抗体。荧光素标记的抗体,在使用前还应对其抗体效价(抗体活性)和荧光素与蛋白质结合比率等加以鉴定。为防止抗体失活和荧光猝灭最好小量分装,加入 0.02%NaN_3 或 0.01%硫柳汞防腐,避免反复冻融,－20 ℃冻存后可保存 1～2 年,真空干燥后可长期保存。

2. 镧系元素标记物的制备　镧系稀土元素离子不能直接与蛋白质结合,因此需要利用具有双功能基团的螯合剂将稀土元素与抗体或抗原分子的氨基偶联,形成镧系元素离子-螯合剂-抗原(或抗体)复合物,以获得稳定的稀土元素标记物。螯合剂可先螯合 Eu^{3+},再连接蛋白质(一步法);或先连接蛋白质,再螯合 Eu^{3+}(二步法)。常用的螯合剂如:多羧基酸类螯合剂如异硫氰酸-苯基-EDTA,β-二酮体类螯合剂如 2-萘酰三氟丙酮(2-NTA)等。

二、荧光免疫显微技术

(一) 基本原理

荧光免疫显微技术是以荧光显微镜为检测工具,用荧光素标记特异性抗体或抗抗体,检测固定组织细胞上的抗原或血清中的抗体,常用于定性和定位检查的一门技术。

(二) 技术类型

根据标记物和反应程序的不同,可将荧光免疫显微技术分为直接法和间接法两类。

1. 直接法　将适当稀释的荧光物质标记的特异性抗体直接滴加于已固定的待测标本上,置带盖的湿盒内,25～37 ℃温育 30 min,充分洗涤干燥。不耐热抗原的检测则以 4 ℃过夜为宜。洗涤后在荧光显微镜下观察特异性荧光,以检测未知抗原(彩图 15)。此法常用于细菌和病毒等病原微生物的快速检测、肾活检及皮肤活检的免疫病理检查。

2. 间接法　间接法中荧光素标记的是抗球蛋白抗体即抗抗体(第二抗体)。技术要点如下:用未知未标记的抗体(待检标本)加到已知抗原片上,在湿盒中 37 ℃保温 30 min,使抗原与抗体充分结合,洗涤除去未结合的抗体,再加上荧光标记的抗球蛋白抗体,从而检测未知抗体(彩图 16)。此法常用于检测各种自身抗体。

3. 双标记法　反应原理同直接法。用两种荧光素 (FITC 和 RB200) 分别标记两种不同的特异性抗体，对同一标本进行荧光染色，在荧光显微镜下用两种不同的激发光激发。若有相应的两种抗原同时存在，可显示两种颜色的荧光（黄绿色和橘红色）。本法主要用于同时检测细胞表面两种抗原的分布与消长关系，区分末梢血或同一切片中 T 细胞和 B 细胞等。

（三）技术流程

1. 标本的制作 荧光免疫显微技术依靠观察标本上荧光抗体的染色结果作为抗原的鉴定和定位，因此标本制作的好坏直接影响到检测结果。在制备标本过程中，应力求保持抗原的完整性，并在染色和洗涤等过程中不发生溶解和变性，也不扩散至临近细胞或组织间隙中去。标本切片要求尽量薄，以利抗原与抗体接触和镜检。标本中干扰抗原-抗体反应的物质要充分洗去，有传染性的标本要注意安全。

常见的临床标本主要有组织、细胞和细菌三大类。不同标本可制作涂片、印片或切片，如组织材料可制备成石蜡切片或冷冻切片。石蜡切片对于组织细胞的精细结构显现清楚，可用于回顾性研究，但对抗原的保存量不如冷冻切片，操作烦琐，结果不稳定，非特异性荧光反应强。冷冻切片可使抗原大量的保存，操作简便，自发荧光较少，缺点是组织结构欠清晰。组织材料也可制成印片，方法是用洗净的玻片轻压组织切面，使玻片粘上 1～2 层组织细胞。细胞或细菌可制成涂片，涂片应薄而均匀。

除活细胞外，其他标本片应在染色前以适当方式固定。丙酮和乙醇是常用的固定剂，其中，尤以冷丙酮对冷冻切片的固定效果好，而乙醇加 95％冰醋酸对于涂片抗原的固定效果较理想，固定时间一般为 5～15 min。对制备好的标本应尽快染色检查，或置－20 ℃下低温保存。

2. 荧光抗体染色 可用直接法或间接法进行染色。

3. 荧光显微镜检查 荧光显微镜观察时，应在通风良好的暗室内进行，且在染色后即做镜检，以防荧光消退，影响结果。荧光显微镜与普通显微镜的主要不同之处在于光源、滤光片、聚光器及镜头等。荧光显微镜通常用高压汞灯、氙灯或卤素灯作为激发光源。正确选择滤光片能获得良好荧光观察效果。滤光片分为隔热滤光片、激发滤光片和吸收滤光片三种。隔热滤光片位于灯室的聚光镜前面，能阻断红外线的通过而隔热；激发滤光片位于光源和物镜之间，能选择性地透过紫外线可见波长的光域，以提供合适的激发光；吸收滤光片位于物镜和目镜之间，能阻断激发光而使发射的荧光透过，使标本在暗的背景上呈现荧光易于观察，也使眼睛免遭强激发光刺激。例如，观察 FITC 标记物时可选用激发滤光片 BG12（蓝紫色）配以吸收滤光片 OG4（橙黄色）或 GG9（淡绿黄色）。聚光器有明视野、暗视野和相差荧光器等，它与光源、光路、激发滤光片适宜组合，以期在黑色的背景上获得满意的荧光。荧光显微镜上有消色差、氟及复消色差三种目镜镜头，常用的是消色差镜头。荧光显微镜的光路分为透射光和落射光两种形式。透射光的照明光线是从标本下方经过聚光器会聚后透过标本进入物镜，适于观察对光可透的标本。落射光的照明光线从标本上方经特殊的分光镜反射从物镜周围落射到标本上，荧光经标本反射而进入物镜，适于观察透明度不好的标本以及各种活性组织等（图 9-5）。

4. 荧光强度判定 荧光强度的判断一般用“＋”号表示。“－”为无或仅见极微弱荧光；“＋”为荧光较弱但清楚可见；“＋＋”为荧光明亮；“＋＋＋”为耀眼的强荧光。临床上根据荧光强度将特异性荧光强度达“＋＋”以上判定为阳性，而对照光应呈“－”或“±”。

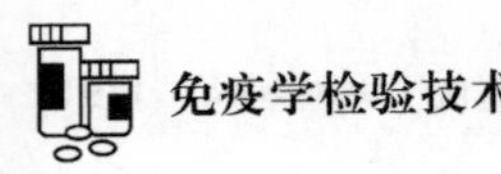

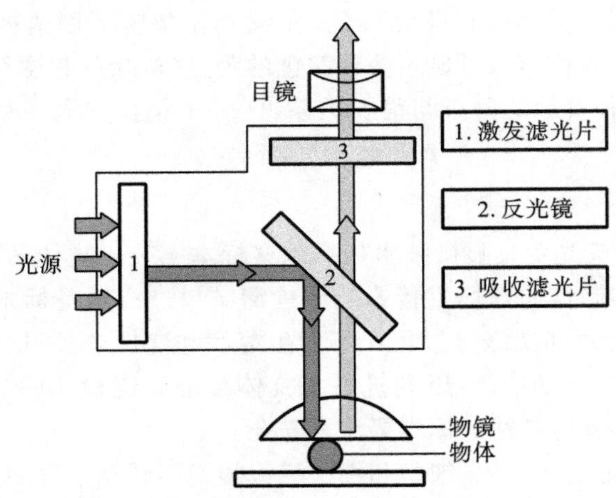

图 9-5 荧光显微镜成像示意图

5. 荧光对照 荧光对照是指每次实验时应设立严格的实验对照(阳性和阴性对照),正确区分特异性荧光染色和非特异性荧光染色,以排除假阳性和假阴性结果的干扰。在荧光显微镜检查中,非特异性荧光染色是直接影响检测结果的主要问题,其原因可能是某些抗原的自发荧光、交叉反应及染色时间过长,干燥、固定、洗涤不当所致,可以通过对照进行鉴别与排除。荧光抗体染色的对照包括阳性和阴性对照。阳性对照即为已知的标记抗原抗体复合物,阴性对照则包括:①用与特异性抗体种属相同的动物血清或同一动物免疫前的血清标记荧光素代替特异性抗体,结果应为阴性;②染色抑制试验:将未标记荧光素的已知抗体先与切片的靶抗原反应,然后再加荧光素标记的相同抗体,结果应为弱阳性或阴性;③用 PBS 代替荧光抗体,结果应为阴性;④标本自发荧光对照,即切片标本经 PBS 洗后不加荧光抗体,应为阴性。

(四)方法评价

荧光免疫显微技术可用于组织学中抗原或抗体的定位、定性检查,既有抗原抗体反应的高度特异性,又能在荧光显微镜下清晰地显示其形态,直观性强。其缺点是荧光容易消退,难以制备永久性标本,非特异荧光的干扰常影响结果的判断。

直接荧光免疫法操作简便、特异性高、非特异性荧光干扰因素少,缺点是敏感性偏低,而且每检查一种抗原需制备相应的特异性荧光抗体。间接荧光免疫法的敏感性高于直接法,而且制备一种荧光抗体可用于检测多种抗原或抗体,缺点是参与的因素多,易出现非特异性荧光,操作时间较长。

(五)临床应用

荧光免疫显微技术在临床检验中已用作细菌、病毒和寄生虫的检验及自身免疫病的诊断等。

1. 血清中自身抗体的检测 荧光免疫显微技术是检测各种自身抗体的良好工具,在自身免疫病的实验诊断中应用日益广泛。其突出的优点是能够用简单的方法同时检测抗体和与抗体起特异反应的组织成分,并且能够在同一组织中同时检查抗不同组织成分的抗体。主要用于检查抗核抗体、抗线粒体抗体、抗平滑肌抗体、抗 dsDNA 抗体、抗甲状腺球蛋白抗体、抗骨骼肌抗体及抗肾上腺抗体等。

2. 各种微生物的快速检查和鉴定 因荧光免疫显微技术具有快速、简便、敏感性高的优点，可作为细菌的辅助鉴定手段，如脑膜炎奈瑟菌、痢疾志贺菌、霍乱弧菌、布鲁菌和炭疽芽胞杆菌的鉴定。但因荧光淬灭和非特异荧光干扰等因素，不能代替常规诊断。荧光抗体染色法检测血清中的抗体可用于流行病学调查和临床回顾诊断。用荧光抗体染色法检测梅毒螺旋体抗体是梅毒特异性诊断的常用方法之一。荧光免疫技术在病毒学检验中具有重要意义，因为普通光学显微镜看不到病毒，用荧光抗体染色法可检出病毒及其繁殖情况。

3. 寄生虫感染的诊断 间接荧光免疫显微法是当前公认的最有效的检测疟疾抗体的方法，对肠外阿米巴，尤其是阿米巴肝脓肿也有很高的诊断价值。

4. 白细胞分化抗原的检测 用白细胞分化抗原（CD 分子）相应的荧光单克隆抗体可对血液中 B 细胞和 T 细胞等进行鉴定和分群。

此外，还应用于人类白细胞抗原（HLA）、肿瘤组织中肿瘤抗原、组织中免疫球蛋白和补体组分、激素和酶的组织定位等的检测。

三、荧光免疫测定技术

荧光免疫测定技术是将抗原抗体反应与荧光物质发光分析相结合，用荧光检测仪检测抗原抗体复合物中特异性荧光强度，定量测定液体标本中的微量物质。常用的荧光免疫测定技术主要有时间分辨荧光免疫测定、荧光偏振免疫测定和荧光酶免疫测定等技术。

（一）时间分辨荧光免疫测定（time resolved fluorescence immunoassay，TR-FIA）

1. 基本原理 时间分辨荧光免疫测定是以镧系元素螯合物标记抗原或抗体而建立的一种新型非放射性微量分析技术。

镧系元素螯合物具有较长荧光寿命，利用时间分辨荧光分析仪延缓测量时间，可排除标本中非特异性荧光的干扰，所得信号完全是稀土元素螯合物发射的特异荧光。此外，这种方法的激发光与荧光的波长差别显著，其波长转变达 270 nm，可有效排除激发光的干扰，测得的荧光为稀土元素螯合物发出的特异性荧光信号（彩图 17）。

2. 技术类型

（1）双抗体夹心法 待测抗原与固相抗体反应，洗涤后再加入 Eu^{3+} 标记的抗体，形成固相抗体-待测抗原-Eu^{3+} 标记抗体复合物，在酸性增强液作用下，复合物中的 Eu^{3+} 从免疫复合物中解离形成新的微粒，在 340 nm 激发光照射下，游离出的 Eu^{3+} 螯合物可发射 613 nm 的荧光。经时间分辨荧光分析仪记录并计算待测抗原含量（彩图 18）。荧光强度与待测抗原浓度成正比。

（2）固相抗原竞争法 将大分子抗原直接包被或小分子半抗原通过化学偶联法制成半抗原-蛋白质结合物包被在固相上，成为固相抗原。待测抗原和固相抗原竞争结合定量的 Eu^{3+} 标记抗体，标本中待测抗原浓度越高，则 Eu^{3+} 标记抗体结合到固相上的量越少，因此所测得的荧光强度与标本中待测抗原浓度成反比。

（3）固相抗体竞争法 待测标本中抗原和 Eu^{3+} 标记的抗原与固相抗体（特异性抗体包被固相）发生竞争结合，温育洗涤后在固相中加入荧光增强液，测定荧光强度，所测得的荧光强度与待测抗原含量成反比。目前为了生产试剂盒的方便，常用抗抗体(Ab_2)包被固相，这种固相抗抗体实际上是一种通用的分离剂，分离 Eu^{3+} 标记抗原和 Eu^{3+} 标记抗原抗体复合物。

3. 技术要点 以双抗体夹心法检测甲胎蛋白(AFP)为例。以抗人 AFP 多克隆抗体包被聚苯乙烯微量滴定条或珠，加入不同浓度的 AFP 标准品和待测血清，加入缓冲液反应 4～6 h。洗涤后，加入生物素化抗人 AFP 单克隆抗体，振荡温育反应 4～6 h。洗涤后，加入 Eu^{3+} 标记的链霉亲和素，振荡反应 1 h。洗涤后，加入增强液，快速振荡 15 min，放置 15 min 后在时间分辨荧光分析仪上测量，从编制程序直接得出待测血清中 AFP 浓度。

4. 方法评价 TR-FIA 方法特异性强，灵敏度高(可达 0.2～1 ng/mL)，标准曲线范围宽（跨越 4～5 个数量级），分析速度快，标记物制备较简便、有效使用期长，无放射性污染，因此是很有发展前途的超微量物质免疫分析技术。

5. 临床应用 时间分辨荧光免疫测定应用范围十分广泛，用 RIA 或 ELISA 测定的物质均可以用该法测定，如测定各种激素(肽类激素、甲状腺激素、类固醇激素等)、蛋白质、酶、药物、肿瘤标记物和病毒抗原等。

（二）荧光偏振免疫测定(fluorescence polarization immunoassay，FPIA)

1. 基本原理 FPIA 是一种均相竞争荧光免疫分析法。其原理是：待测的小分子抗原和荧光素标记的小分子抗原(恒定量)与相应抗体(恒定量)竞争结合。当待测的小分子抗原浓度高时，经过竞争反应，大部分抗体被其结合。而荧光素标记的小分子抗原多呈游离状态，因其分子小，在液相中转动速度较快，测量到的荧光偏振强度也较低。反之，如待测的小分子抗原浓度低时，大部分荧光素标记的小分子抗原与抗体结合，形成大分子的标记抗原抗体复合物，此时检测到的荧光偏振强度也较高，即荧光偏振强度与待测小分子抗原浓度成反比(彩图 19)。通过小分子抗原标准品与荧光偏振强度关系建立标准曲线，可检测小分子抗原的浓度。

2. 技术要点 以环孢素测定为例。

(1) 标本的预处理　取待检全血，加入溶解剂和蛋白沉淀剂，混匀后离心，上清液待用。

(2) 抗原抗体反应　在反应管中分别加入一定量的预处理标本上清、荧光素标记的环孢素、抗环孢素单克隆抗体及反应缓冲液进行抗原抗体反应。

(3) 偏振荧光强度测定　抗原抗体反应开始时，立即用荧光偏振免疫分析仪测定其空白偏振荧光强度(P_1)，反应结束时再测定其偏振荧光强度(P_2)，根据待测标本的偏振荧光强度 $P(P_2-P_1)$，从标准曲线上直接计算出所测物质的含量。

3. 方法评价 FPIA 方法具有下述优点：①均相测定方法简便，易于快速、自动化进行；②荧光标记试剂稳定、有效期长，结果可靠；③可用空白校正除去标本内源性荧光干扰，获得准确结果。其缺点是通常不适用于大分子物质的测定。与非均相荧光免疫分析方法相比，灵敏度稍低一些，为提高 FPIA 灵敏度，可将相对大量的标本进行预处理以去除干扰成分。如测定血清地高辛之前，血清蛋白先进行沉淀处理可使检测限达到 0.2 ng/mL。

4. 临床应用 荧光偏振免疫测定特别适用于测定血清或尿液中小分子抗原物质，目前已有几十种治疗药物和成瘾药物包括激素、维生素及常规生化项目用荧光偏振免疫测定进行分析和定量测定，如环孢素、卡马西平、苯妥英钠、丙戊酸、地高辛、氨茶碱、苯巴比妥、鸦片浓度等的测定。

（三）荧光酶免疫测定

荧光酶免疫测定是利用酶标记抗原（或抗体），与待检抗原（或抗体）反应，借助酶反应底物，经酶促反应生成稳定且高效的荧光物质，通过测定荧光强度计算出待检抗原或抗体的含量。其常用的酶是碱性磷酸酶，荧光底物是4-甲基伞形酮磷酸盐。该技术由于使用酶和荧光底物的化学反应作为放大系统，故具有较高灵敏度。荧光酶免疫测定可用于多种抗原抗体的检测，如病毒抗体、细菌及毒素抗原、激素、肿瘤标志物、过敏原等。

目前，时间分辨荧光免疫测定、荧光偏振免疫测定和荧光酶免疫测定都有全自动的检测分析仪器，这些仪器具有试剂和样本条码识别系统，能自动加样、温育、洗涤、分离、测定荧光强度、处理数据和报告结果。

四、荧光免疫显微技术检测案例

【要求】

（1）学会正确使用荧光显微镜。

（2）学会间接荧光免疫法的操作和结果分析。

【用途】

检测巨细胞病毒pp65抗原，作为HCMV活动性感染的诊断指标。

【内容】

间接免疫荧光法测定CMV pp65抗原。

【相关知识点】

（1）原理：利用免疫荧光法检测pp65抗原是将患者外周血多形核白细胞制成涂片，用抗CMV pp65单克隆抗体作为一抗，异硫氰酸荧光素（FITC）标记的羊抗鼠IgG作为二抗进行检测。

（2）pp65检测意义：目前临床对巨细胞病毒感染的检测除主要检测抗HCMV-IgM类抗体外，也可检测CMV pp65抗原。pp65是CMV复制早期产生的被膜蛋白，位于CMV衣壳与包膜之间。CMV活动性感染时外周血多形核白细胞中CMV复制活跃，表达pp65抗原。

【准备】

抽取静脉血3 mL，用肝素抗凝，并保存在2～8 ℃送检。

【操作步骤】

参照试剂盒说明书进行操作，主要步骤如下。

（1）外周血多形核白细胞的分离：利用右旋糖酐法或自然沉降法分离抗凝血中白细胞。

(2) 涂片制备:用分离的多形核白细胞涂片,每片 2×10^5 个细胞,干后用 4%的中性多聚甲醛固定。

(3) 用抗 CMV pp65 单克隆抗体滴加于细胞片上,37 ℃湿盒反应 1 h,洗片,晾干。

(4) 在细胞涂片上滴加工作浓度的 FITC 标记的羊抗鼠 IgG,37 ℃湿盒避光反应 1 h,洗片,晾干,置于荧光显微镜下观察。

【注意事项】

每批试验均应设阳性与阴性对照,同法进行测定。

【结果判断】

镜下多形核白细胞胞质中出现黄绿色荧光者为 pp65 阳性细胞。全片≥5 个 pp65 阳性细胞,判断为阳性。

【结果分析及临床意义】

(1) 结果分析:正常人外周血多形核白细胞 CMV pp65 抗原呈阴性。阳性结果表明受检者体内有巨细胞病毒的活动性感染。

(2) 临床意义:利用间接免疫荧光法检测 CMV pp65 抗原较 ELISA 法检测抗 HCMV-IgM 抗体敏感性更高,且能早期、快速地诊断出 HCMV 的活动性感染。据文献报道该法已作为监测 HCMV 在疾病中活动性感染的标准方法之一,为临床提供诊治依据。

(阳大庆)

重点提示

1. 荧光免疫显微技术的要点　荧光免疫显微技术是以荧光显微镜为检测工具,用荧光素标记特异性抗体或抗抗体,检测固定组织细胞上的抗原或血清中的抗体,常用于定性和定位检查的一门技术,也属于一种免疫组化技术。标本的制作和荧光染色是其关键要点,此外还应注意通过对照的设立来减弱或消除非特异性荧光的干扰。

2. 荧光免疫测定的技术类型及其区别　荧光免疫测定可分为均相和非均相两种类型。均相荧光免疫测定包括荧光偏振免疫测定和底物标记荧光免疫测定,而非均相荧光免疫测定则包括时间分辨荧光免疫测定和荧光酶免疫测定。它们之间的主要区别在于:均相荧光免疫测定不需要在抗原抗体反应后分离结合的与游离的荧光标记物,且其中的标记物失去了荧光特性,而非均相荧光免疫测定需要在抗原抗体反应后分离结合的与游离的荧光标记物,且其中的标记物未失去荧光特性。

3. 时间分辨荧光免疫测定的特点　时间分辨荧光免疫测定是用镧系稀土元素(如 Eu^{3+} 等)的螯合物标记抗体或抗原,检测标本中的相应抗原或抗体。该法可以延缓测量时间,排除标本中非特异性荧光的干扰,而且这种方法激发光与荧光的波长差别显著,其波长转变达 270 nm,可有效排除激发光的干扰。

4. 几种常用荧光免疫技术的比较

几种常用荧光免疫技术的比较见表 9-5。

表 9-5 常用荧光免疫技术的比较

方法	时间分辨荧光免疫测定	荧光偏振免疫测定	荧光免疫显微技术
标记物	镧系稀土元素如 Eu^{3+}	荧光素	荧光素
检测物	抗原或抗体	小分子抗原或抗体	抗原或自身抗体
螯合物	有	无	无
测量时间	延缓时间测定	即时测定	即时测定
检测对象	延时荧光强度	荧光偏振强度	荧光强度
检测物浓度与荧光强度关系	夹心法——正比 竞争法——反比	反比	—
检测工具	时间分辨荧光分析仪	荧光偏振免疫分析仪	荧光显微镜
用途	定性定量	定性定量	定性定位

目标检测

一、单项选择题

1. 下列有关荧光免疫技术说法正确的是（　　）。
A. 直观性检测抗原和抗体　B. 直观性检测抗原　C. 直观性检测抗体
D. 间接检测抗原或抗体　E. 间接检测抗原和抗体

2. 荧光抗体保存 3～4 年，应选择（　　）。
A. 小量分装、4 ℃　B. 瓶分装、4 ℃　C. 瓶分装、－10 ℃
D. 瓶分装、－20 ℃　E. 小量分装、－20 ℃

3. 荧光抗体间接法应标记（　　）。
A. 抗原　B. 抗体　C. 补体　D. 抗抗体　E. 抗体及补体

4. 荧光抗体间接法可检测（　　）。
A. 抗原　B. 抗体　C. 补体　D. 蛋白质　E. 抗原和抗体

5. 在荧光显微镜检查中直接影响检测结果的是（　　）。
A. 抗原荧光染色　B. 抗体荧光染色　C. 补体荧光染色
D. 特异性荧光染色　E. 非特异性荧光染色

6. 临床药物浓度检测的首选方法是（　　）。
A. 时间分辨荧光免疫测定　B. 荧光偏振免疫测定　C. 荧光免疫显微技术
D. 流式荧光免疫技术　E. 底物标记荧光免疫测定

7. 最适合于时间分辨荧光免疫测定的荧光物质是（　　）。
A. 异硫氰酸荧光素　B. 四乙基罗丹明　C. 四甲基异硫氰酸罗丹明
D. 藻红蛋白　E. 镧系稀土元素（Eu^{3+}）

二、简答题

1. 试述用于标记的荧光素应具备什么条件？
2. 试述荧光免疫显微技术基本原理及临床应用。

3. 试述荧光偏振免疫测定基本原理。

4. 时间分辨荧光免疫测定法具有哪些优点？

单元三　放射免疫技术

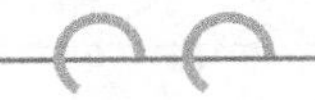

单元学习目标

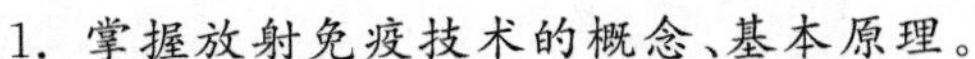

1. 掌握放射免疫技术的概念、基本原理。
2. 熟悉放射免疫技术的操作流程、技术要点及临床应用。
3. 了解免疫放射分析的基本原理。

1956 年，Berson 和他的同事偶然地观察到^{131}I 标记的胰岛素与胰岛素抗体结合物与体系中存在的非标记胰岛素的量呈一定的相关关系，从而建立了放射免疫分析法，该方法对医学的发展起到了划时代的推动作用，Berson 也因此于 1977 年获得了诺贝尔医学奖。

一、概述

放射免疫技术是以放射性核素标记抗原或抗体进行的免疫测定，是将放射性核素测量的高灵敏度和抗原抗体反应的高度特异性相结合的超微量检测技术。

（一）基本原理与技术类型

用放射性核素标记抗原或抗体，其与相应抗体或抗原发生特异性结合后，分离游离的标记抗原（或标记抗体）和结合的标记抗原抗体复合物，分别测定放射性强度。用一系列已知浓度的抗原试验，绘制标准反应曲线，从该曲线上查出待测物的含量。放射免疫技术主要有两种技术类型：放射免疫分析（radio immuno assay，RIA）和免疫放射分析（immuno radio metric assay，IRMA）。

（二）技术评价与用途

放射免疫技术具有灵敏度高、特异性强、重复性好、样品及试剂用量少、操作简便且易于标准化等优点，本法的灵敏度高达 pg/mL 水平，故常用于定量检测激素、药物、微量蛋白质、肿瘤标志物等。如洋地黄、苯妥英钠、甲状腺素等药物的治疗量与中毒量很接近，用量少达不到治疗效果，稍一过，即会中毒，颇难掌握，采用此法可及时测出血液中药物的浓度，为医师调整用药剂量或立即停药提供了依据，对确保安全合理用药起到了监督指导作用。但该技术总是伴随有不同程度的放射性污染，目前有逐渐被其他免疫标记技术取代的趋势。

（三）放射性核素标记物制备

放射性核素标记物是指用放射性核素标记在目的抗原或抗体上所形成的放射性标记抗原或抗体。

1. 放射性核素的选择　某些元素的原子通过核衰变自发地放出肉眼看不到的 α、β 或 γ 射线的性质，称为放射性。一种元素的原子核自发地放出某种射线而转变成别种元素的原子核的现象，称作放射性衰变。能发生放射性衰变的核素，称为放射性核素（或称放射性同位素）。放射性核素衰变方式分为α、β、γ三种，用于放射性标记的有β与γ两类，目前常用的是γ型放射性核素，如^{125}I、^{131}I、^{51}Cr、^{60}Co等，以^{125}I最常用；β型放射性核素有^{3}H、^{14}C及^{32}P等，以^{3}H最常用。分别用γ计数器和液体闪烁计数器测定。

2. 放射性核素标记抗原（抗体）的方法

放射免疫技术中最常用的放射性核素是^{125}I，下面以^{125}I标记抗原为例介绍标志物的制备。放射性^{125}I的标记方法有直接标记法和间接标记法两种。

（1）直接标记法　直接标记法是将^{125}I直接结合于蛋白质侧链的酪氨酸残基苯环上，形成单碘酪氨酸或双碘酪氨酸。此法优点是操作简便，为^{125}I和蛋白质的单一步骤的结合反应，它能使较多的^{125}I结合在蛋白质上，结合效率高。但此法只能用于标记含酪氨酸的化合物，且在标记核素过程中有时会因酪氨酸碘化，改变物质结构，影响蛋白质的生物活性。

目前，常采用氯胺T直接标记法。氯胺T是对甲苯磺基酰胺的N-氯衍生物的钠盐，是一种氧化剂，在水溶液中逐渐分解形成次氯酸，在偏碱溶液中（pH＝7.5），可将^{125}I的I^-氧化为I^+，I^+取代蛋白质酪氨酸苯环的氢，形成二碘酪氨酸。

反应式为

—NHCHCONH—（CH₂连接对羟基苯环） →（氯胺 T；$Na^{125}I$，4 ℃）→ —NHCHCONH—（CH₂连接3,5-二(^{125}I)-4-羟基苯环）

酪氨酸残基　　　　二碘酪氨酸

标记方法：将纯化抗原和^{125}I加入小试管底部，然后将新鲜配制的氯胺T快速冲入，混匀振荡数十秒至2 min后先加入偏重亚硫酸钠终止反应，再加入KI溶液稀释，然后在葡聚糖G柱上分离，逐管收集。分别用“井”形闪烁计数器测定放射性强度（脉冲数/min，cpm），前部为标记抗原峰，后部为游离^{125}I峰。在标记抗原峰试管内加等量1%白蛋白作稳定剂，此即为标记抗原液。

放射性碘标记率的高低与抗原（蛋白质或多肽）分子中酪氨酸的含量及分子中酪氨酸的暴露程度有关，当分子中含有较多的酪氨酸，又暴露在外时，则标记率就高。

（2）间接标记法　间接标记法（又称连接法）是先用氯胺T将^{125}I标记在某种载体上[如N-琥珀酰亚胺3-(4-羟基苯)-丙酸，即SHPP]，再将碘化SHPP纯化后与蛋白质偶联。此法可标记缺乏酪氨酸的肽类及某些大分子蛋白质。因标记反应较为温和，氧化剂和蛋白质非直接接触，可避免蛋白质受损。但该法操作较复杂，标记蛋白质的放射性显著低于直接标记法。由于载体分子对蛋白质分子引起的位阻效应，会影响其生物活性，故对小分子蛋白不适宜用此法。

3. 放射性核素标记物的纯化与鉴定

（1）放射性核素标记物的纯化　与蛋白质的纯化方法相同，可用凝胶过滤、层析、电泳等方法。

（2）放射性核素标记物的鉴定　可通过三方面鉴定其标记物的质量：①测定放射化学

纯度，即标记蛋白的放射强度占总放射强度的百分率；②测定比放射性，即单位质量标记物的放射强度，比放射性不宜过高，否则会损伤抗原活性；③测定免疫活性，即标记抗原抗体复合物的放射强度占总放射强度的百分率[B/(B+F)]，检查标记后免疫活性的损失情况。当 B/(B+F)值的百分率在 80%以上，说明标记抗原损伤小，免疫活性良好。

分离纯化不完全、标记物中含有带标记的杂质、标记物结合不牢而使碘脱落等因素，会影响标记物检验结果。用于放射免疫分析检测理想的标记物是选择高放射化学纯度、高免疫活性、适当比放射性的标记物。

二、放射免疫分析

（一）设计原理

1. 竞争性抑制结合 标记抗原(Ag^*)、非标记抗原(Ag)与特异性抗体三者同时存在于一个反应体系，标记抗原和非标记抗原对特异性抗体具有相同的特异结合力，两者相互竞争结合特异性抗体，反应式如图 9-6。

2. 反比函数关系 作为试剂的标记抗原和抗体的量是固定的，非标记抗原(受检标本)是变化的。标记抗原和非标记抗原与限量的抗体发生竞争性结合反应，当达到平衡时，标记抗原抗体复合物形成的量就随着非标记抗原的量而改变，即标记抗原抗体复合物中的放射性强度和受检标本中抗原的浓度成反比。

3. 测定 Ag^*Ab 与 Ag^* 比值 将 Ag^*Ab 与游离的 Ag^* 分开，分别测定其放射性强度，就可计算出结合态的 Ag^*(用 B 表示)与游离态的 Ag^*(用 F 表示)的比值(B/F)，或计算出它们的结合率[B /(B + F)]，这与标本中的抗原量呈函数关系。用一系列不同剂量的标准抗原进行抗原抗体反应，计算相应的 B/F，可以绘制一条标准曲线，如图 9-7 所示。受检标本在同样条件下进行测定，计算 B/F 值，即可在标准曲线上查出标本中抗原的含量。

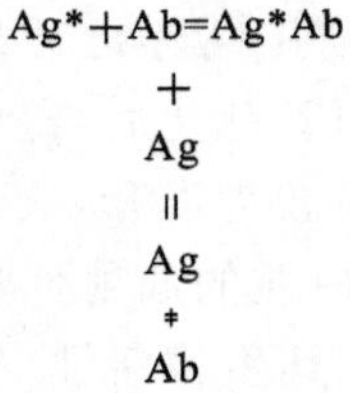

Ag*+Ab=Ag*Ab
+
Ag
‖
Ag
*
Ab

图 9-6 竞争性抗原抗体结合反应

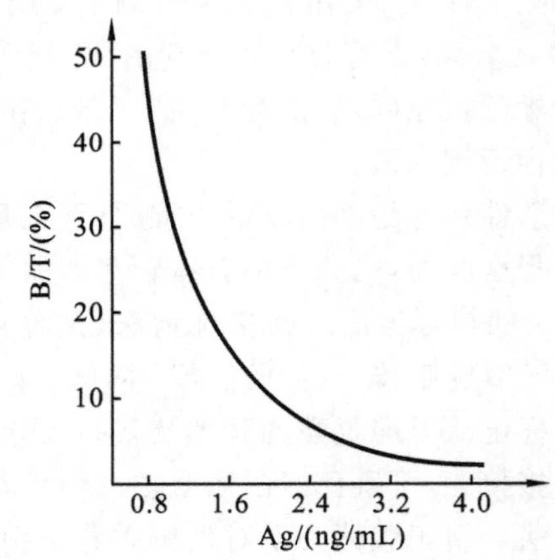

图 9-7 放射免疫分析标准反应曲线(T=B + F)

（二）技术要点

1. 样品的处理 血清、血浆(抗凝)、尿液、组织匀浆用蒸馏水或缓冲液适当稀释。血清或血浆在-20 ℃下保存 3 个月，-70 ℃下保存 6 个月。

2. 测定方法

(1) 抗原抗体反应　将待测标本、标记抗原和相应抗体按顺序定量加入小试管中，在一定的温度下(37 ℃，2 h 或过夜)进行竞争性结合反应。由于抗原、标记抗原与抗体三者加样次序不同，分为两种方法：①平衡法。让标记抗原和待检抗原或标准品以相同的概率与抗体反应，反应达到平衡后终止反应，分离结合和游离的标记抗原(Ag^* Ab 与 Ag^*)。该法结果稳定，但敏感度稍差。②顺序饱和法。先将标准品或待测抗原与相应抗体充分反应，达到平衡后，再加入标记的抗原反应，最后分离结合的和游离的复合物。该方法敏感度高，但稳定性差。

(2) B、F 分离　B、F 分离是放射免疫分析中的关键。在 RIA 反应中，标记抗原和特异性抗体的含量极微，形成小分子可溶性 Ag^* Ab(B)，不能自行沉淀，需用一种合适的沉淀剂使它彻底沉淀，以完成与游离标记抗原 Ag^* (F)的分离，得以分别测定其放射性。

① 吸附法：利用表面活性物质(如活性炭)将反应液中的小分子游离标记抗原 F 吸附，通过离心，将 F 沉淀，使较大的结合物 B 留在上清液中，而达到分离的目的。本法简便、快速，分离完全，尤其适用于小分子抗原和半抗原的分离，但应严格控制反应条件，如温度、时间、离子强度、pH 值，以防影响分离效果。

② 双抗体法：利用抗抗体和 Ag^*-Ab 复合物中的抗体结合，形成更大的免疫复合物，离心沉淀后即可分离 B 与 F。本法特异性强、操作方便、重复性好，但反应时间长，沉淀物较少，抗抗体用量较大。

③ 化学沉淀法：RIA 反应条件接近抗体的等电点，加入聚乙二醇(PEG)等蛋白质沉淀剂可破坏蛋白质分子表面的水化层而使 B(Ag^* Ab)沉淀，从而分离 B 与 F。方法快速、简便，沉淀完全，但非特异沉淀游离标记物较多，而且受温度和 pH 值影响较大。

④ PR 试剂法：一种将双抗体与 PEG 两种方法相结合的方法。此法保持了两者的优点，节省了两者的用量，而且分离快速、简便，效果好。

⑤ 固相分离法：将抗体或抗原结合在固相载体(如磁颗粒、聚苯烯小管等)上，利用固相抗体或抗原分离 B 和 F，具有简便、快速、适合自动化分析等特点。

(3) 放射性强度测定　B、F 分离后，即可进行放射性强度测定。测量仪器有两类，液体闪烁计数仪(测定 β 射线，如 ^{3}H、^{32}P、^{14}C 等)和 γ 计数仪(测定 γ 射线，如 ^{125}I、^{131}I、^{57}Cr 等)。计数单位是探测器输出的电脉冲数，单位为 cpm(计数/分)，也可用 cps(计数/秒)表示。如果知道这个测量系统的效率，还可算出放射源的强度，即 dpm(衰变/分)或 dps(衰变/秒)。

(4) 数据处理　每次测定均需作标准曲线图，有多种表示方法，常以标准抗原的不同浓度为横坐标，以在测定中得到的相应放射性强度为纵坐标作图(图 5-2)，测定 B 和 F 放射性强度，计算 B/(B+F)或 B/F。标本应做双份测定，取其平均值，在制作的标准曲线图上查出相应的受检抗原浓度。

(三) 方法评价

(1) 灵敏度高，能检测出 μg/L，甚至 ng/L 或 pg/L 的物质。

(2) 特异性高，与结构类似物质间的交叉反应少。

(3) 准确性和重复性好，批间、批内误差低。

(4) 标本用量少。

(5) 缺点是存在实验室和环境的放射性核素污染，试剂有效期短，不易保存。

（四）临床应用

（1）激素的测定，辅助诊断和治疗内分泌疾病，如 T_3、T_4、雌二醇、雌三醇、生长激素、胰岛素、前列腺素等。

（2）监测治疗药物浓度，检测违禁药物，如地高辛、巴比妥类药物、吗啡等。

（3）定量检测肿瘤标志物，对肿瘤进行辅助诊断、疗效判断及预后判断，如 AFP、HCG、CA125 等。

（4）检测细胞因子、维生素、某些微量蛋白，如铁蛋白、转铁蛋白等。

三、免疫放射分析

（一）设计原理及技术类型

IRMA 属固相免疫标记测定，其原理与 ELISA 极为相似，不同点主要为标记物是核素及最后检测物是放射性量。技术类型有两种，单位点 IRMA 法和双位点 IRMA 法。

1. 单位点 IRMA 法 将受检抗原与过量的标记抗体在液相反应后加入免疫吸附剂（结合在纤维素粉或其他颗粒载体上的抗原），离心除去标记抗体与免疫吸附剂结合物，然后测定上清液中受检抗原与标记抗体结合物的放射性量。此法特异性、敏感度较差，现已少用。单位点 IRMA 的反应模式如图 9-8。

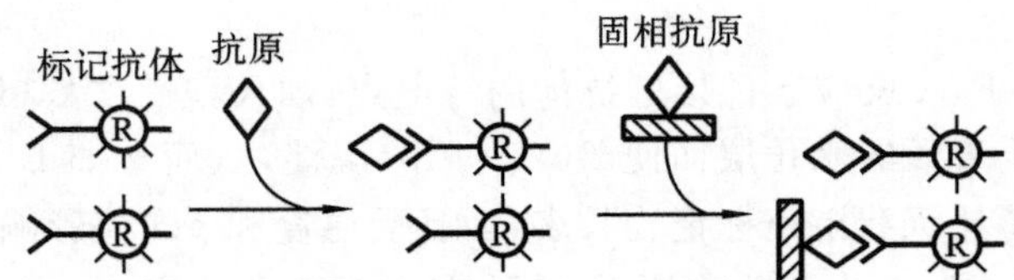

图 9-8 单位点 IRMA 原理示意图

2. 双位点 IRMA 法

（1）原理 与双抗体夹心 ELISA 的模式相同。受检抗原与固相抗体结合后，洗涤，加核素标记的抗体，反应后洗涤除去游离的标记抗体，测量固相上的放射性量。双位点 IRMA 的反应模式如图 9-9。

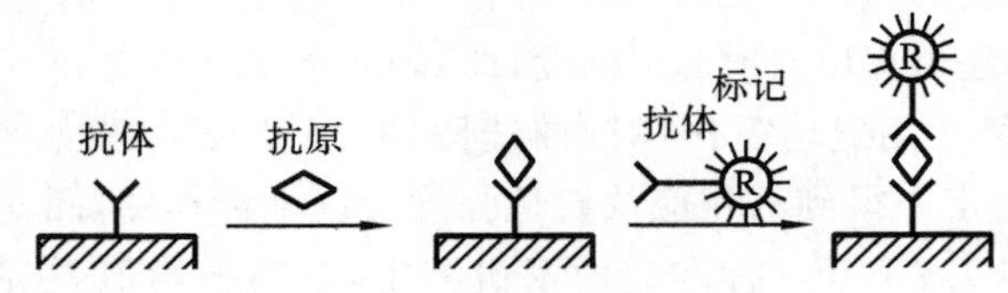

图 9-9 双位点 IRMA 原理示意图

无论是单位点 IRMA 还是双位点 IRMA，最后测得的放射性都与受检抗原的量成正比。

（2）技术要点 ①抗原抗体反应：向已包被抗体的反应管中加入受测抗原及标记抗体，在一定的温度下温育至反应达到平衡。②B、F 分离：洗涤上清液，以便除去未结合的游离标记抗体。③放射性测定：测定反应管中的放射性强度。④数据处理：IRMA 复合物的放射性强度与受测抗原量成正比，用抗原标准品绘制标准曲线，即可查出受测抗原量。

（二）方法评价

1. 优点 因是直接结合反应，灵敏度、特异性明显高于 RIA。

2. 缺点 需要特殊的分离方法，主要是靠单克隆抗体作为分离剂，对小分子的半抗原不合适。

（三）临床应用

原则上适用于 RIA 检测的所有物质。对某些难以标记的抗原如病毒，RIA 不能测定，但 IRMA 可以检测。

（魏仲香）

重点提示

1. 放射免疫技术的特征　其特征是以放射性核素为标记抗原或抗体进行的免疫测定，是将放射性核素测量的高灵敏度和抗原抗体反应的高度特异性相结合的超微量检测技术。本法的灵敏度高达 pg/mL 水平。

2. 放射免疫技术的基本原理　用放射性核素标记抗原或抗体，其与相应抗体或抗原发生特异性结合后，分离游离的标记抗原（或标记抗体）和结合的标记抗原抗体复合物，分别测定放射性强度。用一系列已知浓度的抗原试验，绘制标准反应曲线，从该曲线上查出待测物的含量。

3. 放射免疫技术的类型　放射免疫技术主要有两种，即放射免疫分析（RIA）和免疫放射分析（IRMA），其主要技术过程都是抗原抗体反应，B、F 分离，放射性测定。RIA 最常用的是竞争性反应，标记抗原和抗体的量是限量，Ag^* Ab 复合物和待检 Ag 是变量，其结果是测得的 Ag^* Ab 复合物放射性与受检抗原的量成反比。IRMA 是非竞争性反应，过量标记抗体，结果是测得的 Ag^* Ab 复合物放射性与受检抗原的量成正比。

4. 放射免疫技术用途　主要用于受检样品中微量物质的定量测定。最大缺点是放射性污染，衰变导致标记物有效使用期短。

目标检测

一、单项选择题

1. 最理想且临床上最常用的放射性核素为（　　）。

A. ^{125}I　　B. ^{51}Cr　　C. ^{60}Co　　D. ^{3}H　　E. ^{131}I

2. 有关放射免疫分析原理的描述，正确的是（　　）。

A. Ag 和 Ag^* 与相应 Ab 的结合能力相同

B. Ag^* Ab 复合物为限量，待测 Ag 竞争性抑制 Ag^* 与 Ab 的结合

C. Ag^* Ab 复合物量与待测 Ag 量成正比

D. 反应平衡时，游离 Ag^* 放射性强度与待测 Ag 量成正比

E. 标记抗体设定为过量

3. 与放射免疫分析相比，免疫放射分析最显著的特点是（　　）。

A. 使用单克隆抗体　　B. 采用固相分离法　　C. 反应属于非竞争性结合

D. 可以测定大分子和小分子抗原 E. 灵敏度较高

二、简答题

1. 比较 RIA 和 IRMA 的特点并进行方法学评价。

单元四 生物素-亲和素标记技术

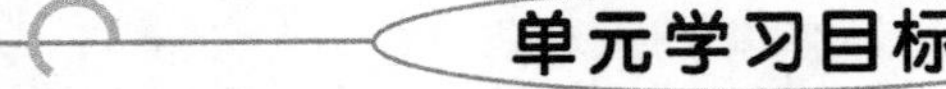

单元学习目标

1. 掌握生物素-亲和素放大系统在检验中的应用。
2. 熟悉生物素-亲和素放大系统的特点。
3. 了解生物素、亲和素、链霉亲和素的理化性质和标记技术。

生物素-亲和素系统(biotin-avavidin system,BAS)是 20 世纪 70 年代后期应用于免疫学的一种新型生物反应放大系统,已经广泛应用于生物医学实验研究的各个领域。

一、生物素的理化性质与标记

(一) 理化性质

生物素(biotin,B)又称维生素 H 或辅酶 R,常从含量较高的卵黄和肝组织中提取,相对分子质量 244.31。分子式为 $C_{10}H_{16}O_3N_2S$,是一种白色结晶化合物。正常成人血中生物素含量为 12～14 μg/mL。生物素分子结构中的咪唑酮环,是与亲和素或链霉亲和素(SA)结合的主要部位,而四氢噻唑吩环是与蛋白质(酶和抗体)结合的唯一结构。生物素与 SA 的结合力比抗原抗体之间的结合力要高 1 万倍,二者一旦结合,其复合物十分稳定,不易解离。

(二) 活化生物素

在免疫学检验中,一般需将生物素进行化学修饰(生物素活化)后才能与蛋白质(酶、抗体、抗原)或核酸结合。利用生物素的羧基加以化学修饰可制成各种活性基团的衍生物,称为活化生物素。活化生物素易与各种抗原、抗体、酶及核酸分子中相应基团偶联形成生物素化标记物。下面介绍几种修饰后生物素衍生物(活化生物素)及其特性。

1. 标记蛋白质氨基的活化生物素

生物素 N-羟基丁二酰亚胺酯(biotin-N-hydroxy succinimide ester,BNHS)是将生物素与 N-羧基丁二酰亚胺在碳二亚胺的作用下进行缩合生成的一种活化生物素。BNHS 分子酯键中的 —C═O 基团可与蛋白质分子中赖氨酸的氨基形成肽键,从而使蛋白质标记上生物素。若蛋白质含赖氨酸残基多,且等电点 pI>6 时,标记效果好。因此,BNHS 适用于对抗体和中性或偏碱性抗原的生物素标记。

生物素的相对分子质量较小,当与抗体或酶反应形成生物素标记结合物后,由于大分子蛋白的空间位阻效应,可对生物素与亲和素的结合以及 BAS 的应用效果造成干扰。如用长臂活化生物素(BCNHS)可通过在生物素分子侧链上连接一定数量的基团(如 6-氨基己糖分子基团),形成交联臂,增加生物素与被标记大分子间的距离,减少位阻效应。

2. 标记蛋白质醛基、巯基的活化生物素

生物素酰肼(biotin hydrazide,BHZ)是水合肼与生物素的合成物,主要用于偏酸性糖蛋白的生物素标记。肼化生物胞素(biocytin hydrazide,BCHZ)是生物素通过 C═O 基团与赖氨酸的 ε-氨基连接而成的化合物,它除可与蛋白质的醛基结合外,也能与蛋白质的氨基结合,因此其适用范围较 BHZ 宽。3-(N-马来酰亚胺-丙酰)-生物胞素(MPB)能特异性地与蛋白质巯基结合成活化生物素试剂。

3. 标记核酸的活化生物素

活化生物素可通过缺口移位法、化学偶联法、光化学法及末端标记法等技术使生物素的戊酸侧链通过酰胺键与核酸分子相连,构成生物素标记的核酸探针。常用于标记核酸分子的活化生物素有光敏生物素、生物素脱氧核苷三磷酸(Bio-11-dUTP)、BNHS 和 BHZ 等,目前常用光敏生物素和生物素化 dUTP 作为标记核酸的活化生物素。

(三) 生物素标记蛋白质

生物素标记蛋白质即是将活化的生物素与各种蛋白质结合的过程,又称生物素化。

1. 活化生物素的标记

(1) 标记抗体、抗原　常用于标记抗体的活化生物素是 BNHS。反应时,BNHS 分子中的酯键在碱性溶液中迅速水解,—C═O 基团即可与抗体蛋白质中的赖氨酸残基形成肽键,使生物素标记在抗体分子上。游离生物素只需简单的透析方法即可除去。

BNHS 也可标记中性或偏碱性的抗原,对于分子偏酸性的抗原,标记时多采用 BHZ。

(2) 标记酶　以生物素标记辣根过氧化物酶(HRP)为例,将含有 BNHS 的 N,N′-二甲基甲酰胺溶液滴加入 HRP 碳酸盐缓冲液中(0.1 mol/L,pH 值为 8.4),使最终两种反应物混合体积比为 1∶8,充分反应后用 PBS 透析 2 天除去未标记生物素等物质,即得到生物素化 HRP。

2. 标记注意事项

(1) 应根据抗原或抗体分子结构中可标记基团的种类(氨基、醛基或巯基)以及分子的理化性质(酸性、中性或碱性),选择相应的活化生物素和反应条件。

(2) 标记反应时,活化生物素与待标记抗原或抗体应有适当的比例,使每个蛋白质分子上标记的生物素分子数量控制在一定范围,以免影响标记物的活性。如标记抗体时,IgG 的应用浓度为 0.5～5 μg/mL,生物素与 IgG 的质量比为 2∶1 时,效果较好。一般每个抗原或抗体分子标记 1～3 或 3～5 个生物素分子较为适宜。

(3) 为减少生物素标记蛋白质后,大分子物质造成的空间位阻影响,有利于生物素与亲和素的结合,可在生物素与被标记物间加入交联臂样结构。

(4) 生物素与抗原、抗体等蛋白质结合后,不影响后者的免疫活性;标记酶时则结果有不同,HRP、葡萄糖氧化酶和 β-半乳糖苷酶,酶活性不受偶联生物素的干扰,但某些酶(如碱性磷酸酶)在标记生物素后,其活性会有一定程度降低。

二、亲和素、链霉亲和素的理化性质与标记

亲和素(avidin,AV)和链霉亲和素(streptavidin,SA)是生物素的天然特异性结合物。而且,二者均为大分子蛋白质,几乎所有用于标记的物质均可以同亲和素(AV)或链霉亲和素(SA)结合。因此,上述特性是建立生物素-亲和素(链霉亲和素)放大技术的重要基础。

（一）亲和素及其活性

亲和素(AV)亦称抗生物素蛋白、卵白素，是从卵白蛋白中提取的一种由 4 个相同亚基组成的碱性糖蛋白，相对分子质量为 68 kD，等电点 pI＝10.5。亲和素耐热并耐受多种蛋白质水解酶的作用，在纯水中的溶解度类似于球蛋白，而在 50％硫酸铵溶液中的溶解度又与白蛋白相似。亲和素能结合 4 个分子的生物素，与生物素之间的亲和力极强，比抗原与抗体间的亲和力至少高 1 万倍，且特异性高、稳定性好。亲和素富含的色氨酸残基是与生物素咪唑环结合的基团。

（二）链霉亲和素及其活性

链霉亲和素(SA)是由链霉菌分泌的一种蛋白质，相对分子质量为 65 kD，是由 4 条相同肽链组成的稍偏酸性(pI＝6.0)的蛋白质，分子中不带任何糖基，故用于免疫组化、ELISA、核酸杂交等试验时非特异性反应低，优于亲和素。一个链霉亲和素分子也能结合 4 个生物素分子。在蛋白质水解酶作用下，链霉亲和素可在 N 端或 C 端某些肽键间断裂，但仍保持结合生物素的能力。SA 在 4～42 ℃2 周内保持活性，80 ℃时 10 min 即丧失活性。

（三）亲和素(或链霉亲和素)的标记

用于标记亲和素或链霉亲和素的小分子示踪物有 ^{125}I、胶体金、荧光素和化学发光物，大分子物质如酶、抗原或抗体、铁蛋白和荧光蛋白等，其中最常用的是酶、异硫氰酸荧光素(FITC)和胶体金。亲和素或链霉亲和素可直接与酶结合进行标记，还可以通过与生物素-酶复合物中的生物素结合，间接地与酶形成结合物(亲和素-生物素-酶)。

1. 链霉亲和素的标记

链霉亲和素(SA)因表面所带正电荷少，且不含糖基，在实验中的非特异性结合远低于亲和素，因此目前以链霉亲和素标记的酶结合物更为常用。常有以下两种形式。

1) 链霉亲和素(SA)直接标记酶形成 SA-酶复合物

(1) HRP-SA 结合物的制备　采用过碘酸钠法直接标记：新配制的 HRP 溶液中加入过碘酸钠，然后直接加入链霉亲和素溶液混匀，再用碳酸盐缓冲液(pH＝9.0)透析后，用硼氢化钾(KBH_4)终止反应；加饱和硫酸铵沉淀，离心后弃上清液，再用 PBS 复溶沉淀即得 HRP-SA 结合物。

(2) AP-SA 结合物的制备　采用戊二醛两步法标记：先用饱和硫酸铵沉淀碱性磷酸酶(AP)，离心后加过量戊二醛溶液使其复溶，戊二醛的一个醛基即与碱性磷酸酶的氨基结合，充分透析除去未结合戊二醛后，再加链霉亲和素与结合了碱性磷酸酶的戊二醛的另一个醛基结合，用赖氨酸终止反应，离心后留取含 AP-SA 结合物上清液备用。

2) SA 标记生物素化酶形成 SA-生物素化酶复合物

如 SA 标记生物素化 HRP 的制备，先按 BNHS 标记抗体法进行生物素化 HRP 形成 HRP-B，再将 HRP-B 进行适当稀释后，加入等体积的链霉亲和素溶液反应，即可制得 SA-生物素化酶复合物(streptavidin-biotin-peroxidase complex，SABC)。

2. 亲和素的标记

(1) HRP-亲和素结合物的制备　可以采用改良过的碘酸钠法或戊二醛法，方法步骤与 HRP-链霉亲和素结合物的制备相似。

(2) 亲和素-生物素化 HRP 复合物的制备　将亲和素与等体积的生物素化酶(HRP-B)按一定浓度比例混合反应后，亲和素即与 HRP-B 中的生物素结合，形成亲和素-生物素化 HRP 复合物(ABC)。制备时应注意控制亲和素和 HRP-B 的浓度不高于 40 μg/mL 和 10 μg/mL，否则将增加非特异性反应。

三、生物素-亲和素标记技术的应用

(一) 生物素-亲和素(链霉亲和素)系统的特点

1. 多级放大，灵敏度高　生物素与蛋白质和核酸类等生物大分子结合形成的生物素衍生物，不仅保持了大分子物质的原有生物活性，而且比活度高，具有多价性。此外，每个亲和素分子有四个生物素结合部位，可同时以多价形式结合生物素化的大分子衍生物和标记物。因此，BAS 具有多极放大作用，使其在应用时可极大地提高检测方法的灵敏度。

2. 亲和力高，特异性强　亲和素与生物素间的结合具有极高的亲和力，其反应呈高度专一性。因此，BAS 的多层次放大作用在提高灵敏度的同时，并不增加非特异性干扰。而且，BAS 结合特性不会因反应试剂的高稀释度而受影响，使其在实际应用中可最大限度地降低反应试剂的非特异性作用。

3. 稳定性高、不可逆结合　亲和素与生物素间的亲和常数比抗原-抗体反应至少高 1 万倍，二者结合形成的复合物的解离常数很小，呈不可逆反应性，而且酸、碱、变性剂、蛋白质溶解酶以及有机溶剂均不影响其结合。因此，BAS 在实际应用中，产物的稳定性高，从而可降低操作误差，提高测定的精确度。

4. 易于偶联，用途多样化　亲和素与生物素均可制成多种衍生物，具有偶联生物大分子和连接标记材料的特性，不仅可与酶、荧光素和放射性核素等各类标记技术结合，用于定性、定量检测体液、组织或细胞中的微量抗原、抗体及受体的定位观察研究，也可制成亲和介质，分离和纯化抗原-抗体、激素-受体和核酸系统以及其他多种生物学反应体系中的反应物。

5. 成本低，适用性广　一个生物素化的抗体分子在反应时可与多个亲和素分子结合。通常选用第二抗体进行生物素标记，制备的标记物具有通用性，适用于不同的反应体系；而且可高度稀释，尤其是 BAS 与成本高昂的抗体偶联使用，可使抗体的用量大幅度减少，成本降低。

6. 检测快速，操作简便　由于生物素与亲和素的结合具高速、高效的特性，尽管 BAS 的反应层次较多，但所需的温育时间不长，实验往往只需数小时即可完成。

(二) 生物素-亲和素系统的应用

由于 BAS 具有生物素与亲和素之间高度亲和力及多级放大效应等特点，并与荧光素、酶、同位素等免疫标记技术有机地结合，使各种示踪免疫分析的特异性和灵敏度得到提高，因而被广泛应用在各种标记免疫分析领域中，尤其在标记免疫检测自动化分析、核酸探针标记、细胞和生物活性物质分离提纯等方面也显示了明显的优越性。

1. 生物素-亲和素系统基本原理及类型

BAS 在应用中的基本类型有两种：一种以游离亲和素为桥联剂进行检测，如 BAB 法、ABC 法；另一种是直接用标记亲和素为桥联剂进行检测，如 BA 法或 LAB 法。此外，依据待检反应体系中所用的是生物素化抗体或生物素第二抗体，又分为直接法 BAS 和间接法 BAS。为最大限度避免待检标本中内源性生物素对引入 BAS 的检测方法的干扰，近年来也有依据 BAS 的基本工作原理，衍生出采用抗生物素抗体或抗亲和素抗体建立相应的 BAS。

(1) BAB 法　BAB 法(biotin-avidin bind，BAB)也称桥联亲和素-标记生物素法，是以游离的亲和素作为桥联剂，利用亲和素的多价性，将检测反应体系中抗原-生物素化抗体复合物与标记生物素联结起来，形成 Ag—Ab-生物素—亲和素—生物素 *，达到检测反应分子的目的(图 9-10)。由于生物素化抗体分子上连有多个生物素，因此，最终形成的抗原-生物素化抗体-亲和素-酶标生物素复合物可积聚大量的酶分子，加入相应酶作用底物后，即会产生强烈的酶促反应，从而提高检测的灵敏度。间接 BAB 法则是在抗原与特异性抗体结合反应后，再用生物素化的第二抗体与抗原抗体复合物结合，使反应增加一个层次，从而使灵敏度进一步提高。

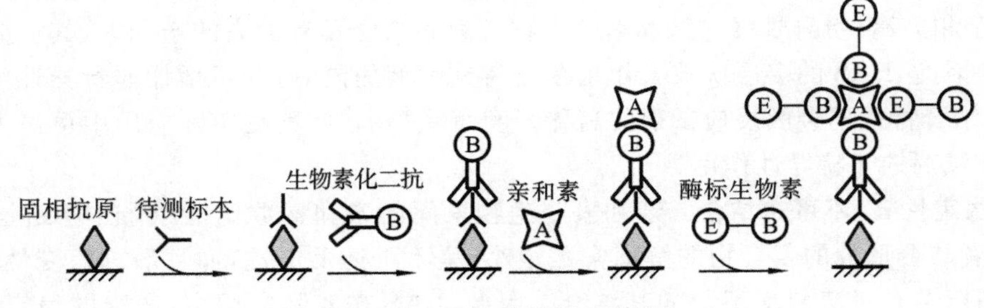

图 9-10　BAB 法检测示意图

(2) ABC 法　ABC 法(avidin-biotin-peroxidase complex，ABC)是在 BAB 法基础上的改良，其原理是预先按一定比例将亲和素与酶标生物素结合，形成可溶性的亲和素-生物素-过氧化物酶复合物(亲和素-生物素-酶)(图 9-11)。当其与检测反应体系中的生物素化抗体或生物素化第二抗体相遇时，ABC 中未饱和的亲和素结合部位即可与抗体上的生物素结合(Ag—Ab-生物素—亲和素-生物素-酶)，使抗原-抗体反应体系与 ABC 标记体系连成一体进行检测。由于在 ABC 形成时，一个标记了生物素的酶分子可通过其生物素连接多个亲和素，而一个亲和素分子又可桥联多个酶标生物素分子，经过这种依次的相互作用连接，从而形成一种较大的、具多级放大作用的网状结构，其中网络了大量酶分子。因此，将 ABC 复合体应用于免疫检测体系时，即可极大地提高酶在抗原-抗体反应场所的浓度，使该法的检测敏感性明显提高。

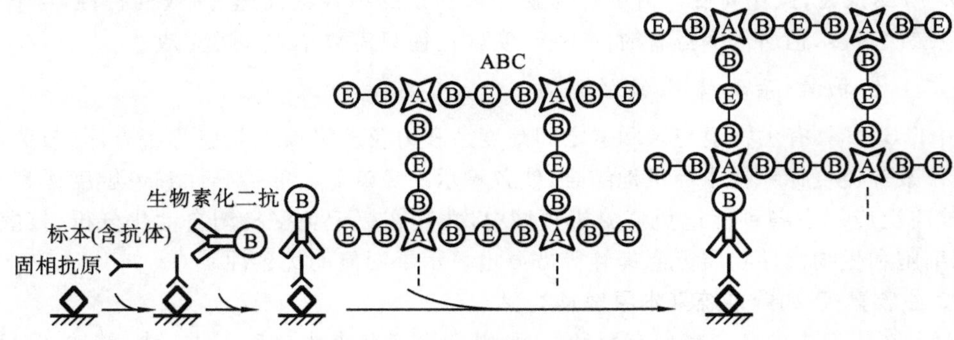

图 9-11　ABC 法检测示意图

(3) BA 法　BA 法或称标记亲和素-生物素法(labeled avidin-biotin,LAB),是以标记亲和素直接与免疫复合物中的生物素化抗体连接(Ag—Ab-生物素—亲和素 *)进行检测(图 9-12)。该法也有相当高的灵敏度,由于省略了加标记生物素步骤,操作较 BAB 法简便。间接 BA 法也是采用生物素化的第二抗体,可以进一步提高检测灵敏度。

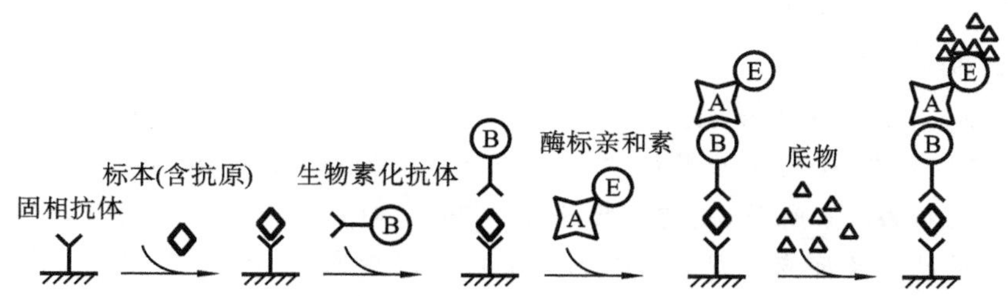

图 9-12　BA 法检测示意图

2. 生物素-亲和素系统在酶免疫检测中的应用

(1) BAS 在 ELISA 中的应用　将 BAS 与 ELISA 偶联起来,作为免疫测定的放大系统,可大大提高 ELISA 测定的灵敏度。BAS 与 ELISA 偶联应用的形式有多种:① BA-ELISA,固相抗体＋待测抗原＋生物素化抗体＋酶标亲和素(或链霉亲和素)＋底物显色;② BAB-ELISA,固相抗体＋待测抗原＋生物素化抗体＋亲和素(或链霉亲和素)＋生物素酶＋底物显色;③ ABC-ELISA,固相抗体＋待测抗原＋生物素化抗体＋亲和素(或链霉亲和素)-生物素化酶复合物＋底物显色。

以上是用于检测未知抗原的三种方法。也可以利用标记抗原检测未知抗体,其方法与上述方法相似。

(2) BAS 在均相酶免疫测定中的应用　BAS 可以在均相酶免疫测定中应用,观察酶活性变化。均相酶免疫测定反应系统中,同时加有生物素-酶、亲和素-抗原、特异性抗体和待测抗原,由于抗体限量,待测抗原与亲和素-抗原复合物竞争与抗体结合。因此,反应体系中待测抗原浓度越高,则游离的亲和素-抗原复合物越多,最终测得的酶活性越低,即酶活性的变化与标本中抗原浓度呈剂量相关(反比)。

3. 生物素-亲和素系统在荧光免疫技术中的应用

BAS 用于荧光抗体技术,通常采用 BA 法,即用荧光素直接标记亲和素(或链霉亲和素);也可采用游离亲和素(或链霉亲和素)搭桥,两端分别连接生物素化抗体和荧光素标记的生物素(BAB 法)或荧光标记的抗亲和素(或链霉亲和素)抗体的夹心法。与常规免疫荧光法相比,引入 BAS 的荧光抗体技术可明显地提高方法的灵敏度和特异性。

4. 生物素-亲和素系统在分子生物学中的应用

BAS 在分子生物学领域中的应用日渐增多,目前主要集中用于以生物素标记核酸探针进行的定位检测;用 BAS 制备亲和吸附剂进行基因的分离纯化;将免疫测定技术与 PCR 结合建立免疫-PCR 用于抗原的检测等。

(杨国宗)

重点提示

1. 生物素的结构和功能　生物素分子结构中有两个环状结构，咪唑酮环是与亲和素或链霉亲和素(SA)结合的主要部位，四氢噻唑吩环的戊酸侧链末端羧基是与蛋白质(酶和抗体)结合的唯一结构。

2. 亲和素(或链霉亲和素)特性　亲和素是生物素的天然特异性结合物，几乎与被标记的物质均可以结合，如大分子蛋白质和小分子标记物如^{125}I、胶体金、荧光素和化学发光物，具有四个生物素结合部位，是建立生物素-亲和素(链霉亲和素)放大技术的重要基础。

3. BAS的特点及反应类型　BAS系统具有灵敏度高、特异性好、稳定性高、适用性广等特点。BAS在标记免疫分行技术应用两种基本类型：一类以游离亲和素为中间物，分别连接包含生物素化大分子的待检反应体系和标记生物素，如BAB法和ABC法；另一类是直接用标记亲和素连接生物素化大分子反应体系进行检测的BA法或LAB法。BAS在ELISA中的应用类型比较(直接法)如表9-6所示。

表9-6　BAS在ELISA中的应用类型比较

反应类型	固相物	反应过程	结果
BA法	已知抗体	已知抗体＋待测Ag—(Ab-生物素)—亲和素＊	酶活性反应与待测Ag量成正比
BAB法	已知抗体	已知抗体＋待测Ag—(Ab-生物素)—亲和素—生物素＊	
ABC法	已知抗体	已知抗体＋待测Ag—(Ab-生物素)—(亲和素-生物素＊)	

注：如用固相抗原，即可测抗体，采用第二抗体如Ag—Ab1—Ab2-生物素—亲和素＊，即为间接法，可使标记物具有通用性，适用于不同的反应体系，扩大应用范围。

4. 生物素标记条件　将生物素进行化学修饰的过程称为生物素活化。只有活化的生物素才能与蛋白质(酶、抗体、抗原)或核酸结合，形成标记物。活化生物素可与蛋白质的氨基、醛基、巯基等多种方式结合，BNHS、BCNHS常用于标记带氨基的蛋白质(抗体、中性或偏碱性的抗原)，BHZ、BCHZ用于标记带醛基、巯基和糖基的蛋白质(如偏酸性的抗原)。

5. BAS的用途　可用于多种免疫标记技术中，放大效应，提高检测技术的灵敏度，可定性、定量、定位检测。

目标检测

一、单项选择题

1. 生物素-亲和素标记物制备的直接法常用(　　)。

A. 戊二醛交联法　B. 过碘酸钠法　C. 搅拌法　D. 透析法　E. 氯胺T法

2. 亲和素(链霉亲和素)的活性基团为(　　)。

A. 亮氨酸　B. 精氨酸　C. 胱氨酸　D. 色氨酸　E. 酪氨酸

3. 常用于标记核酸分子的活化生物素中下面哪一种除外？(　　)

A. 光敏生物素　B. 生物素脱氧核苷三磷酸　C. BNHS

D. BHZ　E. MPB

4. 下面哪一项不是生物素-亲和素系统的特点？（　　）

A. 灵敏度高　B. 特异性好　C. 成本高　D. 应用广泛　E. 稳定性高

5. 每个亲和素可结合几个生物素？（　　）

A. 3　B. 4　C. 5　D. 6　E. 7

6. 生物素-亲和素系统 ABC 法最后生成的酶复合物是（　　）。

A. Ag-(Ab-B)-A*　B. Ag-(Ab-B)-A-B*　C. Ag-(Ab-B)-AB* C

D. Ag-Ab_1-(Ab_2-B)-A*　E. Ag-(Ab-B)-抗 B-A*

7. BAB-ELISA 夹心法检测抗原时（　　）。

A. 抗原含量越高，底物显色越深　B. 抗原含量越高，底物显色越浅

C. 抗原含量越低，底物显色越深　D. 抗原含量与底物显色关

E. 抗原含量越低，底物显色越浅

8. BAS 在均相酶免疫测定反应体系中（　　）。

A. 待测抗原浓度越高，游离的亲和素-抗原复合物越少

B. 待测抗原浓度越高，游离的亲和素-抗原复合物越多

C. 待测抗原浓度越高，生物素-酶复合物越多

D. 待测抗原浓度越低，生物素-酶复合物越少

E. 待测抗原浓度越低，酶反应活性越少

9. 生物素-亲和素系统可以在哪些测定技术中应用？（　　）

A. 酶免疫技术　B. 荧光免疫技术　C. 放射免疫技术

D. 分子生物学 PCR 技术　E. 以上都可以

10. 有关生物素-亲和素二者结合错误的是（　　）。

A. 1 个亲和素可以结合 4 个生物素　B. 特异性强　C. 亲和力大

D. 属于免疫反应　E. 可提高 ELISA 检测的敏感度

二、简答题

1. 生物素的分子结构特点是什么？

2. 亲和素可以被哪些示踪剂标记？

3. 为什么生物素-亲和素系统具有放大作用？

4. 简述生物素-亲和素系统的基本类型。

单元五　发光免疫分析技术

单元学习目标

1. 掌握化学发光的基本原理、类型及特点。
2. 熟悉化学发光剂的种类及特点。
3. 了解化学发光免疫检测的基本原理。

随着免疫学检验技术的迅速发展，一般的酶免疫分析技术(EIA)在精度上已逐渐无法适应需要。同时为避免对人体的损害及对环境的污染，放射免疫技术(RIA)也不再是发展的主流方向。发光免疫分析技术检测原理与酶免疫分析技术和放射免疫技术相似，不同之处在于以发光物质代替酶或放射性核素作为标记物，且借其自身的发光强度直接进行测定。

发光免疫分析技术是结合发光分析和免疫反应而建立起来的一种新型的标记免疫分析技术，具有操作简便、快速，灵敏度高，易于标准化操作等优点，而且其试剂无害性、保持期长，目前已被普遍应用于医学与生物学研究和临床实验诊断工作，成为非放射性免疫分析法中最有前途的方法之一。

一、化学发光剂和标记技术

发光是指分子或原子中的电子在吸收能量以后，可由较低能级的基态跃迁到较高能级的激发态，当其由激发态回复到基态时，会以电磁波的形式释放能量，常表现为光的发射即发光。根据形成激发态分子的能量来源不同，可将发光分为光照发光、生物发光、化学发光等。

光照发光(photoluminescence)是指经短波长的入射光照射后的发光剂(荧光素)，电子吸收能量以后跃迁到激发态，再返回至基态时，发射出较长波长的可见光(荧光)。

生物发光(bioluminescence)指的是在生物体内的发光现象，如萤火虫的发光，在荧光素酶的催化下，反应底物萤火虫荧光素利用 ATP 能，生成激发态氧化型荧光素，在返回至基态时能量以光子的形式释放出来。

化学发光(chemiluminescence)是指伴随化学反应过程产生可见光的发射现象。某些物质(化学发光剂)在发生化学反应时，可吸收反应过程中所产生的化学能，使反应的产物分子或反应的中间态分子中的电子跃迁到激发态，当电子由激发态回到基态时，以发射光子的形式释放能量。

(一) 化学发光剂

化学发光剂也称发光底物，是指在化学发光反应中参与能量转移且最终以发射光子的形式释放能量的有机化合物。成为化学发光剂的条件有：①发光的量子产率高；②在所使用的浓度范围内对生物体没有毒性；③可以与抗原或抗体形成稳定的偶联结合物；④理化特性应与测定的或被标记的物质相匹配；⑤其化学发光是氧化反应的结果。常用的化学发光剂如下。

1. 鲁米诺及其衍生物 鲁米诺及其衍生物(异鲁米诺、4-氨基已基-N-乙基异鲁诺等)都具有化学发光特性。碱性条件下鲁米诺类物质可被一些氧化剂氧化产生微弱的自发发光，但在辣根过氧化物酶或某些酚类物质的催化下，其发光强度和发光时间均明显增加，从而提高检测的灵敏度。故临床上常将鲁米诺及其衍生物作为酶促反应的发光底物，其发光反应原理见图 9-13，发光的最大波长为 425 nm，催化酶是辣根过氧化物酶。

2. AMPPD AMPPD 又称金刚烷，是一种新的化学发光剂。AMPPD 也是酶促反应的发光底物，其催化酶是碱性磷酸酶。在碱性条件下，AMPPD 可被碱性磷酸酶脱去磷酸根基团，形成一个不稳定的中间体 AMPD，中间体分解，发出波长为 470 nm 的持续性光，维持 15～60 min。其发光反应原理见图 9-14。

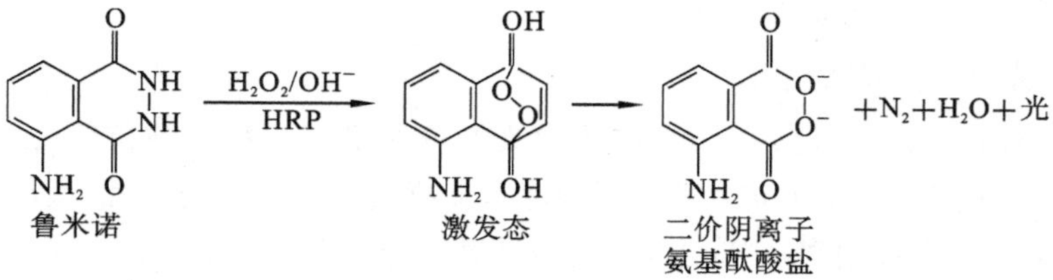

图 9-13　鲁米诺发光反应原理

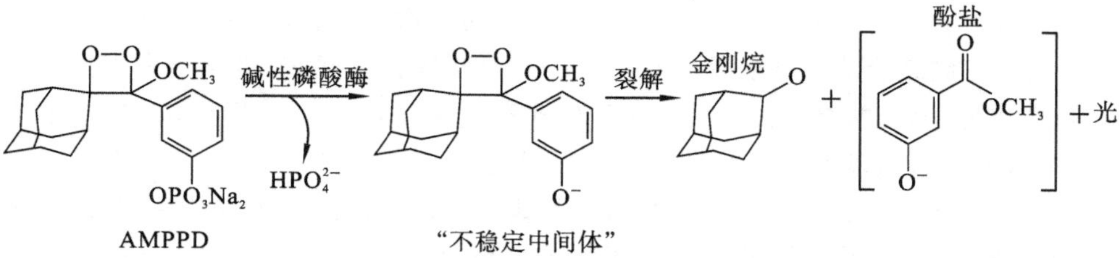

图 9-14　AMPPD 发光反应原理

3. 吖啶酯　吖啶酯是目前常用的直接标记发光剂。在碱性条件下吖啶酯被 H_2O_2 氧化时，可发出波长为 470 nm 的光，且无需酶的催化。吖啶酯类发光剂可直接被用于标记抗原或抗体。吖啶酯化学发光反应原理见图 9-15。

4. 三联吡啶钌　三联吡啶钌 $Ru(bpy)_3^{2+}$ 作为一种电化学发光剂，已广泛应用于电化学发光免疫分析系统中。在阳电极表面三联吡啶钌和电子供体三丙胺（Tripropylamine，TPA）可以同时失去一个电子而发生氧化反应。二价的 $Ru(bpy)_3^{2+}$ 被氧化成三价 $Ru(bpy)_3^{3+}$，成为强氧化剂，TPA 被氧化成阳离子自由基 TPA^{+}，后者不稳定可自发失去一个质子（H^{+}），成为自由基 TPA·。TPA·是一个强还原剂，可将一个电子传递给三价的 $Ru(bpy)_3^{3+}$ 使其形成激发态的 $Ru(bpy)_3^{2+*}$，而 TPA 自身被氧化成 TPA 氧化产物。激发态的 $Ru(bpy)_3^{2+*}$ 在衰减时发射一个波长为 620 nm 的光子，重新生成基态的 $Ru(bpy)_3^{2+}$（图 9-16）。这一过程在电极表面可周而复始地进行，从而产生许多光子，使信号得以增强。三

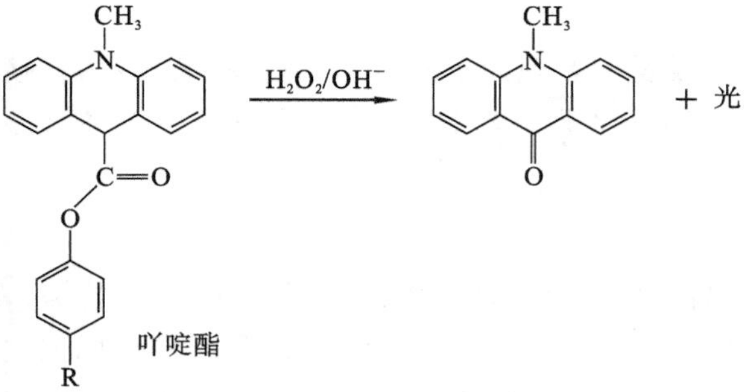

图 9-15　吖啶酯发光反应原理

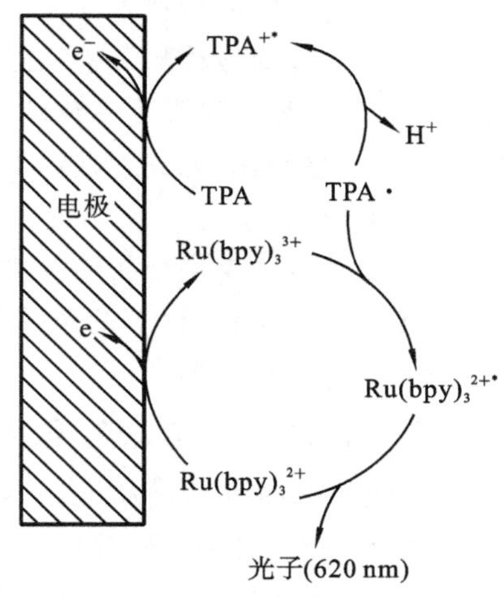

图 9-16　三联吡啶钌发光反应原理

联吡啶钌可以直接标记抗原或抗体。

（二）发光剂的标记技术

发光剂的标记技术是通过化学反应将发光剂连接到标记抗原或抗体上。发光剂标记物既要保持被标记物的特性（抗体或抗原特性），又要具有标记物的特性（发光）。按照标记反应的类型以及形成结合物的特点，可将发光剂的标记技术分为直接偶联和间接偶联两种。

1. 直接偶联 直接偶联是指通过偶联反应，使标志物分子中反应基团直接联接到被标记物的反应基团上。常见的有碳二亚胺缩合法、过碘酸钠氧化法、重氮盐偶联法等。

（1）碳二亚胺缩合法 该法是以水溶性碳二亚胺作为交联剂，将化学发光剂分子中的氨基与蛋白质分子（如抗体）中的游离羧基形成稳定的酰胺键。此反应温和，应用范围广泛，结构中有羧基或氨基的标记物均可用此法标记。

（2）过碘酸钠氧化法 糖蛋白中的邻二羟基被过碘酸钠氧化为醛基后，与发光剂的氨基结合形成 Schiff 碱，后者经硼氢化钠还原成—N—C—后成为稳定的化合物。所有含有脂肪或芳香伯胺的发光剂都可以选用该标记法，但过碘酸钠氧化法对于氧化糖基后影响标记蛋白质性质和无糖基蛋白质不适用。

（3）重氮盐偶联法 又称重氮化法。在低温和酸性的条件下，$NaNO_2$与发光剂的芳香胺反应生成的重氮盐可与酪氨酸残基上酚羟基直接邻位反应，进而形成偶氮化合物。重氮盐偶联法适用于有芳香伯氨基的标记物，重复性好，简易廉价，但 $NaNO_2$与脂肪族伯氨基的反应产物容易分解释放出氮气。

2. 间接偶联 间接偶联是用功能交联剂在标记物和被标记物分子之间插入一条链或一个基团，使两种物质通过“桥”连接成复合物。常见的有琥珀酰亚胺活化法：结构中含有羧基的一些抗原，在经过 N-羟基琥珀酰亚胺活化后，再与发光剂的氨基偶联成酰胺键的发光标志物。

二、化学发光免疫测定

化学发光免疫分析技术（chemi luminescence immuno assay，CLIA）是利用化学发光和免疫反应的原理而设计的。检测时用化学发光剂标记抗原或抗体，与待检抗体或抗原进行免疫反应，通过测定光强度来反映待检物中抗体或抗原的含量。该技术具有灵敏度高、特异性强、易于自动化、无放射性污染等优点，已基本取代放射免疫分析并应用于临床实验诊断和医学研究领域中。

根据化学发光免疫分析中标志物的不同及反应原理的不同，可分为三种类型：①直接化学发光免疫分析；②化学发光酶免疫分析；③电化学发光免疫分析。下面以双抗体夹心法为例介绍这几种类型。

（一）直接化学发光免疫分析

直接化学发光免疫分析的基本原理是用化学发光剂（如吖啶酯）直接标记抗体（抗原），与待测标本中相应的抗原（抗体）发生结合后，形成固相包被抗体-待测抗原-吖啶酯标记抗体复合物，加入氧化剂（H_2O_2）和 NaOH 造成碱性环境，吖啶酯分解、发光。通过集光器和光电倍增管接收、记录单位时间内产生的光子能。光子能的积分与待测抗原量成正比，可根据标准曲线计算出待测抗原的含量。

吖啶酯发光剂发光迅速，背景噪声低，保证了测定的敏感性。但由于其发光为瞬间发光，持续时间短，对检测仪器的灵敏度要求比较高。

（二）化学发光酶免疫分析

化学发光酶免疫分析（chemi luminescence enzyme immuno assay，CLEIA）的基本原理是用酶标记抗体（抗原），与待测标本中相应的抗原（抗体）反应，形成固相包被抗体-待测抗原-酶标记抗体复合物，洗涤后加入底物即发光剂，在酶催化下底物分解发光。光信号由光量子阅读系统接收，光电倍增管将光信号转变为电信号并传至计算机数据处理系统，计算出待测物的浓度。

1. 辣根过氧化物酶（HRP）标记的 CLEIA 该技术是以 HRP 标记抗体（抗原），与待测标本-免疫吸附剂发生免疫反应后，形成固相包被抗体-待测抗原-酶标记抗体复合物，然后加入 H_2O_2、鲁米诺发光剂和化学发光增强剂产生化学发光。

2. 碱性磷酸酶（ALP）标记的 CLEIA 反应过程同 HRP 标记的 CLEIA，只是用 ALP 标记抗体（抗原），加入 AMPPD 发光剂，ALP 使 AMPPD 脱去磷酸根而发光。

化学发光酶免疫分析属酶免疫测定范畴，其技术要点与 ELISA 相似，仅最后一步酶反应底物改为发光剂，测定仪器为光信号检测仪。在酶的催化下发光剂发出的光稳定、持续时间长，利于记录、测定和质量控制。

（三）电化学发光免疫分析

电化学发光分析（electrochemiluminescence immunoassay，ECLIA）是近年来发展起来的一种新型的均相免疫测定分析方法。该技术与一般化学发光分析不同，是以电化学发光剂三联吡啶钌标记抗体（抗原），以三丙胺为电子供体，在电场中因电子转移而发生特异性化学发光反应，包括电化学和化学发光两个过程。在电化学发光免疫分析系统中，磁性微粒作为固相载体包被抗体（抗原），用三联吡啶钌标记抗体（抗原），待测标本与相应的抗原（抗体）发生结合后，形成磁性微粒包被抗体-待测抗原-三联吡啶钌标记抗体复合物，将此复合物吸入流动室并引入 TPA 缓冲液。磁性微粒流经电极表面时，被电极下面的电磁铁吸引，缓冲液则带走未结合的标记抗体和标本。同时电极加压，启动电化学发光反应，在电极表面 TPA 和三联吡啶钌进行电子转移，产生了电化学发光。光的强度与待测抗原的浓度成正比（图 9-17）。

电化学发光免疫分析具有灵敏度高、重现性好、可连续检测、检测速度快和装置简单等特点。

三、临床应用

由于化学发光免疫分析技术具有快速、灵敏、准确、特异、可自动化等特点，现已广泛用于肿瘤标志物、激素、药物浓度以及其他微量生物活性物质的测定。

1. 肿瘤标志物的测定 可检测多种肿瘤标志物，如甲胎蛋白（AFP）、CEA、PSA 、CA19-9 等。

2. 激素的测定 常见的有甲状腺激素如 T3、T4、游离 T3、游离 T4、促甲状腺激素、甲状腺球蛋白、抗甲状腺球蛋白抗体、抗甲状腺过氧化物酶抗体等，生殖激素、垂体激素以及

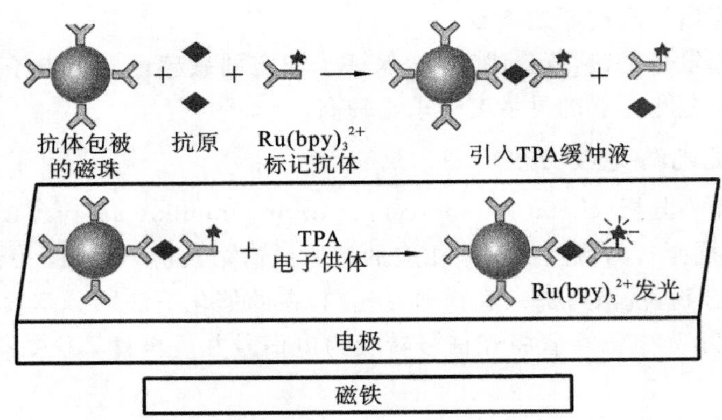

图 9-17 电化学发光免疫分析技术流程示意图

肾上腺皮质激素和胰岛素等含量的测定。

3. 免疫球蛋白的测定 可测定体液中的特异性抗体,利于感染性疾病和过敏性疾病的诊断,如衣原体抗体、支原体抗体、弓形虫抗体、风疹病毒抗体、巨细胞病毒抗体等测定。

4. 治疗药物监测 测定体液中的药物浓度,用于药物治疗的指导与评价,常见的监测药物如地高辛、茶碱、苯巴比妥、万古霉素、环孢菌素等。

5. 其他 化学发光免疫分析技术还可测定贫血因子、酶蛋白以及病毒抗原。

(池 明)

重点提示

1. 发光和化学发光的理解 发光是指分子或原子中的电子在吸收能量以后,由基态跃迁到激发态,然后又回复到基态时,释放光子的过程。化学发光是分子吸收了化学反应过程中产生的化学能而被激发发光。化学发光的大多数反应为氧化-还原反应。

2. 化学发光剂 化学发光剂是指在化学发光反应中能实现能量转移而发光的有机化合物。不同的发光剂其发光原理有差异,主要有①直接发光,如吖啶酯;②酶促发光,如鲁米诺;③电化学发光,如三联吡啶钌。化学发光剂既可作为标记物(如直接法),又可作为发光底物(如 CLEIA)。

3. 化学发光免疫分析 化学发光免疫分析包括化学发光剂标记系统、化学发光分析系统和免疫反应系统。属于标记免疫技术,其标记物是化学发光剂。其基本原理是用化学发光剂标记抗原(抗体),与待检标本进行免疫反应后,通过检测发出光信号的强度测定待检标本中的抗体或抗原的含量。该技术灵敏度高,特异性强,可检测微量物质,现已广泛用于肿瘤标志物、激素、药物浓度以及其他微量生物活性物质的测定。

4. 电化学发光免疫分析 电化学发光免疫分析也是一种均相免疫测定技术,检测时不需分离结合相和游离相,故操作简便。标记物 Ru(bpy)$_3^{2+}$稳定,室温下半衰期长于 1 年,标记的蛋白质活性在 2～4 ℃下可保持 1 年。标记物易于多种物质的修饰,可用于蛋白质、半抗原、核酸等物质的检测。

目标检测

一、单项选择题

1. 化学发光免疫检测的物质一般不包括(　　)。

A. 甲状腺激素　　B. 生殖激素　　C. 肿瘤标志物

D. ABO 血型　　E. 血清总 IgE 含量

2. 常用的 HRP 发光底物为(　　)。

A. 鲁米诺或其衍生物　　B. AMPPD　　C. 4-MUP

D. 吖啶酯　　E. 三联吡啶钌

3. 用化学发光免疫测定技术中固相抗原竞争法测定 CEA,若标本中 CEA 量越多,则(　　)。

A. 形成的固相抗原-标记抗体复合物越少

B. 形成的固相抗原-标记抗体复合物越多

C. 待测的标本抗原-标记抗体复合物越少

D. 游离的固相抗原越少

E. 游离的标记抗体越多

4. 下列有关化学发光免疫分析测定血清 AFP 的描述,正确的是(　　)。

A. 标记物是吖啶酯标记抗 AFP 抗体　　B. 是一种放免分析技术

C. 发光促进剂是萤火虫荧光素酶　　D. 常采用间接法

E. 化学发光的条件是发光体系呈酸性

5. 关于电化学发光免疫测定检测血清 HCG 含量,下列描述错误的是(　　)。

A. 常用的检测方法是双抗体夹心法　　B. 常用磁分离技术

C. 标记物是 ALP-抗 HCG 抗体　　D. 磁颗粒是抗 HCG 抗体包被的固相载体

E. 发光反应需要三丙胺参与

二、简答题

1. 简述化学发光免疫分析的原理。

2. 化学发光与荧光的根本区别是什么?简述化学发光的基本原理。

单元六　金免疫分析技术

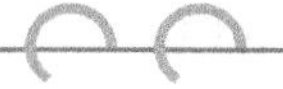

单元学习目标

1. 掌握斑点金免疫渗滤试验的原理、操作方法、结果判断和临床应用。
2. 熟悉金免疫技术的分类。免疫胶体金的制备流程。
3. 了解斑点金免疫色谱试验的原理。

金免疫分析技术又称免疫胶体金技术，是一种以胶体金作为标记物的标记免疫技术，由 Faulk 和 Taylor 始创于 20 世纪 70 年代初期。

一、胶体金与免疫金制备

胶体金也称金溶胶，是金盐被还原成原子金后，形成的金颗粒悬液。胶体金颗粒由一个基础金核（原子金 Au）及包围在外的双离子层构成，紧连在金核表面的是内层负离子（$AuCl_2^-$），外层离子层 H^+ 则分散在胶体间溶液中，以维持胶体金游离于溶胶间的悬液状态。

（一）胶体金的制备

1. 制备原理 胶体金的制备一般采用还原法。在一定浓度的金盐溶液内加入一定量的还原剂使金离子还原成金原子，形成金颗粒悬液。常用的金盐是氯金酸 $HAuCl_4$，还原剂有枸橼酸钠、鞣酸、维生素 C、白磷、硼氢化钠等。

2. 制备方法 枸橼酸盐还原法最为常用，其制备技术要点如下：取 0.01% 氯金酸水溶液 100 mL 加热至沸腾，搅动下准确加入 1%枸橼酸三钠水溶液（$Na_3C_6H_5O_7 \cdot 2H_2O$）0.7 mL，金黄色的氯金酸水溶液在 2 min 内变为紫红色，继续煮沸 15 min，冷却后以蒸馏水恢复到原体积，可获得 71.5 nm 大小的胶体金颗粒。通过改变枸橼酸钠的用量可以制备 16～147 nm 大小的胶体金颗粒（表 9-7）。

表 9-7 常见粒径胶体金的制备

胶体金颗粒大小/nm	1%枸橼酸钠加入量/mL※	胶体金颗粒的颜色
16	2.00	橙色
24.5	1.50	橙色
41	1.00	红色
71.5	0.70	紫色

※还原 100 mL 0.01% 氯金酸溶液所需量。

3. 注意事项

（1）玻璃容器的清洁　胶体金的制备过程中使用的所有玻璃容器应保持绝对清洁，因玻璃容器表面少量的污染会干扰胶体金颗粒的生成，所以玻璃容器使用前必须经过酸洗和硅化。一般硅化过程是用 5%二氯二甲硅烷的氯仿溶液浸泡玻璃容器 1 min，室温干燥后，用蒸馏水冲洗，再干燥备用。如果是专用的清洁器皿，可以用第一次生成的胶体金稳定其表面，弃去后用双蒸馏水淋洗，通过这样的操作来代替硅化处理。

（2）试剂、水质和环境　氯金酸吸潮性很强，对金属有很强的腐蚀性，使用时不能用金属药匙，同时要避免接触天平秤盘。实验用水一般用双蒸馏水，实验室要尽量无尘，否则实验结果的重复性差。为了保持溶液稳定的 pH 值，应选用缓冲容量大的缓冲系统，一般为 pH 值 3.0～5.8 的柠檬酸磷酸盐、pH 值 5.8～8.3 的 Tris-HCL 和 pH 值 8.5～10.3 的硼酸氢氧化钠等缓冲系统，但应注意控制缓冲液浓度，若浓度过高可使金溶胶自凝。

4. 质量鉴定 ①外观检查：良好的胶体金应为清亮透明悬液，若混浊或表面有漂浮物，提示胶体金有凝集颗粒；②颗粒大小与均一性检查：肉眼观察比较胶体金颜色，初步估计颗粒大小，或用分光光度计扫描 λ_{max} 估计粒径，或用电镜，比较精确测定平均粒径。

5. 胶体金保存 制备好的颗粒装入洁净玻璃器皿中，放入少量防腐剂(0.02% NaN_3)，小量分装备用，防止细菌污染和凝集颗粒形成。使用时若有少量凝集颗粒可低速离心去除后再用于标记。

（二）免疫金制备

胶体金可以和抗原或抗体等大分子物质结合形成胶体金结合物，在免疫测定中，将这类结合物称为免疫金或胶体金标志物，而在免疫组织化学技术中，则称为金探针。

1. 制备原理 免疫金制备的基本原理是将蛋白质吸附到胶体金颗粒表面而结合的过程。目前对吸附的机制尚不清楚，一般认为与物理吸附有关。胶体金颗粒表面带负电荷，与蛋白质表面的正电荷通过静电引力相互吸引，达到范得华引力范围内即形成牢固结合。因此环境 pH 值和离子强度是影响吸附的主要因素。其他如胶体金颗粒的大小及粗糙表面、蛋白质的相对分子质量大小、浓度等，也会影响蛋白质的吸附。

2. 技术要点

(1) 胶体金溶液 pH 值的调配　胶体金对蛋白质的吸附主要取决于 pH 值，用 0.2 mol/L K_2CO_3 或 0.1 mol/LHC1 调整胶体金溶液的 pH 值至标记蛋白质的等电点或稍偏碱。通常需经多次试验才能确定最适反应 pH 值。调节 pH 值时应注意，不可以直接将电极插入胶体金溶液中，因胶体金会阻塞 pH 计的电极，宜先用浓度为 0.1% 的聚乙二醇稳定胶体金后，再行测定。

(2) 蛋白质最适用量的确定　将待标记蛋白质作系列稀释后，分别取 0.1 mL 蛋白质稀释液加入 1 mL 胶体金溶液中，并设一管不加蛋白质的对照管，然后加入 10%NaCl 溶液 0.1 mL 混匀、静置 2 h。若蛋白质含量少，不能稳定胶体金，管溶液颜色由红变蓝；若蛋白质含量达到或超过最低稳定量，管溶液则保持红色不变，以红色不变管中蛋白质含量最低管的浓度即为稳定 1 mL 胶体金所必需蛋白质的量。在此基础上再增加 10%～20% 就可作为待标记蛋白质的实际用量。因蛋白质溶液含盐量较高或形成聚合物时易影响标记过程，故标记前常将蛋白质溶液用低浓度的盐水透析数小时并高速离心除去聚合物。

(3) 胶体金标记　按最适用量比例，在电磁搅拌下将所需要量的胶体金加入至一定量的蛋白质溶液中，反应一定时间后加入一定量的稳定剂(如 BSA 或 PEG20000)，以防止胶体金和蛋白质聚合和发生沉淀，调整 pH 值至 8.5，继续反应数分钟后离心分离，去除上清液中未结合的蛋白质。不同粒径的胶体金颗粒其离心条件不同，一般为 5 nm 金颗粒用 40000 r/min 的离心速度离心 60 min；8 nm 金颗粒用 25000 r/min 的离心速度离心 45 min；14 nm 金颗粒用 25000 r/min 的离心速度离心 30 min；40 nm 金颗粒用 15000 r/min 的离心速度离心 30 min。离心后轻吸上清液，将沉淀用含稳定剂的缓冲液悬浮，恢复原体积后再离心。如此反复 2～4 次后，取沉淀物溶解即可获胶体金结合物的初提物。

(4) 胶体金结合物的纯化与鉴定　胶体金结合物(免疫金)的纯化主要有超速离心法和凝胶过滤法；鉴定包括电镜测定颗粒的平均直径以及免疫组化滤纸模型测定结合物的特异性、敏感性。

(5) 保存　免疫金最终用稀释液配制成工作浓度保存。稀释液是含有稳定剂的中性 PBS 或 Tris 缓冲液。常用的稳定剂有 PEG2000、BSA、葡聚糖、明胶等，以保护胶体金的分散悬浮稳定性和防止或减少免疫金的非特异性吸附反应。

二、金免疫测定技术

金免疫测定技术是以微孔膜作为固相载体，应用胶体金标记抗原(抗体)，定性或半定量检测待测标本中的抗体(抗原)的一种快速的标记免疫技术。根据液体在微孔膜上流动方式的不同建立了两种金免疫测定技术，即穿流形式的斑点金免疫渗滤试验和横流形式的斑点金免疫层析试验。

(一) 斑点金免疫渗滤试验

1. 原理 斑点金免疫渗滤试验(dot immunogold filtration assay，DIGFA)是将抗原或抗体点加在具有过滤性能的固相载体硝酸纤维素薄膜上，制成抗原或抗体包被的微孔滤膜并贴置于吸水材料上。待测的标本液体渗透滤过膜时，标本中抗原或抗体被膜上抗体或抗原捕获，其余无关蛋白质等则随液体滤出，其后加入的胶体金标记物也在渗滤中与相应的抗体或抗原相结合而被聚集在膜上。因胶体金呈红色，阳性反应结果即为膜上呈现红色斑点。液体通过微孔滤膜时，渗滤液中的抗原或抗体与膜上的抗体或抗原相接触，起到亲和层析的浓缩，达到快速检测的目的(一般在 5 min 左右完成)，同时洗涤液的渗入在短时间内即可达到洗涤目的，简化了操作步骤，因此斑点金免疫渗滤试验已成为床旁检验主要方法之一。本方法除试验盒本身外，不需要任何仪器设备。

2. 技术类型

(1) 双抗体夹心法测抗原 将抗体结合在微孔滤膜中央，滴加待检标本，若标本中待测抗原与膜上抗体结合，然后滴加金标抗体，加洗涤液洗涤后，阳性标本即在膜中央呈红色斑点。

(2) 间接法测特异性抗体 用抗原包被在微孔滤膜上，滴加待测标本，加洗涤液洗涤后，滴加金标抗抗体，加洗涤液洗涤后，阳性者即在膜中央呈红色斑点。该法由于血清标本中非目的 IgG 的干扰，易导致假阳性结果，临床上较少用。

(二) 斑点金层析试验

斑点金层析试验(dot immunogold chromatograpHic assay，DICA)是以微孔滤膜为载体，将胶体金标记技术和蛋白质层析技术相结合的快速固相膜免疫分析技术，也称斑点免疫层析试验。

1. 原理 斑点金层析试验与斑点金免疫渗滤试验的原理基本相同，不同的是液体移动不再是直向的穿流，而是基于层析作用的横流。DICA 将各种反应试剂分点固定在一试纸条上，试纸条由上到下依次是吸水材料、硝酸纤维素薄膜条、含有小鼠 IgG 的免疫金复合物干片、吸水材料，其中硝酸纤维素薄膜条依次包含参照区和测试区两个反应区域，参照区包被的是抗小鼠 IgG，测试区包被的是特异性抗体。待检标本滴加在试纸条的一端后，样品中的抗原受载体膜的毛细管作用向另一端泳动，类似层析作用，与试纸条上的试剂发生特异性结合，形成的免疫复合物固定在层析试剂条的特定区域，通过免疫金显色来判断结果。

2. 技术要点 斑点金层析试验多用于抗原检测，常用的方法是双抗体夹心法。如图 9-18 所示，由多个试剂组合在一试纸条上，C 区为金标抗体(免疫金)，T 区包被特异抗体，R 区包被抗金标抗体，B 区和 A 区为吸水材料。测定时将试纸条 A 端浸入待测标本中，A 端吸水材料即吸取液体向 B 区移动，流经 C 区时将金标抗体复溶，若待测标本中含待测特异抗原，可与免疫金中的抗体结合，形成金标抗体-抗原复合物，此抗原抗体复合物流至 T 区时，被此区包被的固相抗体捕获，形成金标抗体-抗原-抗体复合物，金标抗体被固定下来，在 T 区显示出红色反应线条(T)。过剩的免疫金继续前行，至 R 区时被抗金标抗体捕获，呈现红色质控线条。若呈现红色反应线条和红色质控线条，试验为阳性。若仅显示红色质控线条，则为阴性。

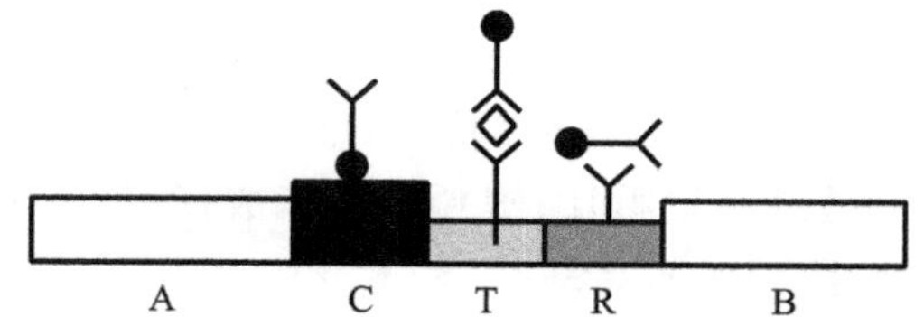

图 9-18 免疫层析试验双抗体夹心法测抗原

斑点金层析试验还有间接法和竞争法两种技术类型。间接法常用于测定抗体，结果判断同夹心法。竞争法用于测抗原，与夹心法不同处是 T 区包被已知特异抗原，故金标抗体与待测对应抗原结合后，无多余金标抗体与 T 区抗原结合，故显示红色质控线条，T 区无显色反应为阳性，如 T 区、R 区同时出现红色线条为阴性。

（三）临床应用及评价

金免疫测定技术较其他标记免疫技术具有快速简便、单份测定、无仪器设备需要、试剂和样品用量极少，以及操作人员不需技术培训等特点，因此特别适用于“床边检验”或“家用试验”以及临床急诊检验。但该技术的灵敏度不及酶免疫测定，且不能准确定量，只能进行定性或半定量检测，目前主要限于检测正常体液中不存在的物质(如诊断传染病中的抗原或抗体以及毒品类药物等)和正常含量极低而在特殊情况下异常升高的物质(如 HCG 等)。目前临床检验中已开展的金免疫检测项目有：检测 HCG、AFP、轮状病毒、A 族链球菌、衣原体等抗原，也可用于抗 HCV、抗 HIV、抗弓形虫、抗巨细胞病毒等抗体的测定，在急诊检测肌酸激酶同工酶、肌红蛋白等对心肌梗死的诊断具有重要意义。

三、金免疫测定技术案例

（一）检测肺炎支原体 IgM 抗体

【要求】

(1) 熟悉斑点金免疫渗滤试验的检测原理。

(2) 学会斑点金免疫渗滤试验的操作并作出正确结果判断，规范出具报告。

(3) 知晓肺炎支原体 IgM 抗体检测的临床意义。

【用途】

定性检测人血清中的肺炎支原体 IgM 抗体，早期辅助诊断肺炎支原体感染。

【内容】

斑点金免疫渗滤试验检测肺炎支原体 IgM 抗体。

【相关知识点】

(1) 检测原理:试剂盒里的斑点反应板上的微孔滤膜固相有肺炎支原体 P_1 蛋白抗原斑点,当待检测的血清中含有肺炎支原体 IgM 抗体时,与微孔滤膜上的肺炎支原体 P_1 蛋白抗原形成复合物,胶体金标记的羊抗人 IgM 抗体与上述抗原抗体复合物结合,形成肉眼可见的红色圆斑点,即为阳性结果,否则为阴性结果。

(2) 属于斑点金免疫渗滤试验间接法。

【准备】

(1) 试剂盒组成:斑点金免疫渗滤试验的试剂盒主要由四部分组成:①胶体金反应板:由吸水垫、点加了抗原的硝酸纤维素膜片、塑料小盒组成;②洗涤液(试剂 A);③胶体金标记物(试剂 B);④抗体阳性、阴性对照品。

(2) 试剂盒放在 4 ℃下储存备用。

【操作步骤】

(1) 将待测血清样本和试剂盒恢复至室温。

(2) 取出反应板,于反应板孔中滴入试剂 A 两滴,静置至试剂 A 完全吸入。

(3) 用加液器吸取待测血清样本 100 μL 于反应板孔中,静置至血清完全吸入。

(4) 取下反应板上的蓝色耳盖,滴入试剂 B 三滴,静置至试剂 B 完全吸入。

(5) 再滴入试剂 A 两滴,静置至试剂 A 完全吸入,在 5 min 内观察反应板孔中现象。

(6) 试验同时做阳性、阴性对照。

【注意事项】

(1) 试剂盒须低温保存,平衡至室温使用。

(2) 血清标本中非目的 IgM 的干扰,易导致假阳性结果,注意结果分析判断。

【结果判断】

呈现肉眼可见的红色圆斑点为阳性结果,否则为阴性结果。

【结果分析及意义】

(1) 阳性结果表示受检者血清中有肺炎支原体 IgM 阳性。

(2) 感染初期,IgM 未产生或滴度很低会导致假阴性结果,应提示患者在 7～14 天内复查,复查时同时平行检测上次采集的标本,以确认是否出现血清学阳性或滴度是否明显升高。

(3) IgM 抗体阳性不仅发生在原发感染,在继发感染亦可见 IgM 反应。确认肺炎支原体感染需同时结合患者的临床表现或进一步结合其他方法来进行判断。

(二) 检测绒毛膜促性腺激素(HCG)

【要求】

(1) 熟悉斑点金层析试验的检测原理。

(2) 学会斑点金层析试验操作并作出正确结果判断,规范出具报告。

【用途】

(1) 检测尿液中人绒毛膜促性腺激素(human chorionic gonadotropin,HCG),用于早

期妊娠的诊断。

(2) 用于卵巢、子宫肿瘤辅助诊断。

【内容】

斑点金层析试验检测 HCG。

【相关知识点】

(1) 反应类型:采用斑点金免疫层析(DICA)技术双抗体夹心法,以胶体金为指示标记,检测尿液中人绒毛膜促性腺激素 HCG 浓度,来确诊被检者是否怀孕,是协助临床判定妊娠的可靠指标。

(2) 反应流程:

标本{

试纸条测试区:金标抗 HCG—待检 HCG——抗 HCG-滤膜载体——红色测定线
(A 端)　　(C 区)　　(T 区)　　(B 端)

试纸条参照区:金标抗 HCG——固相抗小鼠 IgG(抗抗体)——红色质控线
(R 区)

结果:测试区、参照区显示红色线条为阳性。测试区无反应线条而仅显示质控线条为阴性。

【准备】

待检尿液、早早孕 HCG 胶体金试纸条。

【操作步骤】

将早早孕 HCG 胶体金试纸条标有"MAX"一端浸入待检尿液中,保证"MAX"标记线在液面以上,3 s 后取出试纸条平放,1～3 min 内观察实验结果,最长不超过 5 min。

【注意事项】

(1) 检测时要注意尿液浸没试纸条的长度和时间,尿液浸没检测试纸条的长度过长或时间过久可能使测试结果难以判断。

(2) 观察结果时间不得超过 5 min,否则影响结果判定。

(3) 试纸条虽然可在室温保存,但为避免抗体失效,大批试纸条应放 4 ℃下保存。

(4) 从冰箱刚取出的试纸条应待其恢复至室温后打开,避免反应线模糊不清。

【结果判断】

试纸条出现双红线为阳性结果;出现单红线为阴性结果;未出现任何红线说明试剂失效。

【结果分析及临床意义】

(1) 阳性结果表示受检者尿中 HCG 阳性;阴性则说明尿中无 HCG。

(2) 口服绒毛膜促性腺激素药物可导致出现阳性结果;子宫内膜增生、绒毛膜癌、葡萄胎、支气管癌或肾癌病人,因尿中 HCG 含量较高,可能会出现阳性结果;人工流产以及分娩后的 7～14 天内进行检测也会出现阳性结果。

(池　明)

重点提示

1. 概念理解　金免疫分析技术是一种以胶体金作为标记物的新型免疫标记技术，其原理与酶标、放免等免疫标记技术类似。

2. 应用价值　金免疫分析技术具有快速简便、单份测定、无仪器设备需要，试剂和样品用量极少，操作人员不需专门技术培训等特点，主要用于定性检查，床旁或家庭检查。

3. 技术类型　金免疫分析技术分为金免疫测定技术和金免疫组织化学技术。前者可用于游离抗原或抗体检测，后者可用于组织中抗原的检测与定位，检测细胞悬液或单层培养细胞的膜表面抗原和胞内抗原。其技术类型如下：

- 金免疫分析技术
  - 金免疫测定技术
    - 斑点金免疫渗滤试验——夹心法、间接法
    - 斑点金免疫层析试验——夹心法、间接法、竞争法
  - 金免疫组织化学技术
    - 免疫金(银)光镜染色技术
    - 免疫金电镜染色技术

4. 胶体金制备　常用枸橼酸盐还原法将金盐还原成原子金后所形成的金颗粒悬液即胶体金，枸橼酸盐的用量与形成金颗粒的大小有关，pH 值、水质是胶体金制备质量主要影响因素。胶体金的颜色与金颗粒大小、光吸收波长有关，见表 9-8。

表 9-8　胶体金大小与光吸收性

胶体金颗粒大小/nm	吸收波长/nm	呈　色
5～20	520	葡萄酒红色
20～40	530	深红色
41	525	红色
60	600	蓝紫色

5. 免疫金制备　免疫金是吸附有抗原或抗体的胶体金，通过胶体金表面负电荷引力吸附抗原或抗体，环境 pH 值和离子强度是影响吸附的主要因素。免疫金制备流程包括胶体金溶液 pH 值的调配；被标记物(如蛋白质)最适用量的确定；胶体金标记；免疫金纯化、鉴定与保存。

目标检测

一、单项选择题

1. 在免疫金的制备原理中，胶体金与蛋白质结合力为(　　)。

A. 肽键结合力　　B. 二硫键结合力　　C. 氢键结合力
D. 静电引力　　E. 疏水作用力

2. 金免疫层析试验双抗体夹心法测 b 抗原，层析条的结果判读处应包被(　　)。

A. 金标记抗 b 抗体　　B. 抗 b 抗体　　C. 抗免疫金抗体
D. 标准抗原(b)　　E. 人血清 IgG

3. 用于斑点金免疫层析试验双抗体夹心法载体膜质控线处包被的物质是(　　)。

A. 抗免疫金抗体　　B. 人白蛋白　　C. 待测抗原标准品

D. 胶体金标记抗体　　E. 胶体金颗粒

4. 关于斑点金免疫层析试验双抗体夹心法结果判读正确的是(　　)。

A. 仅出现一条棕红色质控条带者为试验结果阳性

B. 出现两条棕红色质控条带者为试验结果阳性

C. 未出现棕红色质控条带者为试剂失效

D. 必须在 5 min 内观察结果

E. 仅在试验区出现一条棕红色质控条带者为试验结果阳性

5. 关于斑点金免疫渗滤和免疫层析实验操作,二者相同的是(　　)。

A. 二者均需要胶体金标记物、洗涤液等溶液试剂

B. 所有反应都是在固相膜的一个固定区域完成

C. 反应结果的判断,二者均不需酶促底物反应呈色

D. 所有试剂均预制在膜上

E. 两者结果判读模式一样

6. 下列关于斑点金固相膜免疫测定的说法正确的是(　　)。

A. 可以适用于定性和定量试验

B. 其标记物是胶体金颗粒

C. 免疫渗滤试验是利用了微孔膜的毛细管作用

D. 免疫层析试验是利用了微孔膜的穿流性

E. 方法具有简便、快速、灵敏度较高的特点

二、简答题

1. 简述免疫金的制备过程。

2. 简述胶体金的一般性状。(自学后回答)

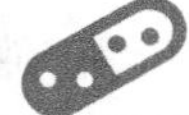

任务十　免疫细胞的分离和检测

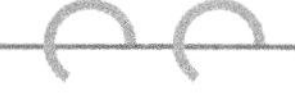

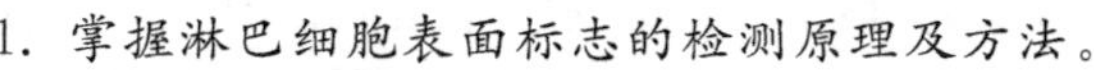

学习目标

1. 掌握淋巴细胞表面标志的检测原理及方法。
2. 学会分离外周血单个核细胞、淋巴细胞。
3. 能应用流式细胞仪检测淋巴细胞及其亚群。
4. 了解淋巴细胞功能的检测技术。

临床上出现如感染、自身免疫病、免疫缺陷症、肿瘤等疾病时,免疫细胞的数量或功能都可发生变化。因此采用体外实验方法分析参与免疫反应的各种免疫细胞在数量和功能上的变化,可监测机体的免疫状态,有利于疾病的临床诊断、评估疗效、判断预后和预防。

单元一 免疫细胞的分离

免疫细胞准确检测的基础是细胞的分离、纯化。目前分离细胞的方法很多，它们主要是根据细胞的大小、密度、黏附性和吞噬功能的不同以及表面标志的不同而设计的。但究竟采用何种方法，应根据实验目的以及拟分离细胞的种类、数量和纯度等方面来确定。

一、外周血单个核细胞的分离

外周血单个核细胞（peripheral blood mononuclear cell，PBMC）是指以淋巴细胞和单核细胞为主的免疫细胞混合体。它是免疫学实验中最常用的细胞材料，也是T细胞、B细胞分离纯化的细胞来源。人PBMC主要从外周血中分离获得。外周血中红细胞和多核白细胞相对密度较大，分别为1.093和1.092，而淋巴细胞和单核细胞相对密度为1.075～1.090，血小板的为1.030～1.035。因此，利用不同密度的液体作为分层液进行密度梯度离心，可使不同密度的血细胞按相应密度梯度分层排列，从而被分离。常用的分层液是相对密度为1.077的Ficoll-Hypaque液，有时也用Percoll液。

（一）Ficoll分离法

1. 原理 Ficoll分离法是利用聚蔗糖-泛影葡胺（Ficoll-Hypaque）作为分层液分离单个核细胞的一种单次密度梯度离心分离法。聚蔗糖-泛影葡胺分层液的主要成分是聚蔗糖（商品名为Ficoll），相对分子质量为40 kD，其密度高、渗透压低且无毒性。高浓度的Ficoll溶液黏性高，易使细胞聚集，故常用6%Ficoll溶液，其相对密度为1.020。相对密度为1.200的泛影葡胺可增加溶液密度，因此在Ficoll溶液中加入不同量的浓度为34%的泛影葡胺即可配制成不同密度的分层液。分离人PBMC以相对密度为（1.077±0.001）的分层液为最佳。

2. 技术要点 将配制的相对密度为（1.077±0.001）的Ficoll-Hypaque分层液加入试管底层，肝素抗凝静脉血用Hanks液或PBS液作适当稀释后，轻轻叠加在分层液上面，使两者形成一个清晰的界面。水平离心，红细胞和粒细胞因其密度大于分层液，同时因红细胞遇Ficoll液凝集成串而沉积于管底，血小板则因密度小而悬浮于血浆中，单个核细胞因与分层液密度相当而密集在血浆层和分层液的界面间，呈白膜状（图10-1）。吸取该层细胞，洗涤离心，计数。活细胞率在95%以上为佳。

3. 方法评价 本法是分离单个核细胞最常用的方法。本法的细胞获得率可达80%以上，但获得率高低与室温有关，若室温超过25 ℃会影响细胞获得率。单个核细胞纯度可达95%，其中淋巴细胞占60%～70%。

（二）Percoll分离法

1. 原理 Percoll分离法是一种连续密度梯度离心分离法。Percoll是经聚乙烯吡咯烷酮（PVP）处理的硅胶颗粒混悬液，对细胞无毒性。Percoll液中的硅胶颗粒大小不一，经高速离心后形成一个连续密度梯度，从而将不同密度的细胞悬浮于各自不同的密度区带而分离。

2. 技术要点 首先将Percoll原液(相对密度为1.135)与等量双离子强度的磷酸缓冲液均匀混合，高速离心后形成一个从管底到液面密度逐渐递减的连续密度梯度，然后将已制备的单个核细胞悬液轻轻叠加在液面上，低速离心，可产生四个细胞层(图10-1)。表层为死亡细胞和血小板，底层为粒细胞和红细胞，中间有两层，上层为单核细胞，下层为淋巴细胞。

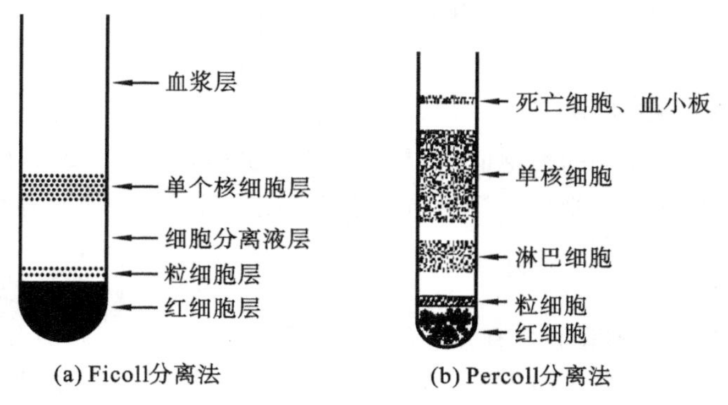

图10-1 单个核细胞分离效果示意图

3. 评价 该法是纯化单核细胞和淋巴细胞的一种较好方法，且对细胞活性没有影响。单核细胞纯度达78%，淋巴细胞纯度达98%。但本法操作流程较长，步骤较多，需要一定的设备条件。

二、淋巴细胞及其亚群的分离

(一) 淋巴细胞的分离

密度梯度离心法获得的PBMC悬液的主要成分是淋巴细胞，但还有数量不等的单核细胞以及少量红细胞，因此为了获取高纯度的淋巴细胞应去除单核细胞和红细胞。

1. 红细胞的去除

(1) 低渗裂解法：在PBMC悬液中加入一定量的无菌蒸馏水，红细胞在低渗液中肿胀溶解。随后加入相同量的1.8%的NaCl溶液恢复为等渗即可。

(2) 氯化铵裂解法：在PBMC悬液中加入一定量的0.83%氯化铵溶液即可裂解红细胞。

2. 单核细胞的去除

(1) 黏附法：在37 ℃和Ca^{2+}存在条件下，单核细胞可发挥黏附玻璃、塑料、棉花纤维或葡聚糖凝胶的特性。将PBMC悬液倾于玻璃或塑料平皿或扁平小瓶中，移至37 ℃温箱静置1 h左右，单核细胞粘贴于平皿壁上，而未黏附的细胞即为淋巴细胞。亦可用玻璃纤维或葡聚糖凝胶Sephadex G10层析柱进行黏附，具有黏附能力的细胞被吸附而位于柱中，淋巴细胞则位于洗脱液中。此法简便易行，对细胞损伤极少，但缺点是会损失部分B细胞，因B细胞也有弱黏附性。此法的细胞回收率和纯度会受静置时间的影响。

(2) 羰基铁吞噬法(磁铁吸引法)：利用单核细胞具有吞噬的特性，在单个核细胞悬液中加入直径为3 μm的羰基铁颗粒，置37 ℃温箱内，不时旋转摇动，待单核细胞充分吞噬羰基铁颗粒后，将磁铁放置在管底外，单核细胞将被吸引而滞于管底，上层液中即为较纯的淋巴细胞。若用羰基铁粉，则采取聚蔗糖-泛影葡胺分层液密度梯度离心，单核细胞因吞噬羰基铁粉密度增大而沉积于管底。

(3) 苯丙氨酸甲酯去除法：苯丙氨酸甲酯(phenylalanine methyl ester，PME)具有亲溶酶体性质，在溶酶体内可被水解为氨基酸，导致溶酶体渗透压升高而破裂，破裂的溶酶体释放出的酶可引起自身细胞溶解。故用该法可溶解清除含溶酶体的细胞，如单核细胞、粒细胞、NK 细胞和细胞毒性 T 细胞等，B 细胞和大多数 T 细胞则不受影响。该法去除单核细胞后，悬液中约 99%的单个核细胞为淋巴细胞，活性达 95%以上。

(二) T 淋巴细胞、B 淋巴细胞及其亚群的分离

淋巴细胞是一群不均一的细胞群体，其中包括许多形态相似而表面标志和功能各异的细胞群和亚群。根据淋巴细胞群及其亚群的表面标志或生物学特性差异而建立以下分离方法。

1. E 花环沉降法

(1) 原理：成熟 T 细胞表面具有独特的绵羊红细胞(SRBC)受体即 E 受体或 CD2，其可以结合 SRBC，形成玫瑰花环样细胞团(彩图 20)。通过密度梯度离心，形成 E 花环的 T 细胞位于管底，未形成 E 花环的 B 细胞则在分层液界面，从而实现分离。然后用低渗液裂解 SRBC，即可得到纯化的 T 细胞。

(2) 技术要点：将稀释的 PBMC 悬液与一定比例的绵羊红细胞混合，待 E 花环形成后，用聚蔗糖-泛影葡胺分层液进行密度梯度离心。E 花环形成细胞密度增大而沉于管底；浮悬在分层液界面的是未形成 E 花环的细胞群，其富含 B 细胞。用低渗法裂解花环中的绵羊红细胞，则获得纯的 T 细胞。若预先用神经氨酸酶和 2-氨乙基硫脲溴化物处理绵羊红细胞，则可增加花环的形成效果和稳定性，提高 T 细胞的分离效率。

(3) 方法评价：该方法简便易操作，主要分离 T 细胞，获取的 T 细胞纯度可达 95%～99%。但 SRBC 与 T 细胞结合时可引起 T 细胞活化。

2. 尼龙棉黏附法

(1) 原理：根据 B 细胞能够黏附于尼龙棉纤维(聚酰胺纤维)表面，而 T 细胞不能黏附的特性，可将 T 细胞和 B 细胞分离。

(2) 技术要点：取松散而经过处理的尼龙棉，均匀充填在内径 5～6 nm 的聚乙烯塑料管内，制成尼龙棉柱，并经 Hanks 液浸泡平衡；将 PBMC 悬液加入柱内，37 ℃温箱静置 1～2 h；用预热的含 10%～20%小牛血清培养液灌洗尼龙棉柱，非黏附性的 T 细胞被冲洗在洗脱液中；重复灌洗几次，尽可能将管内的 T 细胞完全分出；再用培养液边冲洗边挤压塑料管，此时洗脱液内则富含 B 细胞。

(3) 方法评价：该法操作简单快速，不需特殊设备，也不影响细胞活性，所获得的 T 细胞纯度在 90%以上，B 细胞纯度可达 80%，是实验室常用的分离方法之一。

3. 免疫吸附分离法

(1) 原理：利用淋巴细胞亚群具有不同的表面抗原的特点，将相应的单克隆抗体包被于反应板上，再加入细胞悬液，抗原阳性细胞与相应抗体结合而被吸附在反应板上，抗原阴性的细胞则留在细胞悬液中。

(2) 技术要点：①用已知的单克隆抗体包被聚苯乙烯反应板；②加入待分离的淋巴细胞悬液，抗原阳性的细胞吸附于反应板上，抗原阴性的细胞则存在于未吸附的细胞悬液中；③从反应板上洗脱、收集抗原阳性细胞，从未吸附的细胞悬液中可获取抗原阴性细胞。

(3) 方法评价：该方法适用于T细胞和B细胞以及T细胞亚群即$CD4^+$或$CD8^+$的分离。由于本法可同时进行细胞的阳性和阴性选择，获取的细胞量大。但对固定于反应板上的细胞进行分离时，可能损伤细胞，降低活性。淋巴细胞受体与特异抗原或抗体结合后，可引起细胞激活。因此，免疫吸附分离法更适用于阴性选择，即去除细胞悬液内某一细胞亚群。

4. 免疫磁珠分离法

(1) 原理：磁珠是一种以金属离子为核心、外层均匀包裹高分子材料的固相颗粒，具有磁性，并可结合不同的生物大分子物质。将某种特异性单克隆抗体与磁珠结合形成免疫磁珠。当特异性单抗与表达相应抗原的靶细胞结合后，利用磁场可以将免疫磁珠所结合细胞与其他细胞分离。包被磁珠的抗体可以是第一抗体或第二抗体。

(2) 技术要点：免疫磁珠分离细胞具有阳性和阴性选择两种方法。直接分离获取磁珠结合细胞为阳性选择，阴性选择则是上清液中的未结合细胞为获取细胞(图10-2)。

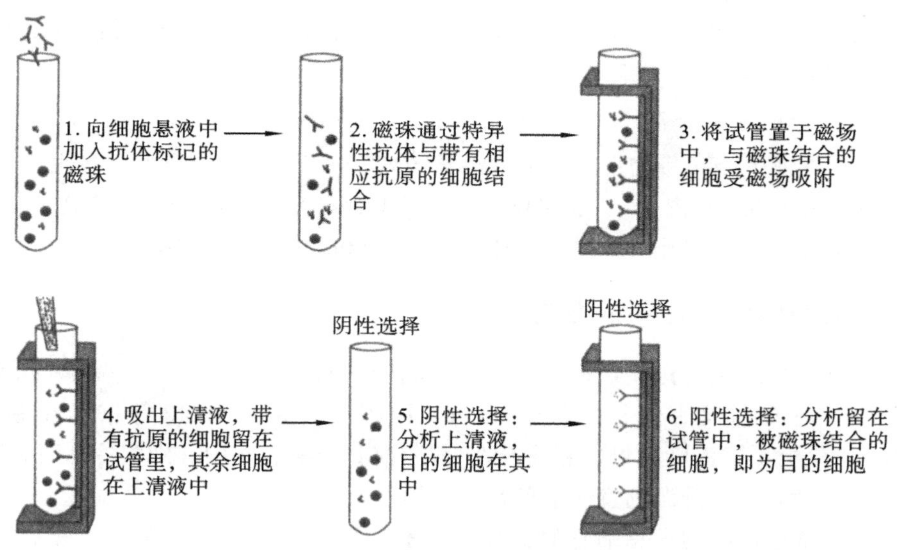

图10-2　免疫磁珠分离法示意图

(3) 方法评价：免疫磁珠分离法的优点是分离纯度高，达93%～99%；重复性好；分离细胞总量大，达90%以上；该法分离效果可与流式细胞术媲美，且比后者操作简便、快速，无特殊设备要求。但阳性选择细胞时，抗体可引起细胞活化或凋亡。

5. 流式细胞术分离法

流式细胞术分离法是先进的细胞分离方法，其详细原理和技术要点见本任务单元三。

三、其他免疫细胞的分离

(一) 单核-巨噬细胞的分离

密度梯度离心法获取的外周血单个核细胞悬液中大约有40%是单核细胞和巨噬细胞。分离单核-巨噬细胞的方法主要有：①Pecoll密度梯度分离法；②流式细胞术分离法；③免疫磁珠分离法；④黏附法。其中，黏附法会影响单核-巨噬细胞的功能甚至损伤单核-巨噬细胞，不适用于单核-巨噬细胞生物学活性的研究试验，适于祛除单核-巨噬细胞。前三种方法均不影响单核-巨噬细胞活性，但流式细胞术分离法设备要求高，操作复杂；Pecoll 密度梯度分离法获取细胞数量较少，用血量多；目前较常用的是免疫磁珠分离法。

免疫磁珠分离法分离单核-巨噬细胞是利用单核-巨噬细胞特异性表达 CD14 的特征，用抗 CD14 的单克隆抗体包被磁性微球形成 $CD14^{+}$ 免疫磁珠，利用该免疫磁珠与待分离的 PBMC 反应，表达 CD14 的单核细胞结合在磁珠上，其他细胞则不能结合。然后通过磁场作用实现单核细胞与其他细胞的分离。

（二）中性粒细胞的分离

从血液中分离中性粒细胞的常规方法是采用右旋糖酐沉降法。由于红细胞、白细胞相对密度不同，导致它们的沉降速度不同，同时右旋糖酐能将红细胞凝聚成串使其快速沉降，而白细胞则不受其影响，可实现外周血中白细胞的分离。

主要操作步骤是：先将肝素抗凝静脉血与 6%右旋糖酐溶液按一定比例混合，然后在室温下垂直静置一段时间后，红细胞在右旋糖酐作用下凝集成串而快速沉降，白细胞沉降慢而位于上层，即可获取上层细胞。

（三）NK 细胞的分离

正常人外周血中，NK 细胞占淋巴细胞总数的 5%～15%。其分离的方法主要有免疫磁珠分离法和流式细胞术分离法。NK 细胞的表面标志为 $CD56^{+}CD16^{+}CD3^{-}CD19^{-}CD14^{-}$，借此可以与 PBMC 中的 T 细胞（$CD3^{+}$）、B 细胞（$CD19^{+}$）和单核细胞（$CD14^{+}$）分离。

四、分离细胞的保存和活力测定

分离细胞需要适当的保护，否则细胞活力将快速下降，甚至死亡。将分离的细胞用适量的含有 10%～20%灭活小牛血清的 Hanks、Tc-199 或 RPMI1640 等培养液稀释重悬。若短期保存，置于 4 ℃温度即可。若需长期保存，应置于液氮罐中。细胞冷冻时，降温应慢速（即“慢冻”），解冻时，升温则宜快速（即“快融”）。

细胞活力常用活细胞占总细胞的百分比表示。测定细胞活力的常用方法是台酚蓝染色法。台酚蓝是一种阴离子型染料，这种染料不能透过正常的细胞膜，故活细胞不着色，死亡细胞则着蓝色。用血细胞计数器计数 200 个细胞，以不着色细胞的百分率表示细胞的活力。

单元二　免疫细胞检测

临床上免疫细胞的检测主要包括淋巴细胞表面标志和功能的检测以及吞噬细胞的功能检测。

一、淋巴细胞表面标志的检测

不同的淋巴细胞群及亚群表达不同的表面标志，甚至同一淋巴细胞在其发育的不同阶段也可表达不同的表面标志，因此检测淋巴细胞表面标志不但可作为淋巴细胞群及亚群的分类依据，还可反映淋巴细胞的功能状态。CD抗原是主要检测的表面标志，常用的检测技术有以下几种。

(一) 抗体致敏细胞花环法

将针对某种CD抗原的单克隆抗体吸附在红细胞上，加入待检的细胞悬液，单克隆抗体与相应的CD抗原结合使红细胞与阳性受检细胞结合而形成玫瑰花样的花环，计数花环形成细胞并计算其在淋巴细胞中的比率。通过本法可测定外周血中T细胞、B细胞的数目。

本法简单易操作，无需重要设备，是较经典的检测方法，但影响因素多，结果的稳定性较差。

(二) 免疫荧光法

用荧光素标记CD单克隆抗体，在荧光显微镜下观察，显现荧光的细胞即为阳性细胞，计算阳性细胞占总计数细胞的百分率。该方法对设备要求高，试剂较贵。

(三) 免疫细胞化学法

该法是以酶标记抗体，采用细胞酶免疫组化技术完成。在光学显微镜下观察，着色细胞即为阳性细胞，计算阳性细胞占总计数细胞的百分率。本法简单易行，一般实验室均可进行。

(四) 流式细胞术

流式细胞术是目前免疫细胞表面标志检测的主要技术，其结果准确、客观，重复性好。

二、淋巴细胞的功能检测

淋巴细胞功能检测可分为体内实验和体外实验。体内实验主要是进行迟发型超敏反应，其实验结果可以间接反映T细胞对抗原的应答反应能力；体外实验是临床上主要进行的实验，包括淋巴细胞对抗原或丝裂原刺激后的活化反应、增殖反应、细胞毒性以及淋巴细胞分泌产物的测定。

(一) T细胞功能检测

1. T细胞增殖试验

在体外T细胞受丝裂原或抗原刺激后，其代谢和形态发生一系列变化，主要表现为胞内蛋白质和核酸合成增加，细胞体积变大、胞质增多、核仁明显、染色质疏松等，这一系列增殖反应使细胞转化为淋巴母细胞(彩图21)。因此，淋巴细胞增殖试验又称淋巴母细胞转化试验。

体外引起T细胞增殖反应的刺激物主要有植物血凝素(PHA)、刀豆蛋白A(ConA)等丝裂原以及破伤风类毒素、纯化蛋白衍生物(PPD)和白色念珠菌等抗原性刺激物。通常应用最多的刺激物是PHA。

检测T细胞增殖反应的方法主要有形态学检查法、3H-TdR掺入法和MTT比色法三种。

(1) 形态学检查法：将分离的单个核细胞与适量的PHA混合，置37 ℃、5%CO_2培养箱培养72 h，取培养细胞作涂片染色镜检。根据细胞的大小、核与胞质的比例、胞质的染色性以及有无核仁等特征(表 10-1),分别计数淋巴母细胞、过渡型母细胞和未转化的淋巴细胞,前两者为转化细胞。每份标本计数 200 个细胞,按公式计算转化率。转化率在一定程度上可反映细胞免疫功能,正常人的 T 细胞转化率为 60%～80%,小于 50%可视为降低。

$$转化率=\frac{转化的淋巴细胞数}{转化的淋巴细胞数+未转化的淋巴细胞数}\times 100\%$$

形态学检查法简便易行,便于基层实验室推广采用。但依靠肉眼观察形态变化,使结果判断受主观因素影响较大,重复性和可靠性较差。

表 10-1　未转化淋巴细胞和转化淋巴细胞的形态特征

	转化的淋巴细胞		未转化的淋巴细胞
	淋巴母细胞	过渡型母细胞	
细胞大小(直径)/mm	12～20	12～16	6～8
核大小、染色质	增大、疏松	增大、疏松	不增大、密集
核仁	清晰、1～4 个	有或无	无
有丝分裂	有或无	无	无
细胞质、染色	增多、嗜碱	增多、嗜碱	极少、天青色
胞浆内空泡	有或无	有或无	无
伪足	有或无	有或无	无

(2) 3 H-TdR 掺入法:T 细胞在特异性抗原或丝裂原刺激下增殖、转化为淋巴母细胞过程中,胞内 DNA 的合成增加,且细胞转化程度与 DNA 的合成成正相关。此时若在细胞培养液中加入 3 H 标记的胸腺嘧啶苷(thymidine,TdR),TdR 被发生增殖转化的细胞摄取、掺入新合成的 DNA 中。TdR 掺入的多少可以反映淋巴细胞增殖程度。

技术要点是将单个核细胞悬液加入含培养液的试管中,然后分试验管和对照管进行对比。在试验管中加适量 PHA,置 5%CO_2 培养箱 37 ℃培养 72 h。每管加适量 3 H-TdR,继续培养 4 h 后,将细胞收集在玻璃纤维膜上,洗涤,用液体闪烁器测量淋巴细胞内放射性核素量,记录每分钟脉冲数(*cpm*),按公式计算刺激指数(stimulating index,SI)。刺激指数表示淋巴细胞的转化能力。

$$SI=\frac{试验孔\ cpm\ 值}{对照孔\ cpm\ 值}$$

3 H-TdR 掺入法敏感性高,客观性强,重复性好。但对设备有一定要求,有发生放射性核素污染的可能性。

(3) MTT 比色法:发生增殖的淋巴细胞能摄取可溶性黄色染料即溴化二甲噻唑二苯四唑(dimethylthiazol diphenyltrazolium bromide,MTT),在细胞内 MTT 被线粒体脱氢酶还原为不溶性的蓝色甲颗粒。其形成量与细胞增殖的程度成正比。将细胞裂解并用有机溶剂(如盐酸异丙醇或二甲亚砜等)溶解甲后,在酶联仪 570 nm 波长测吸光度(A)值可反映细胞增殖程度。

操作要点是将制备的单个核细胞悬液按一定比例稀释后加入培养板中,设试验孔和对照孔。试验孔中加适量 PHA,对照孔加溶解 PHA 的溶剂,置 5%CO_2 培养箱 37 ℃培养 68 h。各孔加适量 MTT,继续培养 4 h,再加入盐酸异丙醇或二甲亚砜,使甲溶解。在酶联仪

570 nm 波长读 A 值，计算刺激指数判定细胞增殖结果。一般 SI≥2 时具有意义。

$$\mathrm{SI}=\frac{\text{试验孔 } A \text{ 值}}{\text{对照孔 } A \text{ 值}}$$

MTT 比色法的敏感性不及 3 H-TdR 掺入法，但操作简单，无放射性污染。

2. T 细胞介导的细胞毒试验

淋巴细胞介导的细胞毒性是细胞毒性 T 细胞（CTL）的特性。CTL 经抗原刺激后，可特异性杀伤具有相应抗原的靶细胞，表现出对靶细胞的破坏和溶解作用。一般采用 51Cr 释放法检测 CTL 的细胞毒作用。试验原则是用放射性核素 51Cr 标记靶细胞，若受检 CTL 能杀伤靶细胞，则 51Cr 从靶细胞内释放入培养液中，用 γ 计数仪测定培养上清液中的 51Cr 量，按公式计算 51Cr 特异性释放率即可判断 CTL 的溶细胞活性。

$$\text{51Cr 特异释放率}=\frac{\text{试验孔 } cpm \text{ 均值}-\text{对照孔 } cpm \text{ 均值}}{\text{最大释放孔 } cpm \text{ 均值}-\text{对照孔 } cpm \text{ 均值}}\times 100\%$$

检测 CTL 的细胞毒性是评价机体细胞免疫功能的一种常见指标，特别是检测肿瘤患者 CTL 杀伤肿瘤细胞的能力，常作为临床判断预后和观察疗效的指标之一。

3. 体内试验

体内试验主要有特异性抗原皮肤试验和 PHA 皮肤试验。由于特异性抗原皮肤试验（如结核菌素试验）的试验结果受测试者对所试抗原过去的致敏情况影响，若机体从未被该抗原致敏，则不会出现阳性反应，所以阴性者也不一定就表明细胞免疫功能低下。目前临床上常用 PHA 皮肤试验检测机体的细胞免疫水平。

在体内 PHA 可非特异性刺激 T 细胞活化为母细胞，呈现以单个核细胞浸润为主的炎性反应。将定量 PHA 注射到受试者前臂皮内，6～12 h 局部出现红斑和硬结，24～48 h 达高峰，以硬结直径大于 15 mm 者为阳性反应，反之则为阴性反应。阴性结果表明机体的细胞免疫功能低下。

体内实验不仅可以检测受试者是否对某种抗原具有特异性细胞免疫应答能力，还可以检查受试者总体细胞免疫状态，因此可用于临床诊断某些微生物感染（如结核）和细胞免疫缺陷等疾病，也可用于观察在治疗过程中细胞免疫功能的变化和判断预后。

（二）B 细胞功能检测

1. B 细胞增殖试验

原理和方法与 T 细胞增殖试验相同，但刺激物不同。小鼠 B 细胞可用细菌脂多糖作为刺激物，人 B 细胞常用抗 IgM 抗体或含 SPA 的金黄色葡萄球菌刺激。

2. 溶血空斑试验

经典溶血空斑形成试验主要检测实验动物抗体形成细胞的功能，难以检测人类抗体产生细胞的情况，因此主要介绍被动溶血空斑形成试验和反相空斑形成试验。

（1）被动溶血空斑形成试验：试验原理是抗体形成细胞产生的特异性 Ig 与吸附在 SRBC 上的相应抗原结合，激活补体导致 SRBC 溶解，形成肉眼可见的溶血空斑。每个空斑中央含一个抗体形成细胞，空斑数目和大小分别表示抗体形成细胞的数目和产生抗体的量。操作方法是将吸附有已知抗原的 SRBC、待检 B 细胞、补体加入琼脂糖溶液中，混匀，倾注于小平皿上，温育 1～3 h 后，计量肉眼可见的溶血空斑。该试验可检测针对 SRBC 吸附抗原的抗体形成细胞，应用广泛。

（2）反相空斑形成试验：SPA 包被 SRBC 溶血空斑试验，是现在常用的检测抗体生成细胞的溶血空斑试验。其原理是利用 SPA 能非特异性结合 IgG Fc 段的特性，用 SPA 包被 SRBC 形成 SPA-SRBC 复合体。抗人 Ig 抗体通过其 Fab 段与受检细胞产生的 Ig 结合形成复合物，其 Fc 段则与 SRBC 上的 SPA 结合，激活补体而使 SRBC 溶解形成空斑。操作方法是：将 SPA-SRBC、待检的淋巴细胞、抗抗 Ig 抗体、补体加入琼脂糖溶液中，混匀，倾注于小平皿上，温育 3～5 h，计数肉眼可见的溶血空斑。此法可用于检测人类外周血中的 IgG 产生细胞，与抗体的特异性无关。用抗 IgA、IgG 或 IgM 抗体包被 SRBC，可测定相应免疫球蛋白的产生细胞。

溶血空斑试验在临床上可用于测定药物和手术等因素对体液免疫功能的影响，还可用于免疫治疗或免疫重建后机体产生抗体功能的评价。

3. 酶联免疫斑点试验（encyme-linked immunospot assay，ELISPOT）

（1）原理：用特异性抗原包被固相载体，加入待检的抗体产生细胞，若待检细胞过去被包被抗原致敏过，即可被诱导分泌抗体。分泌抗体与包被抗原结合，在抗体产生细胞周围形成抗原抗体复合物，将细胞吸附在固相载体上，随后加入的酶标记的第二抗体与细胞上的抗体结合，根据底物显色的深浅反映生成的抗体量，并计数显色斑点确定抗体生成细胞数，一个显色斑点代表一个抗体生成细胞数（图 10-3）。

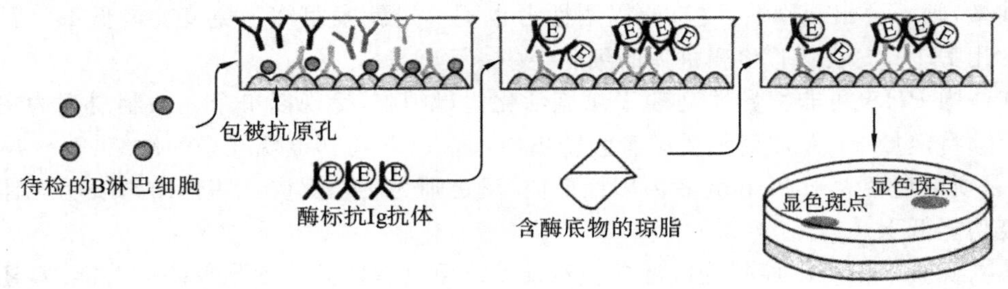

图 10-3 酶联免疫斑点试验示意图

（2）临床应用与评价：ELISPOT 试验是一种既可检测抗体生成细胞，又可检测抗体分泌量的方法。此外，ELISPOT 还可检测生成特异性细胞因子的 T 细胞；ELISPOT 双色分析可同时测定两种不同抗原刺激分泌的抗体。该试验目前在临床上多用于研究疾病的发病机制和患者的免疫功能状态。

（三）NK 细胞功能检测

NK 细胞具有细胞毒作用，能直接杀伤肿瘤细胞和病毒感染的靶细胞，因此可将肿瘤细胞作为靶细胞，肿瘤细胞的存活率反映 NK 细胞的活性，存活率低，NK 细胞的活性则高。测定人 NK 细胞活性的靶细胞多用 K562 细胞株，而测定小鼠 NK 细胞活性则采用 YAC-1 细胞株。体外检测 NK 细胞活性的方法多样，介绍如下所述。

1. 形态学法

（1）原理：NK 细胞对靶细胞发挥杀伤作用时，可使靶细胞膜通透性增加，染料则可进入被杀伤的靶细胞内使其着色，而未被作用的活细胞则不被染色。根据着色的细胞数计算靶细胞的死亡率，靶细胞死亡率反映 NK 细胞的活性。

(2) 技术要点:①制备一定浓度的靶细胞;②分离、制备待检的 PBMC,作为效应细胞;③将效应细胞与靶细胞按一定比例混合,温育;④用台盼蓝或伊红染料染色,分别计数着色的死细胞和未着色的活细胞,计算靶细胞的死亡率。

(3) 方法评价:本法简便,易于掌握,但肉眼判断死细胞与活细胞可使结果出现误差。

2. 酶释法

(1) 原理:乳酸脱氢酶(LDH)是存在于正常活细胞胞质内的一种酶。当靶细胞受 NK 细胞作用而损伤,LDH 释放到胞外,释放量的多少与细胞受损伤的程度成一定的正相关性。释放出来的 LDH 可催化反应液中的辅酶Ⅰ由还原型变为氧化型,两者在 340 nm 处吸光度显著不同,前者大,后者小,故可利用反应液吸光度的降低量表示 LDH 的释放量,从而确定 NK 细胞的细胞毒活性。

(2) 技术要点:①制备靶细胞和效应细胞;②将效应细胞与靶细胞按一定比例混合,加入试管中,为测定管;③另设两种对照管,其中自然释放管只加靶细胞,最大释放管加靶细胞和 1%TritonX-100;④将上述三管样品温育、离心,取其上清液加入新鲜配制的 LDH 反应液后,马上用分光光度计测定 A_{340},然后计算 NK 细胞活性。

$$\text{NK 细胞的细胞毒指数(\%)}=\frac{\text{测定管 }A\text{ 值}-\text{自然释放管 }A\text{ 值}}{\text{最大释放管 }A\text{ 值}-\text{自然释放管 }A\text{ 值}}\times 100\%$$

(3) 方法评价:本法经济、快速、简便,并可定量。缺点是靶细胞内酶含量低或某些未死亡细胞的自行释放,影响其灵敏度和特异性。此外,LDH 分子较大,只有靶细胞膜完全被破坏时才释放,故不能较早地反映效应功能。

3. 荧光法

本方法利用荧光素标记靶细胞,经与效应细胞共同温育后,离心去上清液,用荧光计检测剩余的活的靶细胞的荧光,从而确定 NK 细胞的杀伤能力。

由于荧光细胞自然释放率高,荧光本底强,可影响实验的灵敏度;另外,活细胞释放的荧光常被效应细胞和培养液等所猝灭。为避免以上缺点,可用时间分辨荧光免疫分析,将靶细胞用镧系元素铕(Eu^{3+})的螯合物标记,按同法与效应细胞共温后,用时间分辨荧光计检测荧光,可除去非特异性荧光本底。该法具有实验时间短,检测速度快,特异性强的特点。

4. 放射性核素释放法

根据应用的放射性核素不同,分为^{51}Cr 释放和^{125}I-UdR 释放两种方法。

(1) ^{51}Cr 释放试验

①原理:放射性核素^{51}Cr 可透过细胞膜与胞浆中小分子蛋白质结合,一旦细胞损伤、细胞膜遭破坏,^{51}Cr 随蛋白质外溢,并且不会被完整的细胞再度摄入。故当有^{51}Cr 标记的靶细胞被 NK 细胞破坏时,放射性核素释放出来,测定上清液的放射性强度(*cpm* 值),从而确定 NK 细胞活性。

②技术要点:利用 $Na^{51}CrO_4$ 标记靶细胞;在反应板的测定孔中加效应细胞和靶细胞,并设对照组(自然释放孔和最大释放孔);温育,离心,取所有的上清液并用 γ 计数器测定其 *cpm* 值,计算 NK 细胞活性。

$$\text{NK 细胞活性(\%)}=\frac{\text{测定孔上清液 }cpm\text{ 均值}-\text{自然释放孔上清液 }cpm\text{ 均值}}{\text{最大释放孔上清液 }cpm\text{ 均值}-\text{自然释放孔上清液 }cpm\text{ 均值}}\times 100\%$$

③方法评价：本法操作简便、快速，能定量。缺点是^{51}Cr半衰期短，自然释放率高，所需靶细胞多。近年有用^{111}In（铟）来检测 NK 细胞活性，^{111}In较^{51}Cr而言其标记率高、用量微、自然释放率低。

(2) ^{125}I-UdR 释放试验

①原理：^{125}I-UdR 作为 DNA 合成的前体物，可被摄入靶细胞核内，取代胸腺嘧啶核苷酸而掺入 DNA 链。当有^{125}I-UdR 标记的靶细胞被 NK 细胞杀伤，在胰酶和 DNA 酶作用下^{125}I-UdR 可从受损细胞核内释放出来。测定上清液的 *cpm* 值，确定 NK 细胞活性。

②技术要点：将^{125}I-UdR 标记的靶细胞和效应细胞按一定浓度混匀，加入测定孔中，同时设自然释放孔对照；温育；取测定孔培养物离心，去上清液，在沉淀细胞中加胰酶和 DNA 酶处理、离心取上清液；用 γ 计数器测定上清液和细胞中的 *cpm* 值，计算 NK 细胞活性。

$$^{125}\text{I-UdR 释放率}(\%)=\frac{\text{上清 } cpm \text{ 值}\times 2}{\text{上清 } cpm \text{ 值}+\text{细胞 } cpm \text{ 值}}\times 100\%$$

$$\text{NK 细胞活性}(\%)=\text{试验组}^{125}\text{I-UdR 释放率}-\text{自然组}^{125}\text{I-UdR 释放率}$$

③方法评价：本法自然释放率比^{51}Cr低，半衰期较长，方法的敏感性高，故被大多数实验室所采用。

5. 化学发光法

NK 细胞杀伤靶细胞时会发生呼吸爆发，产生大量活性氧自由基如O^{2-}和OH^{-}等。这些活性氧产物与细胞内某些可激发物质发生反应，产生微弱的发光现象。发光量与 NK 细胞杀伤能力成正相关。

6. 流式细胞术

碘化丙啶只能渗透到死亡细胞内并与其 DNA 或 RNA 结合，在 488 nm 波长激发下产生有色荧光。另外，NK 细胞的体积大小以及对光的散射特性均不同于靶细胞。因此，可利用流式细胞术检测受 NK 细胞作用的靶细胞死亡率来反映其活性。

总之，检测 NK 细胞活性的方法多种多样，从简单的活细胞计数直至最先进的流式细胞仪分析。不同方法在操作的简繁性、敏感性和特异性上各有特点，因此应根据实验要求和具体条件进行选用。

三、吞噬细胞的功能检测

在机体免疫系统中，吞噬细胞是具有活跃生物学功能的免疫细胞。中性粒细胞在抗细菌感染中发挥重要作用。单核-巨噬细胞不但具有强的吞噬防御作用，还在特异性免疫应答的诱导和调节中起重要作用。因此，检测其功能活性对了解机体的免疫状态是至关重要。

（一）中性粒细胞的功能检测

1. 中性粒细胞趋化功能检测

中性粒细胞可在趋化因子，如细菌产物、补体活性片段 C5a、某些细胞因子等作用下作定向移动，运动强度反映细胞的趋化能力。测定方法主要有滤膜渗透法和琼脂糖平板法。

滤膜渗透法又称 Boyden 小室法。用一特制的分上、下两层的小盒，将趋化因子加入下室，待检细胞加入上室，两室用微孔滤膜分隔，37 ℃温育数小时后，上室的中性粒细胞受下室趋化因子的吸引，由滤膜微孔进入滤膜内，取滤膜清洗、固定、干燥、染色和透明，在高倍镜下观察细胞穿越滤膜的移动距离，从而判断其趋化功能。

琼脂糖平板法是将琼脂糖溶液倾倒在玻片上制成琼脂糖凝胶平板，在凝胶平板上按图10-4 打孔，孔径 3 mm，孔间距 2～3 mm。中孔加白细胞悬液，左孔加趋化因子，右孔加对照液。37 ℃温育 4～8 h 行固定和染色后，用显微镜测微器测定中性粒细胞向左孔的移动距离 A，和向右孔的移动距离 B，计算趋化指数，判断细胞的趋化运动能力。趋化指数越大，中性粒细胞运动能力越强。

$$趋化指数 = \frac{A}{B}$$

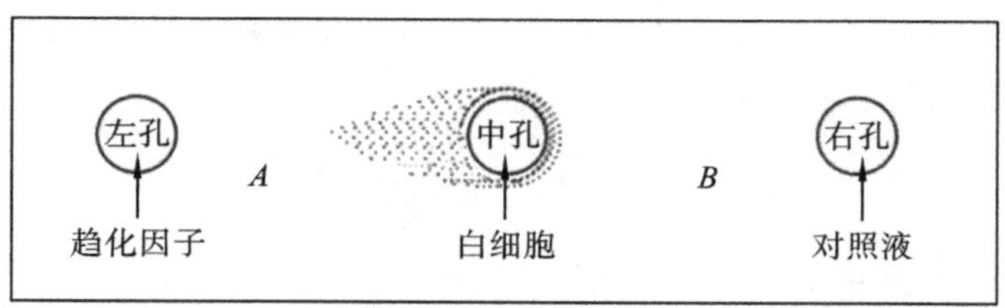

图 10-4　白细胞趋化运动示意图

2. 吞噬功能检测

常用显微镜检查法检测中性粒细胞的吞噬功能。中性粒细胞能吞噬细菌等颗粒性物质，故可根据吞噬率和吞噬指数判断其吞噬功能。吞噬率是指 100 个细胞中发挥吞噬作用的细胞数；吞噬指数是指每个细胞平均吞噬的细菌数。

该方法的操作要点是将分离获取的白细胞悬液与金黄色葡萄球菌或白色念珠菌悬液混合，37 ℃温育，涂片、固定和染色。在油镜下观察中性粒细胞对细菌的吞噬情况，计数吞噬细菌和未吞噬细菌的中性粒细胞数，其中对有吞噬作用的细胞，需记录吞噬的细菌数。按下式计算吞噬率和吞噬指数。

$$吞噬率(\%) = \frac{吞噬细菌的中性粒细胞数}{计数的中性粒细胞数} \times 100\%$$

$$吞噬指数 = \frac{吞噬的细菌总数}{吞噬细菌的中性粒细胞数}$$

3. 杀菌功能检测

主要采用硝基蓝四氮唑(nitroblue tetrazolium，NBT)还原试验。中性粒细胞在吞噬杀菌时，细胞内氧化代谢明显增加，葡萄糖磷酸戊糖旁路途径被激活，在该代谢过程中产生大量 H_2O_2，并在过氧化物酶作用下释放大量单体氧，释放出的单体氧可被吞噬到或渗透到中性粒细胞胞质中的硝基蓝四氮唑接受，使 NBT 还原成甲臜。NBT 是一种淡黄色的水溶性染料，其还原产生的甲臜为蓝黑色颗粒，沉积于细胞质中。因此，这种胞浆中有大小不等的深蓝色颗粒的中性粒细胞称 NBT 阳性细胞。计数 100～200 个中性粒细胞，算出 NBT 阳性细胞百分率而反映中性粒细胞杀菌功能。

（二）巨噬细胞功能检测

巨噬细胞功能检测常用于实验室的基础研究，如探讨巨噬细胞与疾病的关系、筛检免疫增强药物时。常用的检测方法有以下几种。

1. 炭粒廓清试验

正常小鼠肝中枯否细胞可吞噬清除 90%炭粒，脾巨噬细胞约吞噬清除 10%炭粒。据此给小鼠静脉注射定量印度墨汁（炭粒悬液），间隔一定时间反复取静脉血，测定血中炭粒的浓度，根据血流中炭粒被廓清的速度，判断巨噬细胞的功能。此方法可应用于动物实验研究。

2. 吞噬功能的检测

巨噬细胞具有较强的吞噬功能，若将巨噬细胞与某种可被吞噬而又易于计数的颗粒物质进行作用后，根据细胞吞噬颗粒物质的多少，可计算吞噬率和吞噬指数，粗略地了解其吞噬功能。例如将待检巨噬细胞与适量鸡红细胞（CRBC）悬液混合后，温育，涂片，染色，油镜检查 200 个巨噬细胞，确定其吞噬率和吞噬指数。

$$\text{吞噬率}(\%)=\frac{\text{吞噬 }CRBC\text{ 的巨噬细胞数}}{\text{计数的巨噬细胞数}}\times 100\%$$

$$\text{吞噬指数}=\frac{\text{巨噬细胞吞噬的 }CRBC\text{ 总数}}{\text{计数的巨噬细胞数}}\times 100\%$$

3. 巨噬细胞促凝血活性测定

活化的巨噬细胞可产生一种与膜结合的凝血活性因子，这种因子能加速正常血浆的凝固。取经 37 ℃预温了的正常兔血浆和 $CaCl_2$ 的混合液，加入已黏附有单层巨噬细胞的试管中，移置 37 ℃，及时记录血浆凝固时间。实验证明在细菌 LPS、肿瘤相关抗原或 HbsAg 等作用下巨噬细胞活化，血浆凝固时间明显缩短。本法稳定方便，是检测不同疾病患者巨噬细胞功能的指标之一。

四、免疫细胞检测案例

（一）T 细胞数量检测

【要求】

（1）学会外周血 T 细胞的分离。

（2）能正确计数，分析结果意义和规范出具报告。

【用途】

（1）测定受检者外周血中 T 细胞的含量。

（2）了解机体的细胞免疫水平和动态变化。

【内容】

E 花环试验检测 T 细胞数量。

【相关知识点】

原理：成熟 T 细胞膜表面表达 CD2 分子即绵羊红细胞受体，在体外一定条件下，当 T 细胞与绵羊红细胞混合时，绵羊红细胞可通过该受体结合在 T 细胞表面，形成以 T 细胞为中心的花环样细胞团。一个花环即表明一个 T 细胞。

【准备】

（1）Alsever 液（阿氏血细胞保存液）：葡萄糖 2.05 g、氯化钠 0.42 g、枸橼酸钠 0.80 g，蒸馏水加至 100 mL，置沸水浴中 30 min，无菌分装备用。

(2) pH 值为 7.4 含 10%小牛血清和 5.0 g/L 水解乳蛋白的 Hanks 液：90 mL Hanks 液加 10 mL 小牛血清和 0.5 g 水解乳蛋白；0.8%戊二醛液。

(3) 其他试剂：肝素 62.5 U/0.5 mL；淋巴细胞分离液；Hanks 液。

【操作步骤】

(1) 配制淋巴细胞悬液：取单个核细胞悬液，用 pH 值为 7.4 含 10%小牛血清和 5.0 g/L 水解乳蛋白的 Hanks 液配成(1×10^6)～(2×10^6)个细胞/mL。

(2) 取 0.1 mL 淋巴细胞悬液于一小试管内，加入 0.1 mL 1%绵羊红细胞悬液，混匀，37 ℃水浴 5 min，500 r/min 离心 5 min，4 ℃冰箱 2 h。

(3) 加入 0.8%戊二醛 0.2 mL，于 4 ℃固定 20～30 min，弃去上清液，轻轻吹吸沉淀细胞，制片、自然干燥。

(4) Wright-Giemsa 染液染色 10 min，水洗、干燥，高倍镜或油镜下观察。

【注意事项】

(1) 0.8%戊二醛液应在临用前新鲜配制，用 4.3 g/L 盐水配制比用 Hanks 液好。

(2) 死亡淋巴细胞不能形成花环，因此待检标本放置不宜超过 4 h，分离所得的淋巴细胞应检测活细胞数，活细胞数小于 90%不宜做 E 花环实验。

(3) 绵羊红细胞与淋巴细胞的比值以(100∶1)～(200∶1)为好。

(4) E 花环实验在 15～23 ℃下操作为宜，4 ℃形成的花环在 37 ℃环境中极易解离，细胞悬液从 4 ℃取出后应及时检查。

【结果判断】

计数 200 个淋巴细胞，凡一个淋巴细胞周围吸附 3 个或 3 个以上绵羊红细胞为花环形成细胞，计算花环形成率。

【结果分析及临床意义】

(1) 正常值：正常人 E 花环形成率为(64.4±6.7%)。

(2) 花环形成率高于或低于正常值均有意义。

(3) 临床意义：

① 有助于细胞免疫缺损性疾病的诊断和疗效观察。原发性细胞免疫缺损性疾病，E 花环形成率可明显降低。当用胸腺素治疗时，E 花环形成率可增高。

② 有利于恶性肿瘤疗效观察及预后判断。恶性肿瘤者其 E 花环形成率明显降低。

③ 辅助诊断某些疾病。某些病毒感染(如流感、带状疱疹等)、自身免疫性疾病、放射治疗以及应用激素、免疫抑制剂时，E 花环形成率可降低；而甲状腺功能亢进症或甲状腺炎、移植排斥反应时 E 花环形成率可增高。

(二) 淋巴细胞应答功能检测

【要求】

(1) 学会光镜下观察和鉴别淋巴细胞形态特征。

(2) 能正确判断 T 细胞转化率，分析其临床意义。

【用途】

(1) 测定受检者外周血中 T 细胞的转化率,了解 T 细胞的应答能力。

(2) 了解机体的总体细胞免疫状态。

【内容】

淋巴细胞转化试验(形态学检查法)检测 T 细胞功能。

【相关知识点】

1. 原理

T 细胞表面特有植物血凝素(PHA)受体,当 T 细胞与 PHA 在体外共同培养时,PHA 可通过 PHA 受体作用于 T 细胞,使静止状态的 T 细胞活化为淋巴母细胞。这个过程与 T 细胞受到特异性抗原刺激后发生的变化相同,因而可用此试验来反应 T 细胞的功能状态。

2. 有关概念

丝裂原是指在体内外活化淋巴细胞,使其发生有丝分裂的物质。丝裂原通过与细胞上的特异性受体结合发挥作用。T 细胞特异性表达 PHA 受体,故试验中选用 PHA 特异性刺激 T 细胞向母细胞转化。

【准备】

(1) 试剂:Wright-Giemsa 染液;植物血凝素(PHA)、细胞培养液(RPMI1640)、待检标本(肝素抗凝血)。

(2) 器材:CO_2 孵箱等。

【操作步骤】

(1) 无菌取静脉血 0.2 mL 加入预先装有 1.8 mL RPMI1640 培养液的培养瓶中,混匀,置 37 ℃、5%CO_2 孵箱培养 72 h,其间每天旋转摇匀一次。同时做生理盐水对照。

(2) 培养结束后,摇匀细胞,进行 1000 r/min 离心 10 min,倒净上清液,残留于管壁的少量液体回流至管底后,轻轻摇匀细胞。

(3) 用毛细滴管取一滴细胞悬液,置于载玻片上,涂片,自然干燥,染色镜检。

【注意事项】

(1) 严格无菌操作,杜绝微生物污染是实验成功的关键。

(2) RPMI1640 细胞培养液的 pH 值、培养瓶的空间和玻璃质量等均可影响淋巴细胞转化率。pH 值 7.2~7.6 转化良好,pH 值低于 6.2 细胞不转化甚至死亡。宜选用中性玻璃小瓶。

(3) 每批试验应设不加 PHA 的培养液对照组,以排除非特异的母细胞转化和患者血液中原已存在的母细胞对结果的干扰。

【结果判断】

(1) 计数转化的淋巴细胞:按头、体、尾三段 1~2 个纵列进行计数。观察 200 个淋巴细胞中的转化细胞数。

(2) 计算淋巴细胞转化率。

【结果分析及临床意义】

(1) 淋巴细胞转化率正常参考值为 60.1±7.6%。

(2) 细胞免疫缺陷或功能低下者,其转化率可明显低于正常。

(3) 估计疾病的疗效和预后,恶性肿瘤或白色念珠菌病患者,经转移因子或免疫增强剂治疗后,其转化率可由治疗前的低值转变为正常,反之则预后不良。

单元三 流式细胞仪分析技术

流式细胞术(flow cytometry,FCM)是以流式细胞仪作为检测工具,快速、精确地对生物颗粒(细胞、微生物、大分子、人工微球等)的理化特性进行分析,对特定细胞群体进行分选的一项高新技术。与其他细胞分析技术相比,流式细胞术能够同时快速分析并获得大量单个细胞的多参数检测信息,能够对单个细胞同时进行多达十余个表面分子的检测,这些优势是目前任何其他技术所不能实现的。

一、基本原理

(一) 流式细胞仪工作原理

流式细胞仪是流式细胞术的核心仪器,它由液流系统、光学系统、电子系统三部分组成,核心部分是样品轴流和激光光束交汇的检测区(图 10-5)。液流系统的作用是驱使所检测的细胞和颗粒依次排成纵列通过检测点,让细胞暴露于激光束中,以便产生散射光信号。光学系统由激光光源和光学信号传输、分离部分构成,前部分主要发射激光光束并使光束沿一定的路径与样品轴流相交,后部分主要捕捉、传输和分离光信号。电子系统主要由光电转换器、放大器和信号处理电路组成,其作用是将产生的各种光信号转换成电信号,进行数字化处理和分析。流式细胞仪的基本运作程序是:①待检细胞与激光束相交而产生光信号;②把光信号转换为电信号;③把光信号数字化并储存于计算机;④对数据进行处理和分析。

(二) 细胞分析原理

首先将待测样本制备成单细胞悬液,经特异性荧光染料标记抗体染色后加入样品管中,在恒定气体压力推动下进入流动室。与此同时,鞘液在高压下从鞘液管喷出进入流动室,待测细胞在鞘液的包裹下排成单列,形成单细胞液柱,由流动室喷嘴喷出(1000～5000个细胞/秒),进入检测区。依次通过检测区的单细胞液柱与水平方向的激光束垂直相交,细胞或微粒上的荧光染料在激光照射下被激发而产生特异性荧光,同时,由于细胞大小和细胞内颗粒的多少不同而产生不同的散射光。细胞发出的荧光信号和散射光信号被荧光检测系统和散射光检测系统收集、转换成电信号,电信号经放大后进入计算机系统进行数据处理和分析,以图像(如一维单参数直方图、二维点阵图、三维图形)和数据表的形式显示结果。

(三) 细胞分选原理

细胞分选是指将特定细胞从混杂的细胞群体中分离出来。通过细胞分选可对目的细胞进行纯培养、克隆研究或观察细胞的生物学行为等,适用于更广泛、更灵活的科学研究应用。

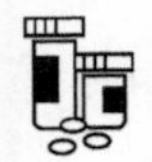

流式细胞仪的细胞分选是根据所测定的各种参数从细胞群体中分离出目的细胞，只有带有分选装置的流式细胞仪才能进行分选工作。流式细胞术中检测的任意参数都可作为分选时指定细胞的依据。分选的方式有捕获式分选和电荷式分选两种，目前应用最多的是电荷式分选。下面主要介绍电荷式分选的原理。

当单细胞液柱通过流动室时，液柱被分割成一连串均匀的小液滴，根据设定的被分选细胞的某个参数由逻辑电路判断是否被分选，而后由充电电路对选定细胞液滴充电，使其带正电荷或负电荷，未被设定分选参数的细胞液滴则不带电荷，带电细胞液滴通过静电场时发生偏转，落入收集器中，其他液体则被当作废液抽吸掉，完成细胞分选。

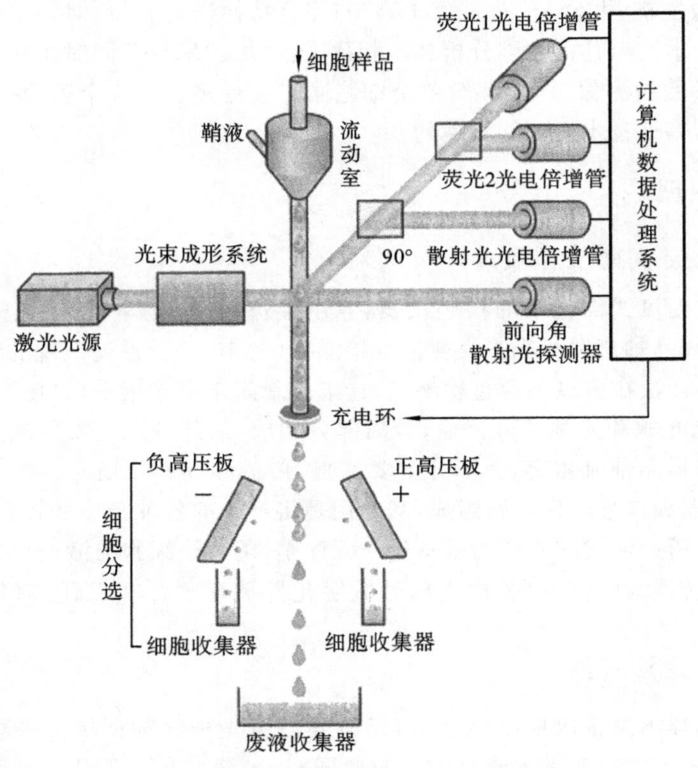

图 10-5 流式细胞仪工作原理示意图

二、特点

流式细胞术相比其他细胞分析技术，具有以下特点：①高速度，测量速度可以达到每秒数千个甚至上万个细胞；②高灵敏度，每个细胞上只需带有 1000～3000 个荧光分子即能检测出来；③多参数分析，FCM 不但可对细胞大小、形态、细胞质的颗粒性、色素含量、DNA 和 RNA 含量、总蛋白等结构特征进行检测分析，还能检测分析膜的通透性、酶活性、耐药性、细胞凋亡等功能特征；④高精度，变异系数小，在 1%以下；⑤高纯度，分选细胞的纯度可达到 99%以上；⑥相对无害性，在适宜的条件下，能保持细胞及细胞器或微粒结构及功能不被破坏。

三、质量控制

（一）流式细胞术定量分析的影响因素

1. 温度的影响

荧光染色时的环境温度会影响分析结果，特别是温度较高时更加明显。因为温度升高时溶剂与荧光染料分子运动加快，使荧光淬灭的可能性增大。一般 20 ℃以下时荧光分子发光产额变化不大，基本保持恒定。

2. pH 值的影响

每一种荧光染料分子发光产额最高时都有最适 pH 值。pH 值改变则会造成荧光光谱改变，影响荧光强度。

3. 固定剂的影响

在对插入性荧光染料进行固定时，有些固定剂与细胞的某些物质结合后，干扰了荧光染料与细胞成分的结合，造成荧光强度的改变。如 DNA 分析时用醛类固定剂时，可以使荧光强度降低约 50%。

4. 非特异性荧光的影响

非特异性荧光强弱代表非特异性结合水平，不消除将使检测结果假阳性升高。

5. 其他

如细胞浓度低、溶剂的性质等都会影响检测结果。

（二）流式细胞术的质量控制

在流式细胞术实验过程中，实验的每一个环节都会存在很多不稳定的因素，因此做好质量控制工作，可保证实验的科学性和可靠性。

1. 环境要求

流式细胞仪的核心元件是激光，激光的稳定性易受环境温度的影响，一般要求环境温度在 20～25 ℃之间。另外，实验室内应尽量减少灰尘和烟尘，室内光源和仪器光源都要有良好的屏蔽作用。

2. 仪器的校正

每天上机前须用质控品校正仪器，确保仪器状态良好，才能进行实验。质控品包括仪器校准品如 Calibrite3；细胞质控品如 CD-Chex、Stem cell control kit；荧光定量分析校准品如 Quantan Fluorescence Kit。另外还需要采用 Flow Check 荧光微球定期进行光路和流路校准。除了上述质控外，还需要进行不同仪器间和不同实验室间的比对，保证实验的重复性和可靠性。

3. 样本要求

制备单细胞悬液是流式细胞术的基础，制备出合格的单细胞悬液是保证分析成功的关键。因此，需根据标本类型采用适当的制备方式，并保证待测标本新鲜，避免细胞损伤等。

4. 设置对照

在进行样品测定时，也应该进行质量控制，以保证检测结果的准确性，其中最重要的是设置同型对照和全程质控。

5. 实验数据的获取和分析

获取数据前，应先调节仪器的光路补偿，校正不同荧光探针之间的光谱重叠。分析数据时，要根据实验目的来决定分析模型，圈定细胞群，进行分析。

四、技术要点

（一）FCM单细胞标本的制备

流式细胞术的测定对象是单细胞悬液，能否制备出合格的单细胞悬液是确保分析结果准确与否的关键。常见的标本制备包括外周血单个核细胞的分离制备、培养细胞的单细胞悬液制备、新鲜实体组织单细胞悬液的制备。培养细胞一般有贴壁生长和悬浮生长两种，悬浮生长的细胞直接用巴氏吸管反复吹打呈单细胞状态，贴壁生长细胞则在吹打前需先用蛋白酶消化处理。新鲜实体组织单细胞悬液的制备是一个困难又复杂的技术操作，因组织细胞要分解为单个细胞必须破坏组织间的胶原纤维、黏多糖等成分，常用的方法有机械法、酶处理法、化学试剂处理法和表面活性剂处理法，不管实际采用哪种方法都应以分离细胞而不损伤细胞为目的。单个核细胞分离制备方法如前所述。

（二）FCM样品的荧光染色

在流式细胞分析技术中，测定信号参数包括散射光信号和荧光信号两种。散射光信号来自于细胞与激光束相遇时产生的向周围散射的光线信号。荧光信号来自于待测细胞上标记的特异性荧光标染料受激光束激发后产生的光线信号。因此，荧光染色是保证荧光信号产生的关键步骤。目前常用的是直接法或间接法免疫荧光染色。所用抗体为针对单一抗原决定簇的单克隆荧光抗体或荧光素标记的抗免疫球蛋白抗体（二抗）进行反应，若需对细胞多个表面标志分析，需选用相应多种单克隆荧光抗体，且标记荧光素的波长应不同。例如分析人类T细胞及亚群时，一般采用三参数分析，选用三种单抗与各自的抗原分子特异性结合，形成CD3-抗CD3-PeCy5、CD4-抗CD4-FITC、CD8-抗CD8-PE复合物。直接法特异性强，操作简便，适用于细胞表面标志的染色分析，但需购买多种荧光标记单抗。间接法标记一种二抗（如抗IgG）可测定多种抗原，但操作步骤和干扰因素均多于直接法。

选择理想的荧光染料对于流式细胞结果的分析至关重要，常用的荧光染料有异硫氰基荧光素、藻红蛋白类和罗丹明等（详见荧光免疫技术）。

五、检测分析

（一）参数

流式细胞仪的数据参数是指仪器采集的用于分析的信号，包括以下几种。

1. 前向散射光

前向散射光（forward scatter，FSC）是激光束照射细胞时，以较小角度（0.5°～10°）向前方散射的光线信号，FSC信号的强弱与细胞的体积大小成正比，因此FSC可检测颗粒的大小。

2. 侧向散射光

侧向散射光（side scatter，SSC）是激光束照射细胞时，以90°角散射的光线信号，SSC信号的强弱与细胞内部颗粒的多少和复杂程度成正比，因此SSC可检测颗粒的内部结构属性。

3. 荧光

荧光(fluorescence,FL)是由被检细胞上标记的特异性荧光染料受激光激发后产生的，因此荧光信号反映的是检测颗粒中被染上荧光的部分及数量多少，可检测细胞特有的表面标志。每种荧光染料受特定波长的激光激发，产生出特定波长荧光，所以还可同时检测同一颗粒上的多种荧光信号。

(二) 数据显示方式

流式细胞仪的数据显示主要有以下几种方式。

1. 单参数直方图

单参数直方图显示一个参数与颗粒数量之间的关系，反映相同荧光或散射光强度的颗粒数量的多少，可用于定性分析和定量分析。横坐标(*X* 轴)代表一维参数即荧光或散射光信号强度，其单位为通道 (channel)。通道与仪器内荧光或散射光强度产生的脉冲信号相关，可以是线性的，也可以是对数的。通道越靠右侧光亮度越强。纵坐标(*Y* 轴)代表颗粒数量(count)。图 10-6 中，横轴反映的是红色荧光信号(CD3)强弱；纵轴则代表颗粒的数量。

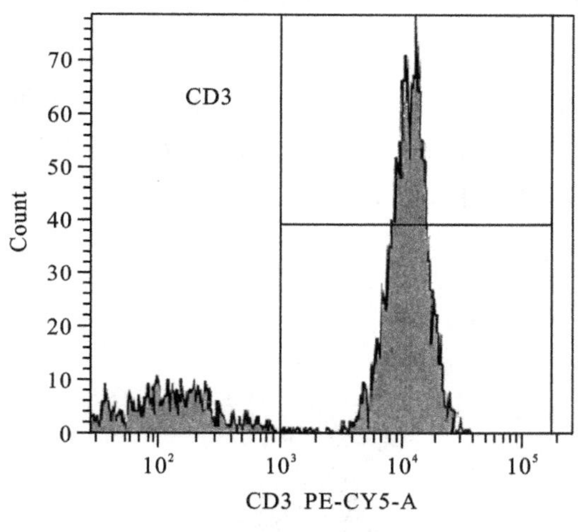

图 10-6 单参数直方图

2. 双参数直方图

双参数直方图表示同一细胞两个参数与其数量之间的关系。*X* 轴与 *Y* 轴分别代表一种参数，根据这两种参数，可以确定细胞在双参数图上的表达位置。双参数直方图常有以下几种。

(1) 二维点阵图：二维点阵图显示两个独立参数与细胞定量之间的关系。二维点阵图上的每个点代表一个细胞，在同一光信号强度下点的密度越大即颗粒数量越多(图 10-7(a))。

(2) 二维等高图：二维等高图的本质也是双参数直方图，它不同于点图的是利用等高线来表示细胞数量。一条等高线连接相同细胞数的点，越往里面的线上的点代表的细胞数量越多，等高线越密集，细胞数变化越快。等高线之间间距的选择可以是等间距，也可以是对数间距 (图 10-7(b))。

(3) 假三维图:计算机在二维等高图基础上作出的三维立体图,由于图中的一维不是参数而是细胞数,故称为假三维图。

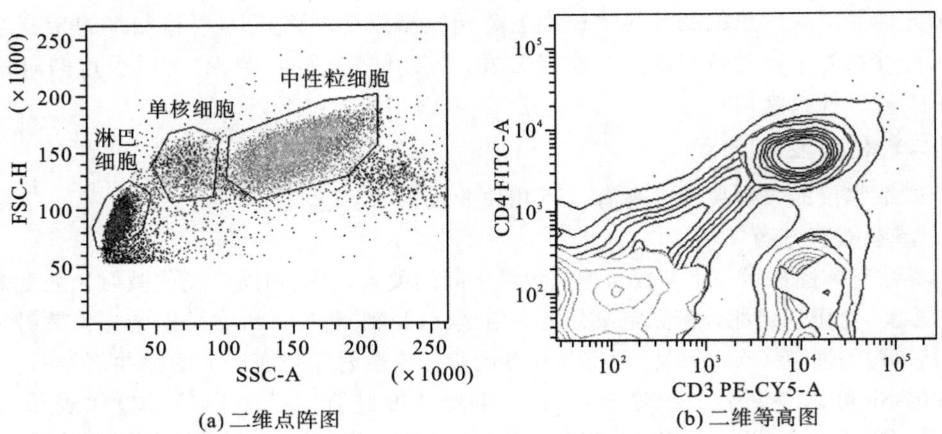

(a) 二维点阵图　　(b) 二维等高图

图 10-7　双参数直方图

3. 三参数直方图

三参数直方图是指在 FSC、SSC、FL1、FL2、FL3 或 FL4 等参数中任意选择 3 个参数作为 X、Y、Z 轴构成一个的三维图。这一立体图中,每一群细胞各处于独立的空间位置,因此可直观、准确观察复杂的细胞亚群(图 10-8)。

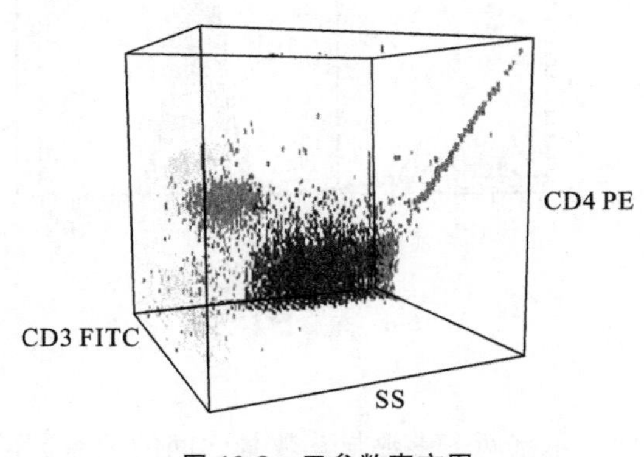

图 10-8　三参数直方图

六、应用

FCM 被广泛地应用于免疫学、细胞生物学、细胞动力学、生理学、分子生物学等领域,已逐渐成为临床医学中疾病诊断和治疗的必要手段。

(一) 淋巴细胞及其亚群分析

成熟的淋巴细胞表面具有各种表面标志,利用 FCM 对不同淋巴细胞表面的 CD 抗原进行测定分析,可了解外周血中各类淋巴细胞及其亚群的比例及其动态变化,有利于临床上了解与免疫细胞有关疾病的发病机制和分析其免疫机能状况。

1. T 细胞及其亚群分析

成熟 T 细胞特有的标志是 TCR 和 CD3 分子，表达于全部 T 细胞表面，临床上检测 T 细胞亚群主要通过测定 CD3 分子，再根据 CD4 和 CD8 分子的表达情况不同，将 T 细胞分为 $CD3^+CD4^+CD8^-$ 和 $CD3^+CD8^+CD4^-$ 两大亚群。

利用 FCM 快速检测外周血 T 淋巴细胞亚群，检测 $CD4^+$ 和 $CD8^+$ T 淋巴细胞相对数和绝对数的变化，可以辅助诊断获得性免疫缺陷综合征（acquired immune deficiency syndrome，AIDS），同时可评估患者免疫功能状态。

2. B 细胞及其亚群分析

成熟 B 细胞特有的标志是 BCR，即膜表面免疫球蛋白（SmIg）。成熟 B 细胞主要表达 CD19、CD20、CD21、CD22 分子，同时检测 CD5 分子，可进一步将外周成熟的 B 细胞分为 B1 细胞和 B2 细胞。正常人外周血中以 B2 细胞为主。

3. NK 细胞分析

NK 细胞主要的表面标志包括 CD16、CD56，目前临床上常采用三色荧光抗体标记将 $CD3^-CD16^+CD56^+$ 淋巴细胞定为 NK 细胞。

（二）淋巴细胞功能分析

利用 FCM 分析淋巴细胞功能主要是对淋巴细胞内细胞因子测定和体外培养后细胞的标记染色检测其细胞毒活性。

1. 细胞毒性试验

体外培养的淋巴细胞在与靶细胞共同培养后，对靶细胞有杀伤作用。根据碘化丙啶（PI）能渗透到死细胞内并使核染色这一特点，可利用 FCM 测定死亡靶细胞的比例，从而反映淋巴细胞杀伤活性的强弱。

2. 细胞内细胞因子测定

采用 FCM 荧光免疫技术可从单细胞水平检测不同淋巴细胞亚群中的细胞因子。其基本原理是利用两种不同荧光素分别标记不同单抗，并用皂角蛋白试剂对检测细胞细胞膜进行穿孔后，标记荧光抗体可对细胞内合成的细胞因子进行染色，然后运用 FCM 检测。该法可同时测定同一细胞内两种不同的细胞因子，若用多参数流式细胞仪则可同时测定多种细胞因子。细胞内细胞因子的检测可反映淋巴细胞尤其是 T 细胞的功能，对某些疾病的诊断和治疗具有重要意义。如在自身免疫性疾病的治疗中，运用 FCM 检测 T 细胞内的细胞因子可反映其功能状态，并以此作为确定应用糖皮质激素药物临界剂量的客观指标，这样既可保证药物最大限度地发挥抑制自身免疫的治疗作用，又可大大降低药物的副作用。细胞内细胞因子的检测还可区分表达特定细胞因子的细胞亚群，如对 $CD3^+CD4^+$ T 细胞内细胞因子 IL-4 和 IFN-γ 的测定可区分 Th1 细胞和 Th2 细胞。

（三）白血病免疫表型分析

FCM 在白血病诊断、治疗和预后判断方面，具有非常重要的价值。正常血细胞在其分化发育的不同阶段表达不同的表面标志，这些表面标志表现出与细胞系列及其分化程度相关的特异性。因此，利用这些表面抗原的表达与否可作为鉴别和血细胞分类的标记。白血病细胞是造血细胞在某一分化阶段的大量积累，表达与之相应的造血细胞分化抗原，因此可用造血细胞分化抗原来标记检测白血病细胞并分型。

目前 FCM 还广泛用于其他血液病的检测，如血小板分析、网织红细胞分析、阵发性睡眠性血红蛋白尿的诊断等。

（四）其他

1. 恶性肿瘤中的应用

FCM 广泛用于肿瘤研究领域，通过进行 DNA 含量分析来判断细胞的倍体状态，DNA 非整倍体出现率增高是癌变的一个重要标志。临床医师可以根据化疗过程中肿瘤 DNA 分布直方图的变化去评估疗效，了解细胞动力学变化，对制定最佳治疗方案具有重要的指导意义。

2. 器官移植配型和排斥检测

目前，将 FCM 应用于移植免疫中交叉配型和群体反应性抗体检测的方法较传统方法更灵敏、更快速，并可同时检测细胞亚型、分辨出 IgG 和 IgM 抗体。

3. 自身免疫性疾病相关 HLA 抗原分析

利用 FCM 对淋巴细胞 HLA-B27 分析，对强直性脊柱炎的诊断具有十分重要的意义。

（吴正吉）

重点提示

1. 外周血单个核细胞的分离　外周血单个核细胞包括淋巴细胞和单核细胞，是免疫细胞检测的主要细胞材料。单个核细胞的相对密度与外周血其他细胞不同，因此利用一种相对密度在 1.075～1.090 之间的介质（如 Ficoll 分离液），可以将单个核细胞分离出来。

2. 淋巴细胞的分离　外周血单个核细胞中约 60% 为淋巴细胞，因此若需纯度高的淋巴细胞则应将其中的单核细胞去除。去除单核细胞的方法有：黏附法、磁铁吸引法和苯丙氨酸甲酯去除法等。

3. 淋巴细胞亚群的分离　淋巴细胞的表面标志具有群、亚群的相对特异性，故可利用其表面标志的不同分离不同的淋巴细胞亚群。E 花环沉降法、亲和板结合分离法、免疫磁珠分离法和流式细胞术分离法都是利用不同淋巴细胞及其亚群表达的 CD 抗原不同而分离。其中 CD2、CD3 是 T 细胞共有的标志；SmIg 为 B 细胞特有的标志，并可通过 CD5、CD19 进一步分为 B1 和 B2 亚群；NK 细胞的典型标志是 $CD3^-$、$CD56^+$、$CD16^+$。

4. 淋巴细胞表面标志的检测　目前常用于鉴定和检测淋巴细胞的表面标志是 CD 抗原。检测方法主要有免疫细胞化学法和流式细胞术。

5. 免疫细胞功能检测　免疫细胞是机体免疫功能的主要参与者，免疫细胞功能检测可以反映机体免疫功能状态。免疫细胞功能试验包括体内试验和体外试验，其中体外试验主要是根据免疫细胞的增殖活性、分泌活性和杀伤活性而设计。增殖活性试验应选择待检细胞敏感的刺激物，如丝裂原等，检测方法有形态学检查法、3 H-TdR 掺入法、MTT 比色法，根据增殖指数反映待检细胞的增殖活性；分泌活性主要检测 B 细胞分泌抗体能力，检测方法有溶血空斑试验、酶联免疫斑点法；杀伤活性检测主要是检测细胞毒性 T 细胞和 NK 细胞对靶细胞的杀伤效应，是将效应细胞敏感的靶细胞与待测细胞共同孵育，用形态学法、酶释放法、放射性核素释放法等检测靶细胞存活或溶解情况来反映效应细胞的杀伤活性。

吞噬细胞通过趋化、吞噬、杀菌来实现其吞噬功能，其功能检测也从这三方面设计进行。

6. 流式细胞术　包括细胞分析术和细胞分选术，前者是对细胞或其他生物颗粒物理和化学特性进行分析，后者是根据某些理化特性从混合细胞群中选择出目的细胞。细胞分析中的理化特征均可作为分选的依据。流式细胞术是通过流式细胞仪的自动化检测实现的。光信号是流式细胞术的理化特征参数，包括 FSC、SSC、FL。其中 FSC、SSC 反映的是检测物的大小和内部结构复杂程度，而 FL 反映的是特异性荧光标记抗体所结合的分子的数量多少。这些光信号经数据化后常以直方图或点阵图等形式显示。流式细胞术因其快速、精确、多参数的定量分析以及高纯度的分选等优点，已广泛应用于淋巴细胞表面分子、淋巴细胞功能分析等细胞免疫检测以及临床免疫性疾病诊断中。

目标检测

一、单项选择题

1. 包被有抗 Ig 抗体的亲和板，其吸附的是(　　)。

A. T 细胞　B. B 细胞　C. NK 细胞　D. NKT 细胞　E. 吞噬细胞

2. 检查体液免疫功能最常用的方法是(　　)。

A. 血清免疫球蛋白定量测定　B. 溶血空斑试验　C. B 淋巴细胞计数

D. 淋巴母细胞转化试验　E. SmIgG 测定

3. 荧光标记法计数外周血 B 淋巴细胞，检测的特有的表面标志是(　　)。

A. CD19　B. CD20　C. 补体受体　D. SmIg　E. FcR

4. 检测中性粒细胞杀菌功能的方法是(　　)。

A. 溶血空斑试验　B. 淋巴细胞转化试验　C. 白细胞计数

D. NBT 还原试验　E. 细胞毒试验

5. 流式细胞术中使用的鞘液的作用是(　　)。

A. 维持被测细胞的功能　B. 维持被测细胞的活性

C. 保持被测细胞处于样品流的中间　D. 保持被测细胞的形态

E. 维持被测细胞结构的完成

6. 活细胞经台盼蓝染色后呈(　　)。

A. 蓝色　B. 棕色　C. 红色　D. 不着色　E. 天青色

7. E 花环试验用于(　　)。

A. T 细胞计数　B. T 细胞功能检测　C. B 细胞计数

D. B 细胞功能检测　E. NK 细胞功能检测

8. 怀疑为先天性胸腺发育不全的患者不应作的检测是(　　)。

A. 溶血空斑试验　B. T 细胞数量和亚群检测　C. T 细胞增殖试验

D. 免疫球蛋白检测　E. SmIg 检测

9. 用尼龙棉柱分离细胞时，不易黏附尼龙棉纤维而被洗脱的细胞是(　　)。

A. 粒细胞　B. B 细胞　C. 单核细胞　D. T 细胞　E. 血小板

10. 流式细胞仪的单参数数据显示方式是(　　)。

A. 二维的散点图　B. 等高线轮廓图　C. 分布直方图

D. 三位立体显示　　　　　　　　E. 以上均是

11. 分离人外周血淋巴细胞分层液的最佳相对密度是(　　)。

A. 1.030　　B. 1.077　　C. 1.092　　D. 1.020　　E. 1.047

12. 下列关于前向散射光信号，正确的是(　　)。

A. 反映细胞质中的颗粒成分

B. 可排除各种碎片对被检细胞的干扰

C. 用于区分淋巴细胞、单核细胞和中性粒细胞等

D. 细胞凋亡时，前向散射光信号变强

E. 反映细胞内部结构的形态学改变

13. 关于流式细胞仪，错误的叙述是(　　)。

A. 可同时测量同一细胞的多个参数

B. 采用 List Mode 数据储存方式

C. 标准荧光微球和戊二醛固定的鸡红细胞是常用的质控参考标准

D. 只有一种数据显示方式

E. 1～2 min 内就能完成细胞大群体的定量分析

14. 用 Ficoll-hypaque 分层液分离 PBMC，分离的 PBMC 层位于试管的(　　)。

A. 血浆层之上　　　　B. 血浆层之中　　　　C. 血浆层与分层液之间

D. 分层液之中　　　　E. 试管底部

15. 用小鼠抗人 CD3 单克隆抗体检测 T 细胞，其结果代表的是(　　)。

A. T 细胞总数　　　　B. Th 细胞数　　　　C. Ts 细胞数

D. $CD4^{+}$ 细胞数　　　　E. $CD8^{+}$ 细胞数

二、简答题

1. 简述 T 淋巴细胞转化的试验原理和镜下淋巴细胞转化形态学特征。

2. 简述流式细胞术细胞分选的原理。

任务十一　超敏反应性疾病的免疫检测

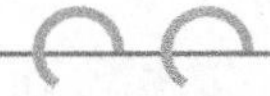
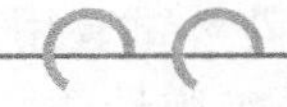

学习目标

1. 掌握超敏反应的概念、类型。

2. 掌握Ⅰ型超敏反应发生机制，熟悉其他三型超敏反应发生机制，为确定检验对象，建立检验方法、结果分析提供支撑。

3. 熟悉超敏反应的特征。

4. 熟悉各型超敏反应的临床常见疾病，帮助检验工作与临床结合。

5. 具备对常见超敏反应性疾病免疫学检验的能力，知晓其常用检测方法及结果判断。

单元一 概 述

一、超敏反应的概念及类型

超敏反应(hypersensitivity)又称变态反应，是指机体再次接受某种抗原刺激所发生的以生理功能紊乱或组织损伤为主的病理性免疫应答。引起超敏反应的抗原叫变应原。它可以是完全抗原，也可以是半抗原。根据超敏反应发生的速度、发病机制和临床特征不同可将超敏反应分为四型，即Ⅰ、Ⅱ、Ⅲ和Ⅳ型超敏反应。Ⅰ、Ⅱ、Ⅲ型超敏反应为抗体参与的反应，Ⅳ型超敏反应为效应T细胞参与的反应。

二、超敏反应发生机制和特征

(一) Ⅰ型超敏反应发生机制和特征

Ⅰ型超敏反应是由IgE类(少数IgG4)抗体与变应原结合引发某些细胞脱颗粒，释放一些生物活性介质，而导致发生的病理免疫反应(图11-1)。

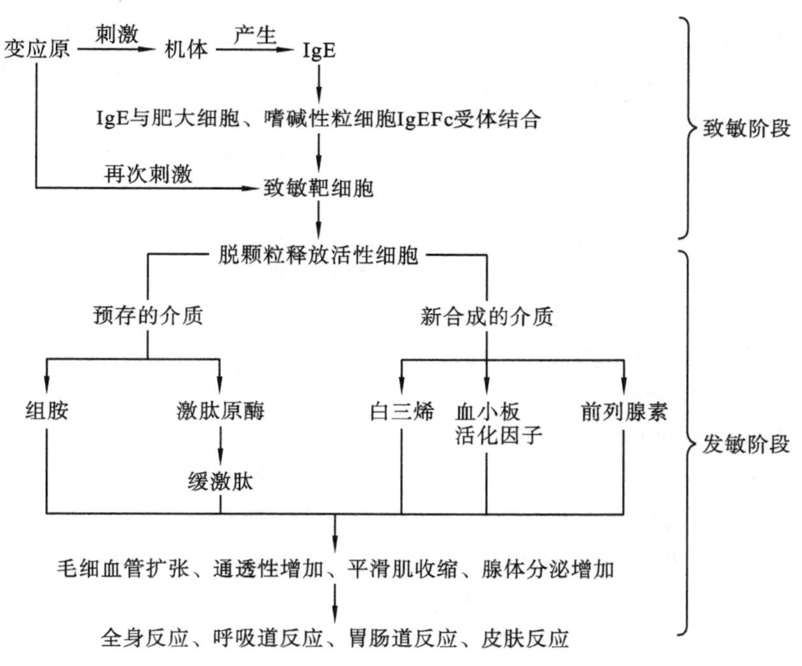

图11-1 Ⅰ型超敏反应发生机制示意图

1. Ⅰ型超敏反应发生机制

根据Ⅰ型超敏反应的发生机制，可将其发生过程分为三个阶段即致敏阶段、激发阶段和效应阶段。

(1) 致敏阶段：变应原初次进入机体，刺激其产生特异性IgE类抗体，IgE以Fc段与肥大细胞或嗜碱性粒细胞表面的IgEFc受体结合，使之处于致敏阶段。在此阶段形成的结合有IgE的肥大细胞或嗜碱性粒细胞称为致敏细胞，含有致敏细胞的机体则处于致敏状态，致敏阶段一般可持续数月、数年或更长时间。引起致敏的物质有:植物花粉、尘螨、真菌孢子、异种动物血清、动物皮屑、羽毛、昆虫或其毒液,鱼、虾、蛋、乳、蟹、贝等食物,青霉素、链霉素、先锋霉素、磺胺、普鲁卡因、有机碘化合物等药物与化学物质。

(2) 激发阶段:当相同的变应原再次进入机体时,可与吸附在肥大细胞或嗜碱性粒细胞上的至少两个 IgE 分子结合,使膜表面的 IgEFc 发生"桥交联",引起 IgE 变构,从而激活细胞脱颗粒释放出其中的生物学活性介质,并且新合成和释放其他的生物学活性介质。脱颗粒后 1～2 天,细胞又可重新形成新的颗粒,机体又可处于致敏状态。

(3) 效应阶段:肥大细胞或嗜碱性粒细胞释放的各种活性介质作用于效应器官和组织,引起毛细血管扩张、通透性增加,平滑肌痉挛,腺体分泌增加,嗜酸性粒细胞增多和浸润等病理变化,导致局部和全身过敏反应。引起过敏反应的生物活性介质主要有两类:一是胞浆颗粒内预先储备的活性介质,包括组胺、激肽原酶和嗜酸性粒细胞趋化因子;二是细胞受变应原刺激后新合成的活性介质,包括白三烯、血小板活化因子、前列腺素和某些细胞因子。现主要介绍以下几种。

① 组胺:肥大细胞和嗜碱性粒细胞颗粒中的一种小分子胺类,具有多种生物学活性作用。例如:扩张小血管和增高毛细血管的通透性;刺激非血管平滑肌收缩;促进黏膜腺体分泌增加;致痒作用。因此组胺可引起哮喘、恶心、呕吐、腹痛、腹泻、血压下降及休克等症状。

② 白三烯:花生四烯酸经脂氧合酶代谢途径合成的一组衍生物,其生物学活性是使支气管平滑肌强烈、持久收缩(比组胺作用强 100～1000 倍),为支气管哮喘的主要介质。

③ 前列腺素:花生四烯酸在环氧合酶作用下产生的衍生物。前列腺素的作用有:a. 舒血管;b. 收缩支气管、胃肠和子宫平滑肌;c. 使腺体分泌增加;d. 趋化作用;e. 调节免疫炎症。

④ 血小板活化因子:花生四烯酸代谢的衍生物,能凝聚和激活血小板,使之释放出活性胺类物质如组胺、5-羟色胺等,从而引起毛细血管扩张和通透性增高。

⑤ 嗜酸性粒细胞趋化因子:一种相对分子质量的低多肽,有吸引嗜酸性粒细胞向局部聚集的趋化作用。嗜酸性粒细胞能吞噬肥大细胞释放出的颗粒,同时又可释放多种破坏相应活性介质的酶,对Ⅰ型超敏反应起负调节作用。

2. Ⅰ型超敏反应的特征

(1) 发生快,几秒钟至几十分钟内出现症状,消退亦快;为可逆性反应。

(2) 由结合肥大细胞和嗜碱性粒细胞上的 IgE 抗体所介导。

(3) 参与的细胞主要是肥大细胞、嗜碱性粒细胞和嗜酸性粒细胞等,主要病变在小动脉,引起毛细血管扩张,通透性增加,平滑肌收缩。

(4) 有明显个体差异和遗传背景。

(5) 补体不参与此型反应。

(二) Ⅱ型超敏反应发生机制和特征

Ⅱ型超敏反应是由 IgG、IgM 类抗体与靶细胞表面相应的抗原特异性结合后,在补体、吞噬细胞或 NK 细胞参与下,引起的以细胞溶解或组织损伤为主的免疫病理反应,故又称细胞毒型或细胞溶解型超敏反应(图 11-2)。

1. Ⅱ型超敏反应发生机制

(1) 细胞性抗原和靶细胞:引起Ⅱ型超敏反应的抗原一般是存在于组织细胞表面的抗

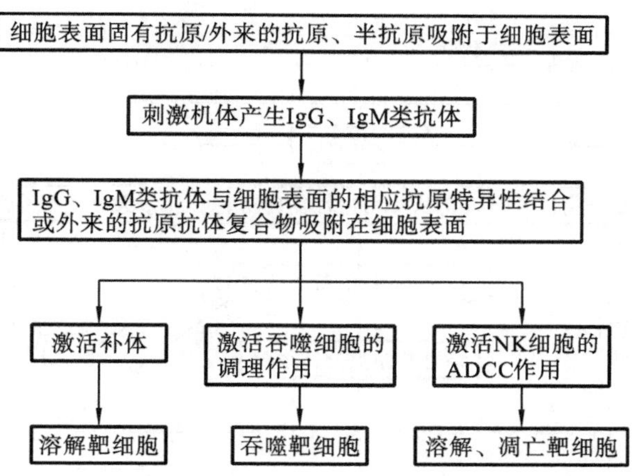

图 11-2 Ⅱ型超敏反应发生机制示意图

原，该组织细胞成为靶细胞。常见的有：①血细胞表面正常存在的同种异型抗原，如 ABO 血型抗原、Rh 抗原和 HLA 分子；②感染或理化因素修饰的自身抗原；③外源性抗原与正常组织细胞间具有的共同抗原（如链球菌胞壁的成分与心脏瓣膜之间的共同抗原）；④吸附在组织细胞上的外来抗原或半抗原（如青霉素、奎尼丁等），可构成完全抗原。

（2）抗体介导的细胞毒作用：除 ABO 血型抗原外，上述变应原进入机体，刺激机体产生 IgG 和 IgM 类抗体。人体内存在着天然的 ABO 血型抗体，且均为 IgM 类，故不用抗原预先刺激。当体内相应抗体与细胞表面的抗原结合后，可通过以下三条途径杀伤带有抗原的靶细胞。

① 激活补体：靶细胞上的抗原和体内相应抗体 IgG、IgM 结合后，通过经典途径激活补体，最终在靶细胞膜表面形成膜攻击复合物，造成靶细胞因膜损伤而裂解。

② 调理吞噬作用：抗体 IgG 与靶细胞表面抗原结合后，其 Fc 段与巨噬细胞、NK 细胞、中性粒细胞表面的 Fc 受体结合，增强它们的调理吞噬作用。IgM 与靶抗原结合后可通过激活补体，再以补体 C3b 与巨噬细胞表面 C3b 受体结合发挥免疫粘连作用。

③ ADCC 效应：对固定的组织细胞，在抗体 IgG 和 IgM 介导下，与具有 IgG Fc 受体和补体 C3b 受体的巨噬细胞、NK 细胞等结合，释放蛋白水解酶、溶酶体酶等，使固定组织溶解破坏。

2. Ⅱ型超敏反应特征

（1）抗原、抗原抗体复合物存在或吸附于细胞膜上。

（2）介导的抗体是 IgG 和 IgM，同时有补体、吞噬细胞及 NK 细胞参与。

（3）后果为靶细胞遭到破坏。

（三）Ⅲ型超敏反应发生机制和特征

Ⅲ型超敏反应是由中等大小可溶性免疫复合物（immune complex，IC）沉积于局部或全身毛细血管基底膜后，激活补体、吸引中性粒细胞、使血小板聚集并激活凝血系统，引起血管及其周围的炎症，故也称免疫复合物型或血管炎型超敏反应（图 11-3）。

1. Ⅲ型超敏反应发生机制

（1）Ⅲ型超敏反应发生的条件

① 中等大小 IC 形成与沉积：IC 的大小、性质与抗原抗体的比例、抗原的性质、抗体的

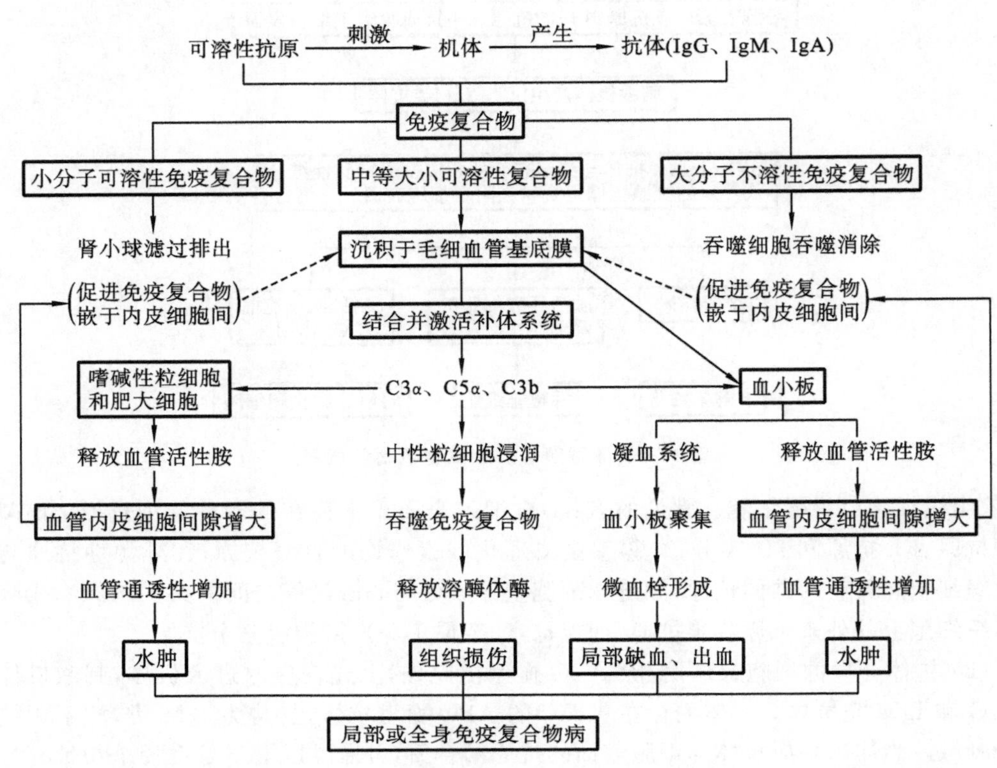

图 11-3 Ⅲ型超敏反应发生机制示意图

种类等因素有关。颗粒性抗原，高亲和力抗体或抗原抗体比例适宜时，所形成的为不溶性大分子 IC，易被单核-巨噬细胞吞噬清除而不沉积致病；当可溶性抗原量过多，抗体亲和力低，量又不足时，形成可溶性小分子 IC，易从肾小球滤除也不易沉积于组织；只有单价或双价可溶性抗原，其量与抗体比例又轻度过剩时，且抗体为中等亲和力抗体，这时则可形成中等大小(约 19 S)的可溶性 IC，不易被吞噬或滤除而沉积于组织导致病变。

② 血管活性胺类物质被激活：IC 可通过激活补体、嗜碱性粒细胞，血小板释放组胺、趋化因子等炎性介质，可使血管内皮细胞间隙增大、通透性增加，有助于 IC 的沉积和嵌入血管内皮细胞的间隙。

③ 局部解剖和血流动力学因素：IC 易沉积于肾小球、关节、肺和皮肤等部位的血管壁基底膜，因这些部位的毛细血管管腔小、迂回曲折、血流缓慢且易产生涡流；同时该处毛细血管内压力较其他部位高 4 倍。在局部组织中发生的Ⅲ型超敏反应与 IC 的大小与性质关系不明显，而与其所在的位置有关。

(2) IC 引起的组织损伤和致病机制

① 补体的作用：沉积的 IC 激活补体系统，产生过敏毒素和趋化因子(C3α、C5α、C567 等)，激发肥大细胞、嗜碱性粒细胞释放生物学活性介质(如组胺、血小板活化因子等)，使局部血管通透性增高，引起渗出反应，并使中性粒细胞在复合物沉积部位聚集。

② 中性粒细胞的作用：聚集的中性粒细胞在吞噬沉积的 IC 过程中，释放溶酶体酶，使邻近组织损伤。中性粒细胞所含的蛋白水解酶、胶原酶等可水解血管基底膜、内弹力膜和

结缔组织，增加血管通透性。

③ 血小板的作用：IC 和 C3b 可使血小板活化，产生血管活性物质，导致血管扩张和通透性增强，引起充血和水肿。同时激活凝血机制形成微血栓，加重局部组织细胞的损伤。

2. Ⅲ型超敏反应的特征

(1) 由中等大小的可溶性免疫复合物引起。

(2) IgG、IgM、IgA 和补体参与反应。

(3) 以局部充血、坏死和中性粒细胞浸润为主的炎症反应和组织损伤。

(四) Ⅳ型超敏反应发生机制和特征

Ⅳ型超敏反应是由效应 T 细胞与相应抗原作用而引起的以单个核细胞浸润和组织变性、坏死为主要特征的炎症反应。此型超敏反应发生较慢，故又称迟发型超敏反应(delayed type hypersensitivity, DTH)。因由 T 细胞介导产生，也称细胞介导型超敏反应(图 11-4)。

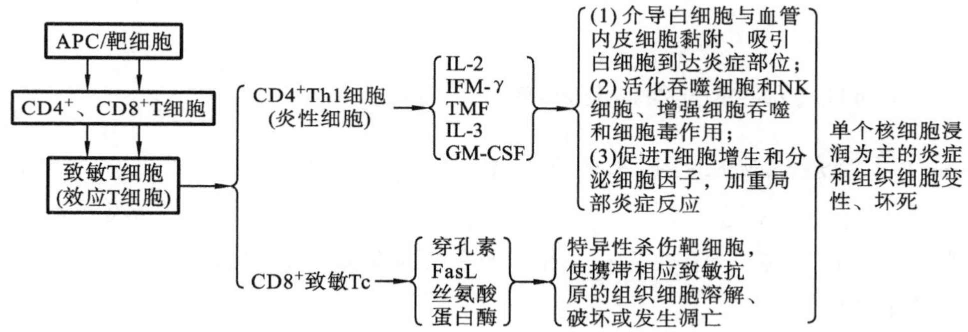

图 11-4 Ⅳ型超敏反应发生机制示意图

1. Ⅳ型超敏反应发生机制

(1) 存在超敏原：引起Ⅳ型超敏反应的抗原主要有胞内寄生菌(如结核杆菌、麻风杆菌、布氏杆菌等)、病毒、真菌、寄生虫及细胞抗原(如肿瘤细胞、移植细胞)、化学物质(如油漆、染料、各种化妆品等)、药物(如青霉素、磺胺、氯丙嗪等)。

(2) 效应性 T 细胞的形成：上述抗原经抗原提呈细胞加工处理后，以抗原肽-MHC-Ⅰ类或Ⅱ类分子复合物形式表达于抗原提呈细胞表面，使具有相应抗原受体的 $CD4^+$ Th 细胞、$CD8^+$ Tc 细胞活化并在 IL-2 和 IFN-γ 等因子作用下，增殖分化为效应性 T 细胞，即炎性 $CD4^+$ Th1 细胞和致敏性 $CD8^+$ Tc 细胞。

(3) 效应性 T 细胞的作用：

① 炎性 $CD4^+$ Th1 细胞介导炎症反应和组织损伤。当炎性 $CD4^+$ Th1 细胞(炎性 T 细胞)再次接触相应抗原后，可通过释放多种细胞因子(如趋化性细胞因子、IL-2、IFN-γ、TNF 等)，形成以单核细胞及淋巴细胞浸润为主要特征的免疫损伤。

② 致敏性 $CD8^+$ Tc 细胞介导的细胞毒作用。致敏性 $CD8^+$ Tc 细胞(致敏 Tc 细胞)与靶细胞表面相应抗原再次特异性结合后，通过释放穿孔素和丝氨酸蛋白酶等细胞毒性物质，可直接导致靶细胞溶解破坏或通过致敏 Tc 细胞表面的 Fas 配体(FasL)与靶细胞表面的 Fas 结合(FasL/Fas 途径)，导致靶细胞凋亡。

Ⅳ型超敏反应与细胞免疫的发生机制相同，当对机体造成明显损伤，产生不利影响时称为Ⅳ型超敏反应；当反应加速病原体清除，使感染局限，对机体产生保护作用时，称为细胞免疫。

2. Ⅳ型超敏反应的特征

(1) 发生较慢，一般在接受抗原刺激后 24～72 h 发生。

(2) 组织学变化以单个核细胞浸润为主的炎症反应。

(3) 此型超敏反应无明显的个体差异，无抗体和补体参与。

(4) 发病机制为细胞免疫，由 T 细胞(主要是 $CD4^+$ Th1 细胞和致敏性 $CD8^+$ Tc 细胞)介导；与前三型超敏反应不同。

单元二　超敏反应性疾病的免疫检测

一、Ⅰ型超敏反应常见疾病及检测

(一) Ⅰ型超敏反应的临床常见疾病

Ⅰ型超敏反应疾病是一类常见病和多发病，临床发病率高，严重时会危及生命，如不及时抢救会导致死亡，应引起高度重视。临床上常见的疾病有如下几种。

1. 过敏性休克

过敏性休克是最严重的一种Ⅰ型超敏反应性疾病，主要由用药物或注射异种血清引起。

(1)药物过敏性休克：变应原以青霉素最为常见。此外，还有头孢霉素、链霉素、普鲁卡因等。青霉素本身无免疫原性，但其降解产物青霉噻唑醛酸或青霉烯酸易与体内组织蛋白结合，形成青霉噻唑醛酸蛋白或青霉烯酸蛋白后，可刺激机体产生特异性 IgE 抗体，使肥大细胞和嗜碱性粒细胞致敏。当再次接触青霉素降解产物结合的蛋白时，即可结合靶细胞表面特异性 IgE 而触发过敏反应，重者可发生过敏性休克甚至死亡。青霉素制剂在弱碱性溶液中易形成青霉烯酸，因此使用青霉素时应临用前配制，不可放置后使用。

(2) 血清过敏性休克：血清过敏性休克又称血清过敏症或再次血清病。常发生于既往曾用过动物免疫血清，机体已处于致敏状态而再次接受同种动物免疫血清的个体。临床上使用破伤风抗毒素或白喉抗毒素进行治疗或紧急预防时，可出现此种反应。近年来由于异种免疫血清的纯化，此类过敏反应临床上已少见。

2. 呼吸道过敏反应

(1)支气管哮喘：好发于儿童和青少年，有明显的家族史。多为吸入或食入变应原后发生的支气管平滑肌痉挛、气管变应性炎症，患者可出现胸闷、哮喘、呼吸困难等症状。

(2) 变应性鼻炎：主要因吸入植物花粉致敏引起，患者表现有腺体分泌物增加，鼻黏膜苍白水肿、流涕、打喷嚏等。具有明显的季节性和地区性特征。

3. 消化道过敏反应

少数人在食入鱼、虾、蛋、乳、蟹、贝等食物后可发生恶心、呕吐、腹痛和腹泻等症状为主的过敏性胃肠炎。严重者可出现过敏性休克。

4. 皮肤过敏反应

可因药物、食物、花粉、肠道寄生虫及寒冷刺激等引起，主要表现为荨麻疹、湿疹和血管神经性水肿。原因是组胺、激肽等介质使皮肤真皮内小血管扩张、通透性增加，从而出现局限性水肿反应，有风团、红斑、瘙痒等症状。

（二）免疫学检验

1. 过敏原皮肤试验 皮肤试验简称皮试，是在皮肤上进行的体内免疫学试验。当试验抗原进入致敏者皮肤时，皮肤中结合有IgE的肥大细胞或致敏T细胞就会与试验抗原结合，引发试验局部皮肤超敏反应。皮肤试验的最常用部位是前臂屈侧，因此处皮肤较为光滑细腻，而且便于试验操作和结果观察。按正规作法，左右两臂一侧做试验，另一侧作对照。需要时也可选用上臂或背部皮肤。

(1) 试验类型及方法：常用的有皮内试验和挑刺试验。

①皮内试验：将试验抗原与对照液各0.01～0.03 mL用皮试针头分别注入皮内，使局部形成一个圆形小丘。如同时试验多种抗原时，相互间隔至少4 cm，以免强烈反应时互相混淆结果。皮内试验是检测Ⅰ型超敏反应最常应用的方法，具有准确、应用范围广、敏感度比其他皮试方法敏感度高的特点。

②挑刺试验：也称点刺试验或刺痕试验。将试验抗原与对照液分别滴于试验部位皮肤上，用针尖透过液滴在皮肤上轻轻地挑刺一下，以刺破皮肤但以不出血为度，让可疑致敏原渗入皮肤，1 min后拭(吸)去抗原溶液。同时试验多种抗原时，千万注意不要将不同的抗原液交叉混合，以免出现假阳性。

挑刺试验主要用于Ⅰ型变态反应，该法虽比皮内试验法敏感性稍低，但假阳性较少，与临床及其他试验的相关性较强。

(2) 结果判定及分级标准：观察结果应在皮试后的15～30 min内进行，皮内试验的阳性反应以风团为主，挑刺试验的阳性反应以红晕为主，其判定标准及分级见表11-1。

表11-1 速发型皮肤试验的结果判定标准

分级	皮内试验	挑刺试验
—	无风团反应或小于阴性对照	无风团反应或小于阴性对照
＋	风团3～5 mm、红晕＜20 mm	无风团，阴性对照＜红晕≤20 mm
＋＋	风团6～9 mm伴红晕	无风团，红晕＞20 mm
＋＋＋	风团10～15 mm伴红晕	风团伴红晕
＋＋＋＋	风团＞15 mm伴红晕且有伪足	风团伴红晕且有伪足

(3) 应用与评价：皮肤试验属于活体试验，虽然影响因素众多，但此试验能反映机体的实际免疫状态，并且简单易行，结果的可信度大；这些优点是其他方法难以替代的，所以在临床和防疫工作中经常应用。临床上常用于以下情况。

①寻找过敏原：过敏反应防治的重要原则之一是回避过敏原，而回避的前提是明确过

敏原。确定过敏原的常用方法是各种类型的皮肤试验。例如，支气管哮喘和荨麻疹等均可用皮肤试验来帮助诊断。但食物过敏与皮肤试验的相关性较差，这可能是因为食物的抗原提取液与肠吸收的物质有所不同，或食物过敏并非 IgE 所介导；而且食物过敏的变应原容易发现，一般不必做皮肤试验。

②预防用药过敏：对患者首次注射某批号的青霉素、链霉素、疫苗或其他易过敏药物之前，必须做过敏试验；如果患者呈阳性反应（即使是可疑阳性），就应更换其他抗生素。注射异种抗血清（例如抗破伤风血清和抗狂犬病血清）前也必须做过敏试验，如果呈阳性反应就需要换用精制抗体，或进行脱敏治疗（采用小剂量、短间隔、连续多次注射抗毒素的方法进行脱敏，然后再大量注射进行治疗，不致发生超敏反应）。

2. 血清 IgE 的检测 IgE 是介导Ⅰ型超敏反应的抗体，因此检测血清总 IgE 和特异性 IgE 对Ⅰ型超敏反应的诊断和过敏原的确定很有价值。

(1) 血清总 IgE 的测定：正常情况下血清 IgE 仅在 ng/mL 水平，婴儿脐带血 IgE 小于 0.5 kμ/L，成人血清 IgE 水平在 20～200 kμ/L（1 μ=2.4 ng）。用常规测定 IgG 或 IgM 的凝胶扩散法检测不出 IgE，必须用高敏感度的方法进行检测。

①酶联免疫测定法：测定血清 IgE 时也常用 ELISA 双抗体夹心法，操作方便，敏感性高，在临床上经常应用。

②放射免疫吸附试验：将抗 IgE 吸附到固相载体上用以检测血清 IgE 的方法，故又称固相放射免疫测定。临床常用双抗体夹心法，多以滤纸为载体。将抗 IgE 抗体偶联到经溴化氰活化的滤纸上，使其与待检血清及 IgE 参考标准进行反应；洗涤后加入 ^{125}I 标记的抗人 IgE，再经洗涤后测定滤纸片的放射活性，其测定值与标本中的 IgE 含量成正相关。该法敏感性高，但需制备放射性核素标记物，γ 计数设备条件，有放射性核素污染的危险。

③化学发光法：用化学发光物质标记抗 IgE，与血清中的 IgE 反应后，通过化学发光分析，计算出 IgE 含量。此法敏感性和特异性均较好。

(2) 特异性 IgE 的测定：特异性 IgE 是指能与某种过敏原特异性结合的 IgE，需用纯化的变应原去检测相应的 IgE 抗体，是体外确定变应原的试验，特异性强。常用于进一步确证，或有严重过敏史，不易做体内试验者，也可用于脱敏疗效观察，但检测费用高，费时。

①放射免疫吸附试验（RAST）：将纯化的特异性变应原与固相载体结合，加入待检血清及参考对照，再与同位素标记的抗 IgE 抗体反应，然后测定固相的放射活性，通过标准曲线求出待检血清中特异性 IgE 的含量，或大于正常人血清 3.5 倍即判为阳性。

②酶联免疫吸附试验：原理及步骤基本同 RAST，仅是最后加入酶标记的抗 IgE，利用酶底物进行显色。测定结果的表示也与 RAST 相同。

③CAP 检测系统：CAP 为一个很小的塑料帽状物，其内置有多孔性、弹性和亲水性的纤维素粒，吸附了变应原，加人血清，血清中的 IgE 就会和变应原结合，再加入酶标抗人 IgE，再加入荧光显色系统，在荧光分光光度计上测定荧光强度，计算机提供相应软件，自动计算出结果，报告 IgE 含量。

3. 嗜酸性粒细胞和嗜碱性粒细胞的检测

(1) 嗜酸性粒细胞计数：可用白细胞分类计数法，也可以用苯酚甲醛伊红染色直接计数法，目前多采用后者。因该染液为低渗可溶解红细胞和其他白细胞，而嗜酸性粒细胞胞质颗粒中富含碱性蛋白，易与该染料结合着色。嗜酸性粒细胞是Ⅰ型超敏反应的重要炎症细胞,外周血嗜酸性粒细胞计数对Ⅰ型超敏反应性疾病的辅助诊断和疗效有一定价值。

(2) 嗜碱性粒细胞计数:常用酸性染色液(含肝素、阿利新蓝、硫酸铝等)染色后直接计数。嗜碱性粒细胞参与Ⅰ型超敏反应,可作为Ⅰ型超敏反应的筛选试验,也可作为疗效考察的辅助指标。

(3) 嗜碱性粒细胞脱颗粒试验:正常嗜碱性粒细胞的胞质内含有大量碱性颗粒,能被碱性染料如甲苯胺蓝或阿利新蓝染色,极易辨认和计数。当加入变应原或抗 IgE 抗体后,与细胞表面的 IgE 结合而使细胞浆颗粒脱出,细胞不再着色,从染色细胞数的减少可以判断脱颗粒的情况,从而推测患者是否对该变应原过敏。常用白细胞计数板计数,与不加变应原浸液对照,嗜碱性粒细胞减少 30%以上即判为阳性。该法重复性好,可用于寻找变应原及判定脱敏疗效。

二、Ⅱ型超敏反应常见疾病及检测

(一) Ⅱ型超敏反应的临床常见疾病

1. 输血反应 输血反应是指输血时因血型不合所引起的血细胞破坏,有溶血性和非溶血性两类。如 ABO 血型不合的输血,可导致红细胞大量破坏,即溶血性输血反应。非溶血性输血反应是由于反复输入异型 HLA 的血液,在受者体内诱发抗白细胞、抗血小板抗体或抗血浆蛋白抗体,导致白细胞和血小板破坏。

2. 新生儿溶血症 新生儿溶血症多发生于孕妇为 Rh^-,胎儿 Rh^+,尤其是再次妊娠的胎儿。当第一胎分娩时,胎盘剥离出血,极少量胎儿 Rh^+ 的红细胞进入母体,刺激母体产生后天获得性 Rh^+ 抗体(IgG)。若该母亲怀第二胎,胎儿仍为 Rh^+ 时,母体的 Rh^+ 抗体可通过胎盘进入胎儿体内,并与 Rh^+ 红细胞结合,激活补体及相关细胞,导致红细胞破坏,引起新生儿溶血症。

新生儿溶血症也可由母胎 ABO 血型不符合引起。多发生于母亲是 O 型血,胎儿是 A 型或 B 型者,其发生率高于 Rh 血型不符,但症状较轻。目前尚无有效的预防办法。

3. 免疫性血细胞减少症 应用某些药物或因病原微生物(如 EB 病毒)感染,可通过Ⅱ型超敏反应机制造成血细胞破坏。临床上常见的有非那西汀、对氨基水杨酸、异烟肼、青霉素等引起的溶血性贫血,奎尼丁、氯霉素、磺胺等引起的粒细胞减少症,利眠宁、苯海拉明等引起的血小板减少性紫癜以及流感病毒、甲基多巴或其类似药物等所致的自身免疫性溶血性贫血。

4. 肺出血-肾炎综合征 肺出血-肾炎综合征又称 Good pasture's 综合征,是由病毒感染等因素造成肺泡壁基底膜变构诱生自身抗体,又因肾小球基底膜与肺泡壁基底膜具有共同抗原,故二者可同时受到上述自身抗体的作用,发生免疫损伤,导致咯血、贫血、血尿、蛋白尿以及进行性肾功能衰竭,严重者可因肺出血或尿毒症而死亡。

5. 甲状腺功能亢进症 甲状腺功能亢进症(Graves 病)是一种特殊的Ⅱ型超敏反应,即抗体刺激型超敏反应。该病病人体内可产生抗甲状腺刺激素受体的自身抗体。这种抗体与甲状腺细胞表面的受体结合,可刺激甲状腺细胞合成分泌甲状腺素,引起甲状腺功能亢进,而不是使甲状腺细胞破坏。因此将此类超敏反应可视为特殊的Ⅱ型超敏反应。

(二) 免疫学检验

Ⅱ型超敏反应性疾病的检测，主要是进行血型、血细胞的数量、抗血细胞抗体、抗基底膜抗体以及抗甲状腺刺激素受体抗体的检测。具体方法和临床分析参见任务十二。

三、Ⅲ型超敏反应常见疾病及检测

(一) Ⅲ型超敏反应的临床常见疾病

1. 局部免疫复合物病

(1) Artus反应：Arturs氏曾在家兔皮下多次注射无毒性的马血清，约4次后，局部出现细胞浸润；若再次注射，可发生水肿、出血、坏死等剧烈炎症反应。这是抗原在入侵局部与相应抗体结合形成免疫复合物所致。

(2) 人类局部免疫复合物病：可见于胰岛素依赖型糖尿病患者。由于反复注射胰岛素后体内产生过多的抗胰岛素抗体，此时再注射胰岛素时，可在注射局部出现类似Artus反应，数日后逐渐恢复。反复吸入真菌孢子或动植物蛋白粉尘所致的超敏性肺泡炎也属此类反应。

2. 全身免疫复合物病

(1) 血清病：某些机体在初次注射大剂量异种抗毒素血清7～14天后，局部出现红肿、全身皮疹、发热、关节肿痛、淋巴结肿大及一过性蛋白尿等症状。一般病程较短，停止注射后自行康复。其原因可能是一次输入较多量抗原(异种血清)，刺激机体产生抗体。抗体与逐渐被吸收而尚未排除的抗原结合，形成中等分子IC，随血流运行至全身各处，引起一系列临床症状。现在应用精制抗毒素，此病极为罕见。

(2) 链球菌感染后肾小球肾炎：占急性肾小球肾炎的80%，常发生于A族链球菌感染2～3周后。因链球菌抗原与相应抗体结合形成的IC沉积在肾小球基底膜，引起急性肾小球肾炎。

(3) 系统性红斑狼疮：一种自身免疫性疾病，好发于年轻女性。患者体内可产生多种自身抗体，与自身成分结合成免疫复合物，沉积于全身多处毛细血管基底膜，引起全身性损害。

(4) 类风湿性关节炎：可能是病毒或支原体的持续感染使机体IgG分子发生变性，刺激机体产生抗变性IgG的自身抗体，即类风湿因子。它与自身变性IgG结合形成的IC反复沉积于小关节滑膜即可引起类风湿性关节炎。

(二) 免疫学检验

Ⅲ型超敏反应的发生主要是由循环免疫复合物(circulating immune complex，CIC)引起，通过检测血中CIC或沉积于组织中的局部IC可以证实某些疾病是否与Ⅲ型超敏反应有关，也可帮助分析判断疾病的进程及转归。

1. 抗原特异性IC的检测　抗原特异性IC的检测是检测已知抗原与相应抗体形成的IC。优点是特异性高，通过检测可以了解引起IC病的抗原。但在大多数情况下，形成IC中的抗原种类多，性质不太清楚或非常复杂，所以抗原特异性方法并不常用。

2. 抗原非特异性IC的检测　抗原非特异性IC的检测是检测未知抗原与相应抗体形成的IC。临床上常用，其检测方法很多，局部IC多用免疫组化技术，CIC常用聚乙二醇

(PEG)沉淀法、超速离心、凝胶过滤、补体-ELISA 技术、细胞技术等。

3. 临床意义 判定 IC 为发病机制的证据如下:①病变局部有 IC 沉积;②CIC 水平显著升高;③明确 IC 中的抗原性质。其中,第三条证据有时很难查到,但至少要具备前两条,单独 CIC 的测定不足为凭。人体在健康状态下也存在少量的 CIC(10~20 μg/mL),其生理与病理的界限不易区分。另外,CIC 检测的方法太多,其原理各不相同,用一种方法测定为阳性,另一种方法检测可能为阴性;但与免疫组化法一起检测,更具有临床意义。

目前已经明确系统性红斑狼疮、类风湿性关节炎、部分肾小球肾炎和血管炎等疾病为 IC 病,CIC 检测对这些疾病仍是一种辅助诊断指标,对判断疾病活动和治疗效果也有一定意义。在发现紫癜、关节痛、蛋白尿、血管炎和浆膜炎等情况时,可考虑 IC 病的可能性,进行 CIC 和局部 IC 的检测。另外,患有恶性肿瘤时 CIC 检出率也增高,但不出现Ⅲ型超敏反应的损伤症状,称之为临床隐匿的 IC 病,然而这种状态常与肿瘤的病情和预后相关。

四、Ⅳ型超敏反应常见疾病及检测

(一) Ⅳ型超敏反应的临床常见疾病

1. 传染性超敏反应 胞内寄生菌、病毒和某些真菌感染可使机体发生Ⅳ型超敏反应。由于该超敏反应是在感染过程中发生的,故称传染性Ⅳ型超敏反应。结核病人肺空洞形成、干酪样坏死以及结核菌素皮试引起的局部组织损伤均与Ⅳ型超敏反应有关。基于超敏反应与细胞免疫的关系,临床上借助结核菌素试验以判断机体是否对结核分枝杆菌有免疫保护力。同时,也可根据该试验辅助判断机体的细胞免疫状态及疾病预后的发展情况。

2. 接触性皮炎 接触油漆、染料、塑料、农药、化妆品或磺胺类药物等,可使机体致敏。当再次接触相同变应原 24 h 以后,接触部位出现红斑、丘疹、水疱等皮炎症状,48~96 h 达高峰,严重者可出现剥脱性皮炎。

3. 移植排斥反应 进行同种异体器官或组织移植后,如果供受者双方组织相容性抗原(HLA)不完全相同,会发生排斥反应,最终导致移植物坏死脱落,称为移植排斥反应。为减轻或延缓移植排斥反应,通常在移植术后需大剂量、长期使用免疫抑制剂。

(二) 免疫学检验

Ⅳ型超敏反应性疾病的免疫学检验,主要是利用皮试检测超敏原,常用的方法如下。

1. 皮内试验 已在Ⅰ型超敏反应性疾病检验中介绍,主要用于检测Ⅳ型超敏反应的皮内试验常做结核菌素试验。

2. 斑贴试验 是将试验抗原直接贴敷于皮肤表面的方法,主要用于寻找接触性皮炎过敏原。试验抗原为软膏时可直接涂抹在皮肤上,若为固体物时可用蒸馏水混匀浸湿后涂敷于皮肤上,若为水溶液则浸湿纱布后敷贴于皮肤上。所用抗原浓度以不刺激皮肤为原则,涂敷范围以 0.5~1 cm 为宜。涂敷后盖以油纸或玻璃纸,用纱布或绷带固定;如有明显不适感可随时打开查看,并进行适当处理。斑贴试验主要是检测Ⅳ型超敏反应,其敏感程度虽然不太高,但假阳性较少,结果的可信度较大。

Ⅳ型超敏反应的皮内试验,在接触抗原后 48~72 h 内观察结果,皮内试验的阳性结果以红肿和硬结为主,斑贴试验阳性结果以红肿和水疱为主,其结果判断标准见表 11-2。

表 11-2 Ⅳ型超敏反应皮肤试验结果判断标准

分　级	皮内试验	斑贴试验
—	无反应或小于对照试验	无反应或小于对照试验
+	仅有红肿	轻度红肿、瘙痒
++	红肿伴硬结	明显红肿、时有红斑
+++	红肿、硬结、小疱	红肿伴皮疹、水疱
++++	大疱和(或)溃疡	红肿、水疱伴溃疡

单元三　超敏反应临床免疫检测案例

一、Ⅰ型超敏反应皮内试验

【要求】

(1) 掌握青霉素皮内试验原理和阳性结果的临床意义。

(2) 学会皮内试验的方法，能正确判定结果。

【用途】

(1) 在注射某些药物或生物制品前，检测受试者是否处于致敏状态，预防用药过敏。

(2) 筛选变应原(如青霉素、花粉等)。

【内容】

青霉素皮内试验。

【相关知识点】

(1) 基本原理：本试验通过皮内注入微量青霉素半抗原来检测机体是否处于致敏状态(肥大细胞上吸附有 IgE 抗体)。如果机体处于致敏状态，此时肥大细胞就会被激活释放组胺等生物活性物质，引起局部红肿，出现阳性反应，反之则为阴性反应。

(2) 由于机体可以隐性接触抗原而致敏，故第一次皮试时或以前使用时无过敏反应者，第二次使用时仍有可能引发超敏反应。

【准备】

测试药品、肾上腺素、注射用水、1 mL 注射器、75%乙醇等。

【操作步骤】

1. 试验液的配制

(1) 80 万单位的青霉素，加注射用水 4 mL 溶解。

(2) 取以上溶液 0.1 mL，加注射用水 0.9 mL 混合。

(3) 再取以上溶液 0.1 mL,加注射用水 0.9 mL 混合。

(4) 取其中 0.25 mL,加注射用水 0.75 mL 混合。

(5) 套上针帽,做标记,放无菌治疗盘内。

(6) 备有 0.1%肾上腺素和 2 mL 注射器。

2. 操作步骤

(1) 备药与医嘱核对,打铅笔钩,端盘至床前,再次查对床号、姓名、有无过敏史,交代注意事项、取得患者配合。

(2) 试验部位(前臂屈侧下段),75%乙醇消毒皮肤,待干、持针、排气,绷紧皮肤,成5°～10°角刺入皮内,放平注射器,注入药液 0.1 mL,局部可见有半球形隆起,皮肤变白,毛孔变大,拔针后勿按压。

(3) 20 min 后观察,判断、记录结果。

【注意事项】

(1) 在观察反应的同时,应询问有无胸闷、气短、发麻等过敏症状。

(2) 为防止过敏性休克发生,应备有 0.1%肾上腺素。

(3) 应注意皮试时进针角度,防止操作为皮下注射,影响结果观察。

(4) 不同生产批次药物或曾经使用过该药,虽无过敏反应,但因停用后间隔时间较长,再次使用该药时仍应做皮试。

【结果判断】

(1) 阴性:皮丘无改变,周围无红肿,无自觉症状。

(2) 阳性:局部皮丘隆起并出现红晕和硬块,直径超过 1 cm,红晕周围有伪足、痒感,严重者可出现过敏性休克。

【结果分析及意义】

阳性反应者不可用药,并在医嘱单或门诊病历上注明过敏,若出现过敏性休克,按过敏性休克抢救。

二、Ⅳ型超敏反应皮内试验

(一) 目的

【要求】

(1) 掌握Ⅳ型超敏反应皮内试验原理和阳性结果的临床意义。

(2) 学会皮内试验的方法,能正确判定结果。

【用途】

(1) 辅助诊断结核杆菌感染,能诊断婴幼儿活动性结核病灶。

(2) 判断是否需要接种卡介苗或接种卡介苗是否成功。

(3) 了解机体一般细胞免疫状态。

(二) 内容

【内容】

结核菌素试验(OT 试验)。

【相关知识点】

(1) 基本原理:结核菌素试验(OT 试验)是利用结核菌体蛋白来测定机体有无Ⅳ型超敏反应,以确定患者是否受过结核菌感染,对诊断结核感染具有特异性。

(2) OT 试验阳性反应的程度不同,代表的临床意义不同,故该试验可判断机体对结核菌体蛋白是否处于免疫保护状态还是超敏反应状态。

(三) 方法

【准备】

旧结核菌素原液、生理盐水、1 mL 注射器、75%乙醇等。

【操作步骤】

1. 试验液的配制 用旧结核菌素原液(每 1 mL 原液含 10 万结核菌素单位),以生理盐水稀释成 1∶100、1∶1000、1∶10000 三种不同浓度的溶液分别装于密封消毒瓶内保存在冰箱中备用。在冰箱内放置 6～8 周仍有效。但在常温下保存有效期为一周。试验液浓度由医师根据病情、年龄决定稀释方法。

(1) 取旧结核菌素 0.1 mL 加生理盐水至 10 mL,为 1∶100 稀释液。

(2) 取 1∶100 稀释液 0.1 mL 加生理盐水至 1 mL,为 1∶1000 稀释液。

(3) 取 1∶1000 稀释液 0.1 mL 加生理盐水至 1 mL,为 1∶10000 稀释液。

2. 操作步骤

(1) 将试验部位(如上臂三角肌处)皮肤用 75%乙醇消毒,待干。

(2) 取旧结核菌素稀释液皮内注射 0.1 mL。注射后分别于 24、48、72 h 观察反应一次。若为阴性,则用高一级浓度再做试验,至 1∶100 溶液为止。若均为阴性,方能确定为阴性。

【注意事项】

(1) 使用皮试液原则:先从低浓度皮试液开始,常宜用 1∶10000 或 1∶2000 溶液测试。若第一次试验结果为阴性,则可提高浓度再做第二次或第三次试验。可疑结核者用 1∶10000溶液,以免反应过强。

(2) 因该反应比较缓慢,故应以 72 h 观察的结果为准。

(3) 皮试局部反应的处理:局部出现强烈反应,有水泡或皮肤坏死时,可涂 1%甲紫溶液,并用无菌纱布包扎,避免感染。淋巴管发炎时,可予以局部热敷。注射后有发热时,卧床休息,并进一步检查有无活动性结核病灶。

(四) 结果

【结果判断】

1. 阴性反应 局部无反应或发红而无硬结。

2. 阳性反应

(1) 局部稍红肿,硬结直径小于 0.5 cm 者,为可疑阳性。

(2) 局部红肿,硬结直径在 0.5～2 cm 者,为阳性(+ ～ ++)。

(3) 局部红肿,硬结直径在 2 cm 以上,甚至发生水疱或坏死者,为强阳性(+++ ～ ++++)。

【结果分析及意义】

(1) 检测出+～++的阳性结果，说明机体细胞免疫状态良好(婴幼儿除外)。某些重症患者若 OT 试验呈阳性反应，则说明预后尚好。

(2) 在卡介苗预防接种前，应先做结核菌素试验，以确定接种对象。只有未感染过结核，结核菌素试验阴性者，方可接种卡介苗。如果 OT 试验呈阳性反应，则说明接种卡介苗后已建立免疫力。

(3) 受过结核菌感染者，此试验可呈+～++的阳性反应，但不表明有活动性结核病灶。当出现+++及以上强阳性反应时，应考虑感染或Ⅳ型超敏反应的发生。未受感染或曾受感染但时间已久，反应消失者，试验呈阴性反应。

(4) 一般婴幼儿大都未受过结核菌感染，多呈阴性反应，若呈阳性反应，则表示有活动性结核灶，应做进一步检查。

(5) 结核菌素试验可出现假阴性反应：如试验液失效或试验操作有误及以下情况使机体对结核的过敏性减弱或消失，均可造成假阴性反应。例如，粟粒性结核、结核性脑膜炎等重症结核病；结核伴有某种传染时，如麻疹、百日咳、猩红热、肝炎后 1～2 个月内；结核伴有其他长期慢性疾病与重度营养不良及结核患儿接种麻疹疫苗或牛痘短期内。

(6) 注意辨别假阳性反应：假阳性反应大都于 36 h 内出现，其特点为局部明显发红，但硬结甚软且薄，边缘不齐，36 h 后逐渐消失。

(王玉红)

重点提示

1. 超敏反应概念的理解　超敏反应的实质是免疫应答，它是一种病理性免疫应答，也具有特异性、记忆性。

2. 超敏反应的发生机制　Ⅰ型～Ⅲ型超敏反应的发生机制为体液免疫过程，均有抗体参与，Ⅱ～Ⅲ型超敏反应还有补体参与反应。Ⅳ型超敏反应的发生机制为细胞免疫过程。

3. Ⅳ型超敏反应与细胞免疫的关系　Ⅳ型超敏反应与细胞免疫的发生机制相同，当对机体造成明显损伤，产生不利影响时称为Ⅳ型超敏反应；当反应加速病原体清除，使感染局限，对机体产生保护作用时，称为细胞免疫。

4. Ⅰ型超敏反应性疾病的危害　Ⅰ型超敏反应能迅速引起临床最严重的症状，比如临床上常见的青霉素及动物血清引起的过敏性休克，一旦发生如果不及时抢救就会引起死亡，应引起高度重视。而口服阿莫西林和使用化妆品等常引起Ⅳ型迟发型超敏反应，目前的这种情况发生率很高，也应引起高度重视。

5. 皮内试验的临床指导意义　Ⅰ型超敏反应的皮内试验出现阳性，表明机体有潜在危险，应避免使用或避免接触变应原(如青霉素过敏者则应换用具有相同作用的其他抗生素)，防止过敏性休克等严重超敏反应的发生。

6. OT 试验结果的双重性分析　阳性并不一定就是Ⅳ型超敏反应发生，应根据皮试阳性反应的程度、受试者年龄、临床情况进行分析，判断是否发生超敏反应或正在感染，还是正常免疫状态；阴性也不一定表明无细胞免疫或无Ⅳ型超敏反应发生，如老人、婴幼儿、重症病人等免疫反应低下者，也可出现阴性结果。

7. 凡结核菌素试验阳性者，表示已受过结核菌素感染或接种过卡介苗，对结核分枝杆菌具有免疫力，故不必再接种卡介苗。

目标检测

一、单项选择题

1. 一名小孩被马蜂叮咬 1 min 后发生休克，其超敏反应属于下列哪一类型？（　　）

A. Ⅰ型超敏反应　B. Ⅱ型超敏反应　C. Ⅲ型超敏反应
D. Ⅳ型超敏反应　E. 以上均可

2. 下列物质与Ⅰ型超敏反应的发生无关的是（　　）。

A. 变应原　B. IgE　C. 肥大细胞　D. 补体　E. 嗜碱性粒细胞

3. 过敏性哮喘患者，下列何种免疫球蛋白会升高？（　　）

A. IgA　B. IgD　C. IgE　D. IgG　E. IgM

4. 下列疾病发病机制与Ⅰ型超敏反应无关的是（　　）。

A. 过敏性休克　B. 接触性皮炎　C. 荨麻疹
D. 支气管哮喘　E. 过敏性胃肠炎

5. 链球菌感染后肾小球肾炎常由哪型超敏反应引发？（　　）

A. Ⅰ型　B. Ⅱ型　C. Ⅲ型　D. Ⅳ型　E. 均可发生

6. 下列疾病属于Ⅱ型超敏反应的是（　　）。

A. 支气管哮喘　B. 血清病　C. 类风湿性关节炎
D. 链球菌感染后肾小球肾炎　E. 药物过敏性血细胞减少症

7. 类风湿关节炎、红斑性狼疮，与下列何种超敏反应最有关联？（　　）

A. Ⅰ型超敏反应　B. Ⅱ型超敏反应
C. Ⅲ型超敏反应　D. Ⅳ型超敏反应
E. 与Ⅱ、Ⅲ型超敏反应有关

8. 由于血型不合引起的输血反应属于（　　）。

A. Ⅰ型超敏反应　B. Ⅱ型超敏反应　C. Ⅲ型超敏反应
D. Ⅳ型超敏反应　E. Ⅰ型或Ⅱ型超敏反应

9. Ⅲ型变态反应引起的主要临床疾病有（　　）。

A. 过敏性休克　B. 扁桃腺炎　C. 输血反应
D. 链球菌感染后肾小球肾炎　E. 传染性超敏反应

10. 下列疾病属Ⅳ型超敏反应的是（　　）。

A. 链球菌感染后肾小球肾炎　B. 支气管哮喘　C. 传染性超敏反应
D. 血清病　E. 过敏性休克

二、简答题

1. 比较超敏反应和免疫应答，并说出对机体各产生什么影响？

2. 以青霉素过敏性休克为例说明Ⅰ型超敏反应的发生机制。

3. 简述四型超敏反应的基本原理和异同点。

4. 某成年受试者 OT 试验结果为皮试局部红肿伴硬结，48 h 后受试者有低热，轻微咳嗽，72 h 后症状消失，试分析 OT 试验结果。

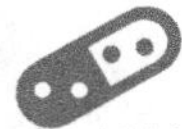

任务十二　自身免疫病的免疫检验

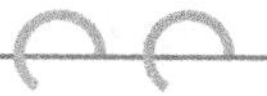

学习目标

1. 掌握抗核抗体的组成、临床意义、测定方法及其评价。
2. 掌握类风湿因子测定的临床意义、测定方法及其评价。
3. 熟悉自身免疫病的概念、共同特征及其类型。

单元一　概　　述

一、概念

正常情况下，机体能识别“自我”，对自身的组织细胞成分不产生免疫应答，这种现象称为自身免疫耐受（self-tolerance）。自身耐受是维持机体内环境稳定的重要因素。当机体自身耐受性受到破坏，免疫系统可对自身成分发生免疫应答，诱导产生自身抗体或自身反应性 T 淋巴细胞，这种现象称为自身免疫（autoimmunity）。正常生理情况，机体存在微弱的自身免疫，这种自身免疫不但不会引起机体的病理损伤，反而能促进体内衰老细胞和受损组织的清除，发挥免疫稳定的作用。例如，正常人血清中可检出针对甲状腺球蛋白、胃壁细胞、细胞核 DNA、铁蛋白、细胞因子、激素等自身物质的微量自身抗体。

当某种原因使自身免疫应答过强或持续时间过久，则可引起自身组织细胞出现病理性损伤或功能障碍，表现出相应临床症状，这种因机体免疫系统对自身成分发生免疫应答而引起的疾病称为自身免疫病（autoimmune disease，AID）。

二、分类

（1）按自身抗原分布范围分类：目前自身免疫病尚无统一分类标准，常用的分类方法是按病变组织的范围进行分类，可分为器官特异性自身免疫病和非器官特异性自身免疫病。器官特异性自身免疫病是指病变常局限于某一特定器官或组织，可检出针对该器官组织成分的特异性自身抗体或效应性 T 淋巴细胞；非器官特异性自身免疫病是指病变累积多种组织器官的一组疾病，可检出针对多种器官或组织成分的自身抗体或效应性 T 细胞（表 12-1）。一般来说，器官特异性自身免疫病预后较好，而非器官特异性自身免疫病多病变广泛，预后不良。实际上，两者的区分并不十分严格，因为在血清检查中常可出现两者之间有交叉重叠现象。

表 12-1 常见自身免疫病的分类

类别	病名	自身抗原	特征性区别
器官特异性	桥本甲状腺炎 甲状腺功能亢进(Graves 病) Addison 病 自身免疫性萎缩性胃炎 溃疡性结肠炎 重症肌无力 交感性眼炎 胰岛素依赖型糖尿病 胰岛素抵抗型糖尿病 原发性胆汁性肝硬化	甲状腺球蛋白和甲状腺微粒体 TSH 受体 肾上腺皮质细胞 胃壁细胞、内因子 结肠黏膜细胞 乙酰胆碱受体 眼晶状体蛋白 胰岛 β 细胞 胰岛素受体 小胆管上皮细胞	①自身抗体和病变具器官特异性;②极少量自身抗原与淋巴样系统接触;③实质器官病变主要由Ⅳ变态反应或自身抗体所致。
非器官特异性	系统性红斑狼疮 类风湿性关节炎 干燥综合征 混合性结缔组织病 自身免疫性溶血性贫血 特发性血小板减少性紫癜 特发性白细胞减少症 硬皮病 多发性肌炎	细胞核成分、细胞浆成分 变性 IgG、类风湿相关的核抗原 涎腺上皮细胞 细胞核(RNP) 红细胞 血小板 白细胞 细胞核蛋白、细胞核染色体着丝点 细胞核蛋白	①自身抗体和病变无器官特异性;②大量自身抗原进入免疫系统;③病变由抗原抗体复合物所致。

(2) 按发病部位的解剖系统进行分类,见表 12-2。

表 12-2 自身免疫病按发病部位的解剖系统分类

分类	疾病
结缔组织	系统性红斑狼疮、类风湿性关节炎、干燥综合征、混合性结缔组织病
内分泌系统	桥本甲状腺炎、Graves 病、Addison 病、胰岛素依赖型糖尿病
消化系统	萎缩性胃炎、溃疡性结肠炎、原发性胆汁性肝硬化
血液系统	恶性贫血、自身免疫性溶血性贫血、特发性血小板减少性紫癜、特发性白细胞减少症
心血管系统	风湿性心肌炎
泌尿系统	肾小球肾炎
呼吸系统	特发性肺纤维化
神经系统	重症肌无力、多发性神经炎
皮肤	荨麻疹

三、共同特征

自身免疫病种类很多,都具有以下特征。

(1) 大多数自身免疫病是病因不清,诱因可有可无。

(2) 患者中女性多于男性，并随年龄增加发病率有所增加。

(3) 有遗传倾向，已发现特定基因与某些自身免疫病的发病有密切关系。

(4) 患病器官的病理特征为免疫炎症，可造成相应组织器官病理性损伤和功能障碍。

(5) 病程一般较长，除少数有自限性外，多为反复发作和慢性迁延。病情转归与自身免疫应答强度密切相关。

(6) 患者血清中有自身抗体或自身反应性致敏 T 淋巴细胞。

(7) 免疫抑制剂治疗多可取得较好疗效。

单元二　自身免疫病的免疫检测

根据自身免疫病的免疫学变化和异常，其免疫学检验可作自身抗体、免疫细胞、免疫球蛋白及补体、免疫复合物等指标的检测。由于大多数自身免疫病患者体内均存在高效价的自身抗体，且自身抗体的检测较其他免疫学标志简便易行，因此，临床自身免疫病检验主要为自身抗体的检测。测定自身抗体对自身免疫病的诊断、判断疾病的活动程度、观察治疗效果和指导临床用药等方面具有重要意义。临床上检测自身抗体的常用方法是免疫标记技术，如间接免疫荧光检测技术、ELISA、RIA 等。

一、抗核抗体测定

抗核抗体(antinuclear antibody，ANA) 是一组以真核细胞的核成分为靶抗原的自身抗体的总称。细胞核内含有许多不同成分，如核蛋白、核糖核蛋白 (ribonuclear protein，RNP)、DNA 等。在某些因素(如细菌、病毒、药物等)作用下，可改变细胞核某些成分的性质，激发机体免疫系统产生许多抗不同核成分的抗体。ANA 的性质主要是 IgG，也有 IgM 和 IgA。ANA 可以与不同来源的细胞核反应，无器官特异性和种属特异性。ANA 主要存在于患者血清中，也可存在于其他体液如滑膜液、胸腔积液和尿液中。ANA 阳性的疾病很多，因此在许多研究报告中，都将检出 ANA 作为 AID 存在的依据(表 12-3)。少部分正常人也可出现低滴度的 ANA。

表 12-3　常见自身免疫病 ANA 的阳性检出率

疾　　病	ANA 的阳性检出率/(%)	疾　　病	ANA 的阳性检出率/(%)
系统性红斑狼疮	≥95	干燥综合症	70～80
混合性结缔组织病	≥95	多发性肌炎/皮肌炎	30
进行性系统性硬化症	85～95	类风湿关节炎	20～30

(一) ANA 的类型及其临床意义

细胞核成分复杂，不同的核成分其抗原性各不相同，根据针对的细胞核内靶抗原的不同，可将 ANA 分为以下类别。

1. 抗 DNA 抗体　抗 DNA 抗体分为抗双链 DNA (dsDNA) 抗体和抗单链 DNA

(ssDNA)抗体。抗 dsDNA 抗体对系统性红斑狼疮(SLE)有较高特异性,70%~90%的活动期 SLE 病人该抗体阳性,故该抗体阳性是 SLE 诊断标准之一。同时,该抗体还可代表疾病的活动性,SLE 活动期增高,缓解期降低。抗 ssDNA 抗体可见于 SLE、其他结缔组织病和少数非结缔组织病患者,特异性较差。

2. 抗组蛋白抗体 组蛋白是一与 DNA 结合的小分子碱性蛋白,细胞核内含量丰富,它与 DNA 结合构成了染色质。组蛋白由 H1、H2A、H2B、H3 和 H4 五个亚单位组成,其相应抗体统称为抗组蛋白抗体(anti-histonic antibody,AHA)。药物诱导性狼疮患者中 AHA 阳性率达 90%以上,SLE 患者中阳性率仅约 30%,类风湿关节炎患者为 36%。另外,不同类型的 AHA 对于 AID 的诊断和预后判断具有重要的价值,如 IgG 型 AHA 为主的 SLE 病人,其心包炎、肾炎、关节炎发生率高于以 IgM 型 AHA 为主的病人。

3. 抗 ENA 抗体 亦称可提取性核抗原抗体。可提取性核抗原 (extractable nuclear antigen,ENA)是非组蛋白的核蛋白,由小分子 RNA 和多肽组成,因其可溶于磷酸盐缓冲液或生理盐水而得名。目前发现的 ENA 相应抗体有 10 余种,其中对风湿病有特异诊断价值的主要有以下七种。

(1) 抗核糖核蛋白抗体(抗 RNP 抗体):核糖核蛋白根据其所含 RNA 的不同可分为 U1 RNP、U2 RNP、…、U6 RNP。抗 U1 RNP 抗体在混合性结缔组织病(MCTD)阳性率可达 95%以上,是 MCTD 的标志抗体。该抗体在其他结缔组织病的阳性率较低。

(2) 抗 Sm 抗体:因该抗体在一名 Smith 患者血液中首次发现,故以其名字命名。Sm 抗原为核内小分子核糖核蛋白体(SnRNP)。抗 Sm 抗体是 SLE 的标记抗体之一,但阳性率偏低,为 30%~50%,其他疾病罕有阳性。因此,若同时检测抗 dsDNA 抗体和抗 Sm 抗体,可提高 SLE 的诊断率。

(3) 抗 SS-A 抗体:SSA 为干燥综合症(SS)的 A 抗原,是 RNA 和蛋白质的复合物。抗 SS-A 抗体在 SS 患者的阳性率为 70%~80%,SLE 者为 30%~50%,其他结缔组织病患者该指标极少阳性。

(4) 抗 SS-B 抗体:SSB 为 SS 的 B 抗原,是 DNA 和蛋白质的混合物。抗 SS-B 抗体常伴随抗 SS-A 抗体同时出现,抗 SS-B 和抗 SS-A 抗体并存是干燥综合征的特异性标志。

(5) 抗 Scl-70 抗体:Scl-70 是 DNA 拓扑异构酶 Ⅰ 的降解产物。抗 Scl-70 抗体几乎仅见于系统性硬皮病(PSS),是其标记抗体,阳性率为 50%~64%。

(6) 抗 Jo-1 抗体:Jo-1 是组氨酰-tRNA 合成酶。抗 Jo-1 抗体是多发性肌炎 (PM)和皮肌炎(DM) 的标记抗体,阳性率为 25%~40%。

(7) 抗核糖体抗体(抗 Rib 抗体):抗核糖体抗体阳性主要见于 SLE,阳性率为 20%~40%,是 SLE 重要的标志抗体。

4. 抗核蛋白抗体(抗 DNP 抗体) 核蛋白抗原(DNP)是 DNA-蛋白质复合物,有不溶性和可溶性两种,分别产生相应的抗体。抗不溶性 DNP 抗体通常不完全被 DNA 和组蛋白所吸收,是形成狼疮细胞的因子,主要见于系统性红斑狼疮,活动期阳性率可达 80%~90%、非活动期阳性率为 20%左右,其他结缔组织阳性率低。可溶性 DNP 抗原存在于各种关节炎患者的滑膜液中,其相应抗体也可出现于滑膜液中。

5. 抗核小体抗体 核小体是细胞核染色质的基本组成单位,由 8 个组蛋白分子聚合成核心,外绕 146 个 bp 的 DNA 共同组成。细胞凋亡而致核小体大量蓄积,诱导 B 细胞产生抗核小体抗体(anti-nucleosome antibody,AnuA)。AnuA 是 SLE 又一特异性的标志抗体,一般先于抗 dsDNA 和 AHA 产生,故对于抗 dsDNA 和抗 Sm 抗体阴性的 SLE 患者具有较高的诊断意义,阳性率为 60～80%,特异性超过 97%。

(二) ANA 的检测方法

由于 ANA 的复杂性和多样性,故不同类型的 ANA 应采用不同的检测方法。目前常用的方法有间接荧光免疫法、间接 ELISA 法、免疫印迹技术和放射免疫测定法等。

1. 间接免疫荧光法 间接免疫荧光法是检测血清总 ANA 最常用的方法。其原理是被检血清中的 ANA 与基质片中细胞核抗原结合形成抗原抗体复合物,荧光素标记的抗人 IgG 再与之结合,在荧光显微镜下见到细胞核有荧光着色为阳性反应。可采用小鼠肝切片或印片或 Hep-2(人喉癌上皮细胞)作为细胞核基质片。近年研究发现 Hep-2 细胞作为基质片较小鼠肝切片的 ANA 阳性检出率高 10%～20%,因此目前多采用 Hep-2 细胞作为基质片。ANA 阳性的荧光现象可呈现多种荧光核型,主要有以下五种(表 12-4)。核型的分析可初步判断相应抗体的性质,对临床诊断自身免疫病类别有参考价值,但需进一步作特异性抗体检测确定抗体特异性。

表 12-4 ANA 的核型类型及特征

核　　型	荧 光 特 征	抗 体 性 质
周边型	核周环状荧光	抗 dsDNA
均质型	核呈均质荧光	抗 DNA、AHA
斑点型	核内颗粒状荧光	抗 ENA
核仁型	核仁有荧光	抗核仁抗体
着丝点型	核浆细小相同颗粒荧光	抗着丝点抗体

2. 间接 ELISA 法 临床上主要应用间接 ELISA 检测抗 dsDNA 抗体、抗组蛋白抗体和抗核小体抗体,其重复性好、敏感度高,利于推广,适合基层医院使用。

3. 免疫印迹技术(IBT) 该法简单快速、灵敏度高,特异性强,且可一次性做多个特异性抗体分析,临床上常用于 ENA 抗体的检测,可同时检测抗 Sm 抗体、抗 nRNP 抗体、抗 SSA 抗体、抗 SSB 抗体等 ENA 抗体。

此外,还可用传统的琼脂双扩散法、对流免疫电泳法、间接血凝法和补体结合法等检测 ANA。这些试验要求的实验条件比较低,特异性强,但敏感度较低。

(三) 抗核抗体检测

【要求】

(1) 能熟练进行荧光免疫显微技术的操作,正确判断结果,规范操作。

(2) 学会使用荧光显微镜,知晓荧光素-对应激发光-波长的选择原则。

【用途】

用于抗核抗体的筛查检测。

【内容】

间接免疫荧光法检测抗核抗体。

【相关知识点】

(1) 原理:间接免疫荧光技术是利用荧光标记第二抗体检测未知抗原或未知抗体的方法。本试验以小鼠肝细胞或某些培养细胞作为抗原片,将待检血清加到抗原片上,若血清内含有 ANA,将会与细胞核成分特异性结合。加入荧光素标记的抗人 IgG 与 ANA 结合,在荧光显微镜下可见细胞核部位呈现荧光。

(2) ANA 多数属于 IgG 类抗体,如果是 IgM 类 ANA,则应换用荧光素标记的抗人 IgM。

(3) 注意荧光素易淬灭,应尽快检测,不宜反复激发光刺激。结果判定时区别非特异性荧光干扰和避免某些自发荧光物质的污染。

【准备】

(1) 抗原片:可用商品试剂,也可自行制备,制备方法如下。

① 肝印片:取 4~8 周龄小鼠,断颈处死后剖腹取肝。将肝脏剪成 8 mm×5 mm 的平面块,生理盐水洗去血细胞,滤纸吸干渗出的浆液,将切面轻压于载玻片上,使在玻片上印下薄层肝细胞。迅速用风扇吹干,95%乙醇固定,置冰箱冷冻室或−30 ℃保存。

② 肝切片:取小鼠肝组织制成冰冻切片,厚 4 μm,置−30 ℃保存备用。

③ 培养细胞抗原片:取人喉癌上皮细胞用适宜方法使其在载玻片上形成单层细胞,洗去培养基,干燥后用 95%乙醇固定。

(2) 异硫氰酸荧光素标记的抗人 IgG 抗体:商品试剂,使用前按效价稀释。

(3) 检品与对照:待检血清、阳性对照血清(SLE 患者血清)、阴性对照血清(正常人血清)。

(4) 其他:0.01 mol/L pH 值为 7.2 的 PBS 缓冲液、缓冲甘油、荧光显微镜、孵箱、盖湿盒、染色缸(内盛 PBS 缓冲液)(3 个)。

【操作步骤】

(1) 用生理盐水将待检血清和对照血清作 1∶10 稀释,取稀释液 1 滴滴在抗原片上,置湿盒内 37 ℃ 温育 30 min。

(2) 取出抗原片,流水洗去未结合血清,依次置 0.01 mol/L pH 值为 7.2 的 PBS 中(1、2、3 缸)浸洗,每次 5 min,取出晾干。

(3) 加最佳稀释度的异硫氰酸荧光素标记的抗人 IgG 抗体 1 滴(稀释方法见说明书),置湿盒内,37 ℃温育 30 min。

(4) 取出玻片,流水冲洗 5 min,晾干,缓冲甘油封片,荧光显微镜下镜检。

【注意事项】

(1) 湿盒使用时,应在其底部铺蒸馏水浸湿的纱布,使盒内保存 100%的湿度。

(2) 待测血清应新鲜,或置于−20 ℃保存。

【结果判断】

细胞核发黄绿色荧光者为阳性,不发荧光者为阴性。

【结果分析及意义】

阳性结果提示血清中存在 ANA,可以是系统性红斑狼疮、混合性结缔组织病、进行性系统性硬化症等。

二、类风湿因子测定

类风湿因子(rheumatoid factor,RF) 是抗变性 IgG 的自身抗体,可有 IgG、IgM、IgA、IgE 型,但主要为 IgM 型,IgM 型 RF 也是临床免疫检验中常规测定的类型。

(一) 临床意义

RF 主要见于类风湿关节炎(RA)患者,是 RA 血清中常见的抗体,其阳性率为 70%～90%。但 RF 不是 RA 的标志抗体,其他自身免疫病如 SLE、干燥综合症、硬皮病、多发性肌炎等以及老年人,RF 也有一定的检出率(表 12-5),因而 RF 阳性不能作为诊断 RA 的唯一标准。尽管在多种疾病中可检出 RF,但效价均较低(小于 40 IU/mL),高效价 RF 对 RA 的诊断特异性提高,可倾向支持 RA 的诊断。

表 12-5　常见自身免疫病的 RF 阳性检出率

疾　　病	RF 的阳性检出率/(%)	疾　　病	RF 的阳性检出率/(%)
干燥综合症	95	结节性多动脉炎	50
类风湿关节炎	70～90	系统性红斑狼疮	30
硬皮病/皮肌炎	80	混合性结缔组织病	25

(二) 检测方法

RF 的检测方法多样,常见的有间接胶乳凝集试验、免疫比浊法和 ELISA 等方法。

(1) 间接胶乳凝集试验是检测 IgM 型 RF 的常用方法。该法简便,但只能定性或以效价半定量,灵敏度和特异性均不高,且只能检出血清中的 IgM 型 RF。

(2) 免疫比浊法是利用透射比浊或速率散射比浊自动化仪器测定患者血清中的 RF(详见任务八)。该法操作简便快速、重复性好、能定量分析,测定结果的准确性和敏感性均高于胶乳凝集试验,是目前各医院逐渐替代胶乳凝集法而普及的检测方法,但仪器昂贵,且仍只能检测 IgM 型 RF。

(3) ELISA 是以聚合的兔 IgG 作为抗原包被固相载体,与待测样品中 RF 结合,然后分别加入酶标记的抗人 IgG、IgM、IgA 抗体,反应后加入酶作用底物显色的方法。该法可因酶标记抗体的特异性不同而测定不同 Ig 类型的 RF。

(三) RF 测定

【要求】

(1) 熟练进行胶乳凝集试验操作和结果判断。

(2) 了解测定 RF 的临床意义。

【用途】

检测 IgM 型 RF,辅助诊断类风湿关节炎。

【内容】

间接胶乳凝集试验定性测定 RF。

【相关知识点】

(1) 原理:RF 是一种主要发生于类风湿关节炎患者体内的抗变性 IgG 抗体,可与变性 IgG 的 Fc 段结合。将变性 IgG 吸附于聚苯乙烯胶乳颗粒上,致敏胶乳颗粒与待测血清中的 RF 相遇时,抗原抗体特异性结合而呈现肉眼可见的胶乳颗粒凝集现象。

(2) RF 仍然是已知抗原(变性 IgG)的对应检测抗体——RF(IgM)。

【准备】

(1) 1%聚苯乙烯胶乳测定试剂(可购买)。

(2) 阳性对照血清:可用 WHO 推荐的 RF 标准品,也可收集 RF 阳性血清混合后用作对照。

【操作步骤】

按试剂盒说明书操作。

(1) 将待检血清 56 ℃保持 30 min 灭活补体后,用 0.1 mol/L pH 值为 8.2 的甘氨酸缓冲液作 1∶20 稀释。

(2) 取稀释血清 1 滴加在黑色方格玻片的方格内,加胶乳 RF 试剂 1 滴,充分混匀后立即摇动反应板,然后进行观察。

【注意事项】

(1) 每次试验需设阳性和阴性对照。

(2) 必要时阳性标本可进一步作双倍连续稀释,测定 RF 滴度。

【结果判断】

(1) 参考值:正常人 1∶20 稀释血清为阴性。

(2) 结果判断:3 min 内出现明显凝集者为阳性。

【结果分析及意义】

阳性结果表示血清中存在 RF,对阳性血清可进一步作效价分析。类风湿关节炎、干燥综合征、硬皮病、皮肌炎患者均可出现阳性。

三、其他自身抗体测定

自身免疫病患者体内除 ANA 和 RF 外,还有许多其他自身抗体,其类型、检测方法及相关疾病见表 12-6。

表 12-6 自身抗体的类型、检测方法及相关疾病

自身抗体类型	检测方法	相关疾病
抗甲状腺球蛋白抗体(A-TG)	荧光免疫法、ELISA、RIA	桥本甲状腺炎
抗甲状腺过氧化物酶抗体(A-TPO)	ELISA	Graves 病、桥本甲状腺炎
抗乙酰胆碱受体抗体(AchR-Ab)	ELISA、RIA	重症肌无力

续表

自身抗体类型	检测方法	相关疾病
抗平滑肌抗体(SMA)	荧光免疫法、ELISA、RIA	自身免疫性肝炎、慢性活动性肝炎、原发性胆汁性肝硬化
抗线粒体抗体(AMA)	荧光免疫法、ELISA、RIA	RA、SS、SLE、原发性胆汁性肝硬化、慢性活动性肝炎、长期持续性肝阻塞
抗胃壁细胞抗体	荧光免疫法	恶性贫血
抗胰岛素抗体(IAA)	ELISA	胰岛素依赖型糖尿病
抗精子抗体(AsAb)	ELISA、荧光免疫法	不育症、不孕症
抗红细胞抗体	直接凝集试验、Coombs试验	新生儿溶血症、自身免疫性溶血性贫血
抗血小板抗体	ELISA、ABC-ELISA	原发性血小板减少性紫癜、输血史
抗心磷脂抗体(ACA)	RIA、ELISA	SLE、血栓、自发性流产、血小板减少
抗肾小球基底膜抗体(GBM-Ab)	荧光免疫法	Goodpasture 综合征、狼疮肾炎

自身免疫病患者体内的自身抗体表现是复杂多样的,这给临床诊断带来了某些不确定性。有些自身抗体在某种自身免疫病中敏感性高,但特异性较差,只作为筛选试验而不能做诊断依据。而有些自身抗体在某种自身免疫病中敏感性虽低,但对该病的特异性诊断具有很高价值,相关性强,可作为确诊性试验。所以当疑似自身免疫病而对自身抗体进行检测时,一般应遵循如下原则:①筛选试验与确诊性试验的合理组合;②结合临床症状选择性检测相关的自身抗体;③切忌盲目的全面检测自身抗体。

(张　凯)

重点提示

1. 自身免疫病的理解　自身免疫病是由自身免疫应答引起的疾病,其体内产生了针对自身成分的抗体或效应性 T 淋巴细胞,最终导致自身组织器官损伤或功能障碍所致的疾病。

2. 自身抗体的检测　患者体内存在高效价自身抗体是自身免疫病的特点之一,且每种自身免疫病都有特征性的自身抗体谱,因此自身抗体是诊断自身免疫病诊断的重要标志。由于自身抗体种类多样,同一种自身抗体可存在于多种自身免疫病患者体内,某种自身免疫病也可出现多种自身抗体,其检测方法也各不相同,对自身免疫病的特异性和相关性也不尽相同,因此,临床免疫检测时应结合临床症状选择性检测相关自身抗体。间接免疫荧光法(IIF)检测的 ANA 结果及其荧光核型在自身免疫病的临床诊断与鉴别诊断中是重要的筛选试验。当需要对自身抗体做进一步特异性检测时一般采用 ELISA 法和 IBT 法。胶乳凝集试验检测的高效价 RF 阳性结果倾向于支持 RA 的诊断。

3. ENA 抗体谱的检测意义　ENA 抗体谱检测常作为某些自身免疫病诊断的确诊试验。抗 Sm 抗体是 SLE 的血清标志抗体;高效价的抗 RNP 抗体是诊断 MCTD 的重要血清学依据；抗 SSA 和抗 SSB 抗体与干燥综合征密切相关；抗 Jo-1 抗体是多发性肌炎和皮肌炎的标记抗体；抗 Scl-70 抗体几乎仅见于系统性硬皮病。

目标检测

一、单项选择题

1. 下列属抗细胞表面受体抗体引起自身免疫病的是（　　）。
A. Grave 病　B. 肺出血肾炎　C. ITP　D. AIHA　E. RA

2. SLE 主要是（　　）。
A. 由抗血细胞表面抗原的抗体引起　B. 由抗细胞表面受体抗体引起
C. 由细胞外抗原的自身抗体引起　D. 由自身抗体免疫复合物引起
E. 由 T 细胞对自身抗原应答引起

3. 下列属于非器官特异性的疾病有（　　）。
A. 类风湿关节炎　B. 干燥综合征　C. 重症肌无力
D. SLE　E. 混合性结缔组织病

4. 下列自身抗体检测方法，常用的是（　　）。
A. 直接免疫荧光染色法　B. 间接免疫荧光染色法　C. 固相免疫电泳
D. 直接凝集　E. ELISA

5. 可辅助诊断类风湿关节炎的标志抗体是（　　）。
A. RF　B. 抗 Sm 抗体　C. 抗 SSB 抗体
D. 抗 dsDNA 抗体　E. 抗 RNP 抗体

6. RA 患者最主要的自身抗体是（　　）。
A. ANA　B. RF　C. 抗组蛋白抗体
D. 抗 ssDNA 抗体　E. 抗角蛋白抗体

7. SLE 自身抗体的检测，可直接用 Coomb's 试验检测的是（　　）。
A. ANA　B. 抗 DNA 抗体　C. 抗血小板抗体
D. 抗 RBC 抗体　E. RF

8. 关于下列可检测出 RF 阳性的疾病，错误的是（　　）。
A. SLE　B. RA　C. 丙型肝炎　D. 部分老年人　E. 孕妇

9. 疑为自身免疫病患者，下列哪一项不应是首选检测？（　　）
A. ANA　B. IgG　C. 抗 dsDNA 抗体
D. RF　E. C3

10. 下列有关 SS 患者可检出的自身抗体，错误的是（　　）。
A. RF　B. 斑点型抗核抗体　C. 均质型 ANA
D. 抗 SSB 抗体　E. 抗 Sm 抗体

二、简答题

1. 试述自身免疫性疾病检测的应用原则。

2. 机体为什么会发生自身免疫反应？（自学相关书籍，全面了解自身免疫病的发病机制）

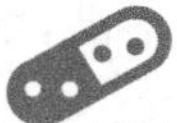

任务十三　肿瘤标志物的免疫检测

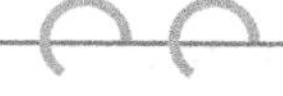

学习目标

1. 掌握肿瘤抗原、肿瘤标志物的定义和分类。
2. 掌握常见肿瘤标志物检测的临床意义。
3. 熟悉肿瘤标志物检测的方法及影响因素。

众所周知，恶性肿瘤是目前人类健康最大的敌人之一。近 30 年以来，恶性肿瘤发病率每年以 3%～5%的速度增长，其中 3/4 的新发恶性肿瘤在中国、印度、巴西等发展中国家，在世界范围内恶性肿瘤已经成为第一死亡原因。全世界每年因恶性肿瘤死亡人数约为 760 万人，WHO 提出的“1/3 肿瘤患者可以预防、1/3 肿瘤患者可以治愈、1/3 肿瘤患者可以延长生命提高生存质量”是对肿瘤预防与控制工作的高度概括，也是肿瘤防治工作努力的目标。

单元一　概　　述

实验室检查是肿瘤诊断中必不可少的手段之一。自 1978 年 Herberman 提出肿瘤标志物概念以来，随着肿瘤基础理论和技术的发展，各种肿瘤标志物检测项目被广泛应用于临床，对肿瘤的辅助诊断、鉴别诊断、疗效观测、复发判断及预后评价具有一定的价值。

一、肿瘤抗原

肿瘤抗原（tumor antigen）是指在肿瘤发生、发展过程中新出现的或过度表达的抗原物质的总称。肿瘤抗原产生的机制：①基因突变；②细胞癌变过程中使原本不表达的基因被激活；③抗原合成过程的某些环节发生异常（如糖基化异常导致蛋白质特殊降解产物的产生）；④胚胎时期抗原或分化抗原的异常、异位表达；⑤某些基因产物尤其是信号转导分子的过度表达；⑥外源性基因（如病毒基因）的表达。

肿瘤抗原的分类方法有多种，目前主要是按肿瘤抗原的特异性和肿瘤抗原的产生机制进行分类。

（一）根据肿瘤抗原特异性分类

依据肿瘤抗原的特异性，肿瘤抗原可分为肿瘤特异性抗原和肿瘤相关抗原。

1. 肿瘤特异性抗原　肿瘤特异性抗原（tumor specific antigen，TSA）是肿瘤细胞特有的或只存在于某种肿瘤细胞而不存在于正常细胞的新抗原。例如，黑色素瘤相关排斥抗原可见于不同个体的黑色素瘤细胞，但正常黑色素细胞不表达此类抗原。

2. 肿瘤相关抗原 肿瘤相关抗原(tumor-associated antigen,TAA)是指非肿瘤细胞所特有的,正常组织或细胞也可表达的抗原,只是其含量在细胞癌变时表达水平明显增高,如胚胎抗原、分化抗原、糖链抗原、组织多肽抗原、免疫抑制酸性蛋白、铁蛋白、唾液酸、β_2-微球蛋白等。此类抗原只表现出量的变化,而无严格肿瘤特异性。

(二)根据肿瘤抗原产生机制分类

1. 理化因素诱发的肿瘤抗原 机体受到化学致癌物(如甲基胆蒽、氨基偶氮染料、二乙基亚硝胺等)或物理因素(如紫外线、X射线、放射性粉尘等)作用,诱发肿瘤产生,表达肿瘤抗原。此类肿瘤抗原特点是特异性高而免疫原性弱,表现出明显的个体独特性。例如,同一化学致癌物或同一物理方法诱发的肿瘤,在不同的宿主,甚至在同一宿主不同部位发生的肿瘤,表现出互不相同的免疫原性,所以应用免疫学技术难以诊断此类肿瘤。

2. 病毒诱发的肿瘤抗原 人类某些肿瘤可由病毒引起(表13-1)。致癌病毒的DNA或RNA可整合到宿主细胞基因组DNA中,从而诱导细胞癌变并表达突变基因的产物,即病毒诱发的肿瘤抗原。此类肿瘤抗原特点是无种系、个体和器官特异性,但具有病毒特异性。由同一病毒诱发的肿瘤均表达相同的肿瘤抗原,且具有较强的免疫原性。此类肿瘤抗原也称为病毒相关的肿瘤抗原。

表13-1 与肿瘤相关的病毒

肿瘤	病毒
人Burkitt淋巴瘤、鼻咽癌	EB病毒(EBV)
人类宫颈癌	人乳头状瘤病毒(HPV)
人类原发性肝细胞癌	乙型肝炎病毒(HBV)、丙型肝炎病毒(HCV)
人T细胞白血病	人类嗜T细胞白血病病毒

3. 自发性肿瘤抗原 自发性肿瘤是指一些无明确诱因的肿瘤,大多数人类肿瘤属于这一类。自发性肿瘤抗原有肿瘤特异性抗原和肿瘤相关抗原两种类型。

4. 胚胎抗原 胚胎抗原是胚胎发育阶段由胚胎组织产生的正常成分,在胚胎后期减少,出生后逐渐消失,或仅存留极微量,但当细胞癌变时,此类抗原可重新合成。常见的胚胎抗原有甲胎蛋白(AFP)和癌胚抗原(CEA)。由于胚胎抗原曾在胚胎期出现过,机体对此类抗原已形成免疫耐受,故不能引起宿主免疫系统对肿瘤细胞的杀伤效应。

5. 分化抗原 分化抗原是组织细胞在分化、发育的不同阶段表达或消失的正常分子。恶性肿瘤细胞通常停留在细胞发育的某个幼稚阶段,其形态和功能均类似于未分化的胚胎细胞,所以肿瘤细胞可表达其他正常组织的分化抗原,如胃癌细胞可表达ABO血型抗原。

6. 过度表达的抗原 组织细胞发生癌变后,多种信号转导分子的表达量远高于正常细胞。这些信号分子可以是正常蛋白质,也可以是突变蛋白质,其过度表达还具有抗凋亡作用,可使瘤细胞长期存活。这类抗原包括ras、c-myc等基因产物。

二、肿瘤标志物

1. 肿瘤标志物的定义 肿瘤标志物(tumor marker,TM)是指在恶性肿瘤发生和增殖过程中，由肿瘤细胞本身所产生或由宿主细胞针对肿瘤反应而异常产生和(或)升高的，能反映肿瘤存在和生长的一类物质。肿瘤抗原可以是肿瘤标志物，但肿瘤标志物不一定是肿瘤抗原。

2. 肿瘤标志物的分布 肿瘤标志物可存在于细胞表面、细胞质、细胞核和细胞外(血液、体液中)。目前尚无统一的分类和命名，临床常用的肿瘤标志物大多是根据其生物化学和免疫学特性进行分类的。肿瘤标志物可分为肿瘤抗原类、糖链抗原类、激素类、酶类、蛋白质类和基因及其产物类标志物等。

3. 肿瘤标志物的检测 测定肿瘤标志物的技术较多，血清肿瘤标志物常采用化学发光免疫法、放射免疫法、酶联免疫吸附试验等免疫学测定技术以及生化比色法、电泳法等生物化学测定技术进行测定。位于细胞中的肿瘤标记物则采用免疫组织化学技术、流式细胞技术进行测定，如淋巴瘤和白血病表面 CD 分子的检测。对于癌基因、抑癌基因、端粒酶及细胞因子基因等的测定，则使用生物芯片、原位杂交、PCR 等分子生物学测定技术。

4. 肿瘤标志物检测的临床意义 肿瘤标志物的定性或定量检测可以作为肿瘤筛查、鉴别诊断、治疗后病情监测及预后判断的标志与依据。检测肿瘤标志物的临床意义如下。

(1) 高危人群的筛查：肿瘤防治最有效的办法是早期诊断、早期治疗。肿瘤标志物筛查可为无症状患者提供重要线索。例如，AFP 检测在我国是筛选无症状小肝癌的最主要方法。

(2) 肿瘤的辅助诊断：肿瘤标志物广泛应用于许多肿瘤的辅助诊断。如 HCG 与绒毛膜细胞癌、本周蛋白与多发性骨髓瘤的诊断有重要参考价值。由于单一肿瘤标志物敏感性或特异性较低，同一种或不同类型的肿瘤可有一种或几种肿瘤标志物，同一种肿瘤标志物可在不同的肿瘤中出现，因此常选用数种敏感性、特异性能互补的肿瘤标志物联合分析，以提高诊断的阳性率和准确性。例如，联合检测 CA19-9、CA50 和 CEA 可用于诊断胰腺癌。

(3) 提示肿瘤的发生部位和严重程度，为选择治疗方案提供依据。

(4) 监测抗肿瘤治疗效果：能判断手术治疗、放射治疗或药物治疗是否有效。若治疗后肿瘤标志物浓度下降到正常水平，提示肿瘤全部去除或病情缓解。

(5) 监测肿瘤的复发。肿瘤标志物的动态监测有助于了解肿瘤是否复发。故手术后患者应每隔 2～3 个月测定一次，待肿瘤标志物浓度下降后，每半年测定 1 次，连续 2 年；第 3～5 年，应每年测定 1～2 次；第 6 年起，应每年测定 1 次。

单元二 肿瘤标志物的检测

一、常见肿瘤标志物的检测

(一) 甲胎蛋白

1. 来源与性质 甲胎蛋白(alpha-fetoprotein，AFP)主要由胎儿肝细胞合成，其次是卵黄囊和胃肠黏膜上皮细胞，为胎儿重要血清成分。成人的 AFP 由肝脏产生。AFP 是由 590 个氨基酸组成的单链多肽糖蛋白，分子质量为 70 kD。正常成人血清中仅有极微量的 AFP。

2. 测定方法与参考值 检测 AFP 的常用方法有化学发光免疫分析法(CLIA)、酶联免疫吸附法(ELISA)、放射免疫法(RIA)、电化学发光法(ECLIA)等。以 ELISA 最为常用。血清 AFP 参考值:成人小于 20 μg/L,出生时为 60000～120000 μg/L,0～2 个月为 25～1000 μg/L,2～6 个月为 25～100 μg/L,6 个月为 20 μg/L,妊娠 3 个月为 18 ～113 μg/L,妊娠 4～6 个月为 160～550 μg/L,妊娠 7～9 个月为 100～400 μg/L。

3. 临床意义

(1) 肝细胞癌:血清 AFP 升高是原发性肝细胞癌的重要指标之一,400 μg/L 是诊断阈值。超过 400 μg/L 持续 1 个月或 200～400 μg/L 持续 2 个月,在排除其他因素后,结合影像学检查,高度提示为肝细胞癌。20%～30%肝细胞癌 AFP 正常。AFP 是监测治疗效果或患者临床变化的一个良好指标。术后血清 AFP 水平升高,提示肿瘤未完全切除或存在转移病灶,通过治疗后 AFP 水平的下降或升高,可确定治疗的成功或失败。

(2) 其他恶性肿瘤:胚胎细胞癌、胃癌、胆管癌、胰腺癌和肺癌患者 AFP 也增高,但大多数小于 200 μg/L。

(3) 肝良性病变:酒精性肝炎、肝硬化、急性病毒性肝炎、慢性活动性肝炎等患者 AFP 也呈中、低水平和暂时性升高。

(4) 高危人群筛查:在慢性乙型病毒性肝炎和慢性丙型病毒性肝炎等原发性肝细胞癌高危人群中,可定期测定 AFP 进行筛查。

(5) 孕妇血清 AFP 可反映胎儿状态。当胎儿患低氧症、遗传缺陷、先天性神经管畸形、脊柱裂等时,母体血清 AFP 会异常增高。

(二) 癌胚抗原

1. 来源与性质 癌胚抗原(carcinoembryonic antigen,CEA)由胎儿胃肠管、胰腺和肝脏等器官合成,并分泌到体液中。出生后组织内含量很低,成人 CEA 的合成未完全停止。CEA 是由糖和蛋白质组成的可溶性瘤胎糖蛋白,相对分子质量为 180 kD,有 9 个抗原决定簇。

2. 测定方法与参考值 检测 CEA 的常用方法有 RIA、CLIA、ECLIA、ELISA 等,以 ELISA 最为常用。血清 CEA 参考值为小于 5 μg/L(CLIA)。

3. 临床意义 CEA 目前是国际上公认的一种肿瘤标志物,属于一种组织抗原,由细胞膜脱落进入血液。CEA 不适用于一般人群中的肿瘤筛查。

(1) 结(直)肠癌:血清 CEA 浓度大于 20 μg/L,常提示结(直)肠有恶性肿瘤,70%～90%结(直)肠癌显示 CEA 阳性。CEA 检测可用于疗效监测,当恶性肿瘤首次治疗成功后,CEA 水平下降至正常水平并持续稳定,CEA 水平再次缓升提示癌症复发。

(2) 其他恶性肿瘤:胰腺癌、肺癌、胃癌、乳腺癌、子宫癌等,CEA 浓度升高率为 25%～70%。

(3) 非癌症良性疾病:肝硬化、肺气肿、直肠息肉、肠胃道炎症等患者,血清 CEA 浓度也可升高,但一般小于 10 μg/L 。

(三) 前列腺特异抗原

1. 来源与性质 前列腺特异抗原(prostate specific antigen,PSA)是一种与前列腺癌相关的抗原。主要由前列腺导管上皮细胞合成,分泌入精浆,微量进入血液循环。此外,甲状腺也可分泌 PSA。PSA 为单链糖蛋白，相对分子质量为 32 kD，由 237 个氨基酸残基组成，是一种丝氨酸蛋白酶，具有生理性液化精液作用。PSA 在血液中以两种形式存在，即游离型的 PSA（free PSA，f-PSA）和结合型的 PSA（complex PSA，c-PSA）。f-PSA 占 10%～20%；c-PSA 与 α1 抗糜蛋白酶（ACT）、α2 巨球蛋白酶（AMG）、α1 抗胰蛋白酶（AAT）形成三种复合物，约占 80%，其中以 PSA-ACT 为主。

2. 测定方法与参考值 临床检测 PSA 的常用方法有 CLIA、ECLIA、RIA、免疫放射分析（IRMA）、ELISA 等，以 ELISA 和 CLIA 最为常用。参考值：正常男性血清 t-PSA≤4 μg/L，f-PSA＜0.8 μg/L，f-PSA/t-PSA＞25%。

3. 临床意义

（1）前列腺癌：PSA 是诊断前列腺癌的肿瘤标志物。但约 25%的前列腺癌患者血清 PSA 水平正常；而大约 50%的良性前列腺疾病患者 PSA 水平增高。采用 f-PSA/t-PSA 和 t-PSA 两项指标联合检测可显著提高诊断的特异性。若将 PSA 检测与直肠指检或直肠超声等方法合用，可进一步提高前列腺癌诊断的特异性。测定血清 PSA 的最大价值是监测前列腺癌疗效和判断预后。前列腺根治术后 PSA 应降至正常。若不下降或下降后再次升高，应考虑肿瘤转移或复发。若经内分泌治疗后 PSA 降至正常，则提示预后良好，如呈高水平则提示预后不良。对 50 岁以上有下尿路症状的男性可以进行 PSA 监测，对于有前列腺癌家族史的男性人群，可从 45 岁开始定期检查、随访。

（2）非癌症良性疾病：前列腺肥大、前列腺炎和泌尿生殖道系统疾病，也可见 PSA 水平升高。当血清 t-PSA 水平在 4～10 μg/L 的临界范围内时，对 c-PSA 的测定及 c-PSA/t-PSA比值综合分析有助于对前列腺癌的筛查和鉴别。

（3）正常女性血液循环中有低水平的 PSA：当乳腺发生良性或恶性肿瘤时，PSA 水平可能升高。

（四）CA125

糖链抗原（carbohydrate antigen，CA）是由于细胞膜糖蛋白中糖基异常而形成的抗原。CA 也意味着肿瘤。正常细胞膜表面都有丰富的糖蛋白，当细胞转化为恶性细胞时，细胞表面的糖蛋白发生变异，形成了一种和正常细胞不同的特殊抗原，常存在于肿瘤细胞表面或由肿瘤细胞分泌。CA 主要有 CA125、CA19-9、CA50、CA15-3。

1. 来源与性质 CA125 起源于胎儿体腔上皮组织，普遍分布于胸膜、心包、腹膜、子宫内膜、生殖道和羊膜等间皮组织细胞表面。当这些部位发生恶性变或受到炎症刺激时，血清中 CA125 的水平将显著升高。CA125 是一种大分子黏蛋白型糖蛋白，相对分子质量为 200 kD。

2. 测定方法与参考值 检测 CA125 最经济适用的方法为 ELISA，也可用 CLIA、ECLIA 或 IR-MA。参考值：正常妇女血清 CA125＜35 U/mL(CLIA)。

3. 临床意义

（1）卵巢癌：目前认为，CA125 是妇女卵巢浆液性囊腺癌的首选标志物。卵巢癌时 CA125 的检出率可达 70%～90%。手术和化疗有效者 CA125 水平很快下降，若复发或转移，CA125 可在临床症状出现之前升高。因此，CA125 是疗效观察、判断有无复发的良好指标。

（2）其他非卵巢恶性肿瘤：CA125 在其他非卵巢恶性肿瘤中的检出率分别为乳腺癌 40%、胰腺癌 50%、胃癌 47%、肺癌 41.4%、结（直）肠癌 34.2%。

（3）非癌症良性疾病：子宫内膜异位症、卵巢囊肿、子宫肌瘤、盆腔炎、慢性胰腺炎、肝炎、肝硬化、浆膜腔结核、肺结核、血液透析患者等CA125也可增高。

(4) 妊娠早期:CA125也有增高。

(五) 其他肿瘤标志物

其他常用肿瘤标志物及其免疫学检测意义见表13-2。

表13-2 其他常用肿瘤标志物及其免疫学检测意义

肿瘤标志物	检测方法	相关肿瘤	诊断意义*	监测意义**
前列腺酸性磷酸酶(PAP)	CLIA	前列腺癌	+	++
CA19-9	CLIA	胰腺癌、胆管癌、结直肠腺癌、胆管壶腹癌、胃癌、肝癌	+	+++
CA50	CLIA	胰腺癌、结直肠癌、胃癌	+	++
CA15-3	CLIA	乳腺癌、卵巢癌、肺腺癌	+	+++
CA72-4	CLIA	胃癌、黏液型卵巢癌、肺癌、结直肠癌	++	++
CA242	CLIA	胰腺癌、结直肠癌、胃癌	+	++
β-绒毛膜促性腺激素(β-HCG)	CLIA	恶性葡萄胎、绒毛膜上皮癌、睾丸肿瘤	++	+++
降钙素(CT)	CLIA	甲状腺髓样癌、肺癌、乳腺癌、胰腺癌	+	+
铁蛋白(FE)	ECLIA	肝癌、胰腺癌、肺癌、乳腺癌、白血病	+	++
细胞角蛋白19(cyfra 21-1)	ELISA	非小细胞肺癌、膀胱癌	+++	+++
α-L-岩藻糖苷酶(AFU)	比色法	原发性肝癌、肺癌、结肠癌、卵巢癌	++	++
神经元特异性烯醇化酶(NSE)	CLIA	小细胞肺癌、神经母细胞瘤	+++	+++
鳞状细胞癌抗原(SCC)	CLIA	子宫颈癌、肺及头颈部的鳞癌	−	+++
组织多肽抗原(TPA)	CLIA	膀胱癌、胆管瘤、乳腺癌	+	+++
β_2微球蛋白(β_2 GM)	CLIA	恶性淋巴瘤、慢性淋巴细胞性白血病、非霍奇金淋巴瘤、多发性骨髓瘤等	++	++
本周蛋白(B-J蛋白)	免疫固定电泳	多发性骨髓瘤、巨球蛋白血症	+++	++

注:* +++可作为确定诊断的指标;++可作为初步诊断的指标;+可作为辅助诊断的指标;−不宜作为诊断指标

** +++表示该指标定量与病情消长明显相关;++表示该指标定量与病情消长有关,但变化不敏感;+表示该指标定量与病情消长相关不明显

肿瘤的免疫学检验主要涉及肿瘤标志物的免疫学诊断和肿瘤患者免疫功能状态的评

估。肿瘤标志物的诊断除上述各血清肿瘤标志物的检测外，还包括细胞表面、细胞质和细胞核肿瘤标志物的检测。近年来，随着许多特异性的肿瘤单克隆抗体的问世，对于细胞表面肿瘤标志物的检测越来越受到重视。借助于免疫组织化学技术和流式细胞术检测细胞表面某些 TAA，用于肿瘤的辅助诊断。例如，对淋巴瘤和白血病细胞表面 CD 分子的检测已用于淋巴瘤和白血病的诊断和组织分型，为其治疗提供依据；检测细胞核抗原可用于评估人类恶性黑色素瘤、乳腺癌和恶性霍奇金淋巴瘤等癌细胞的增生情况及其辅助诊断和预后判断；检测上皮膜抗原辅助诊断各种上皮性肿瘤和淋巴瘤。

肿瘤患者的免疫功能状态测定对于判断病情发展、评价手术和化疗的效果及判断肿瘤预后具有重要价值。一般情况下，免疫功能正常者预后较好，反之较差；晚期肿瘤或已有广泛转移者，其免疫功能常明显低下；在白血病缓解期，若免疫功能骤然下降，预示该病可能复发。因此，除动态检测如 AFP、CEA 等某些有预后意义的肿瘤抗原标志物以外，对肿瘤患者做系统的免疫学分析，特别是细胞免疫功能的测定有一定意义。肿瘤患者免疫功能状态评估指标包括 T 细胞及其亚群、NK 细胞和吞噬细胞等的功能及血清中抗体、补体和某些细胞因子的水平等。具体检测方法详见任务九、任务十相关内容。

二、肿瘤标志物检测的影响因素

1. 标本的采集　血液标本的正确采集和保存是肿瘤标志物测定结果准确的重要保证。如前列腺按摩、前列腺穿刺、射精、导尿和直肠镜检查后，血液 PSA 和 PAP 可升高。由于红细胞和血小板中也存在神经元特异性烯醇化酶(NSE)，因此，样本溶血可使血液中 NSE 浓度增高。唾液和汗液污染标本可使 SCC 升高。试管内的促凝剂对某些项目的测定有干扰。肝、肾功能异常和胆道排泄不畅、胆汁淤滞等均可造成肿瘤标志物如 CEA、ALP、GGT、细胞因子等浓度增高。某些药物会影响肿瘤标志物的浓度，例如，抗雄激素治疗前列腺癌时可抑制 PSA 产生，导致 PSA 出现假阴性结果。

2. 标本的保存　血液标本采集后应及时离心，保存于 4 ℃冰箱中，24 h 内测定。如在短期内测定，则应－20 ℃保存，长期保存应置－70 ℃冰箱，标本应防止反复冻融。酶类和激素类肿瘤标志物不稳定，易降解，应及时测定或低温保存。

3. 测定方法和试剂对检测结果的影响　从方法学来看，肿瘤标志物的测定方法很多，有放射免疫测定法、酶联免疫测定法、化学发光免疫测定法等，每种测定方法有自己的精密度和重复性。用自动化仪器进行测定，重复性好，误差小；而手工操作的方法重复性较差，误差比较大，操作时要特别认真。

不同的试剂盒测定由于使用的单克隆抗体针对肿瘤标志物的位点不同导致测定结果差异。有时即使使用同一抗体，也可能因抗原异质性(例如，原发肿瘤转移后，失去了原有的抗原性而停止分泌原有的肿瘤抗原)或基质的影响而得到不同的结果。因此，在工作中要尽量使用同一种方法、同一种仪器和同一厂家的试剂盒进行测定。

4. 肿瘤标志物检测的干扰因素

(1)“钩状效应”对检测结果的影响：肿瘤标志物的范围常涵盖几个数量级，“钩状效应”可将高浓度结果错误报告为低浓度。酶联免疫测定或免疫放射测定时，若待测样本中抗原浓度过高，会出现高浓度后带现象，即“钩状效应”，此时免疫反应被明显抑制，出现错误的低值(假阴性),要消除这种干扰,只有对样本进行适当稀释后重新测定。

(2) 交叉污染对检测结果的影响:当测定很高浓度的标本时,交叉污染成为一个导致假阳性的潜在问题,所以应不时地复查有无标本被交叉污染。

(3) 嗜异性抗体对检测结果的影响:大多数肿瘤标志物的测定中常使用一对鼠单克隆抗体来与肿瘤抗原反应,如果患者血清中存在嗜异性抗体(特别是人抗鼠抗体),它可能在两种鼠单克隆抗体间起"桥梁"作用,导致在无抗原的情况下,出现肿瘤标志物浓度增高的假象。避免的办法是在样本中先加入提纯的鼠 IgG,经温育后,再用 PEG 沉淀鼠 IgG 和人抗鼠 IgG 复合物,然后再进行测定。嗜异性抗体可出现在曾被鼠或宠物咬过的人,以及使用过动物免疫剂(如单克隆抗体)治疗过的人。

三、肿瘤标志物的联合应用

肿瘤标志物检测的目的是要达到肿瘤的早期诊断和早期治疗,因此,希望找到一种特异性强、敏感性高的肿瘤标志物。然而敏感性和特异性常常是一对矛盾:提高了敏感性,可能就降低了特异性,也就是说,提高了肿瘤的检出率,同时就增加了肿瘤的假阳性率,导致病人不必要的恐慌;反之,提高了特异性,可能就降低了敏感性,即提高了肿瘤诊断的准确性,可能就降低了肿瘤的检出率(即容易漏诊)。

另外,一种肿瘤可分泌多种肿瘤标志物,而不同的肿瘤或同种肿瘤的不同组织类型可有相同的肿瘤标志物,而且在不同的肿瘤患者体内,肿瘤标志物的质和量变化也较大。单独检测一种肿瘤标志物,可能会因为测定方法的灵敏度不够而出现假阴性,因此,联合检测多种肿瘤标志物有利于提高检出的阳性率。为此,可选择一些特异性较高、可以互补的肿瘤标志物联合测定,这对提高肿瘤的检出率是有价值的。例如,胰腺癌的诊断可用 CA19-9、CA 50 和 CEA 联合测定;生殖细胞系恶性肿瘤可同时测定 HCG 和 AFP 来提高检出的灵敏度。临床常规肿瘤标志物联合测定方法见表 13-3。

表 13-3 临床常规肿瘤标志物联合测定方法

肿瘤类型	首选标志物	其他标志物
肺癌	cyfra21-1、NSE	CEA、CA125、CA19-9、CT
肝癌	AFP	AFU、GGT、CEA、ALP
乳腺癌	CA15-3	CEA、CA549、HCG、CT、FE
胃癌	CA72-4	CEA、CA19-9、CA242
前列腺癌	PSA、f-PSA	PAP、ALP、CEA
结直肠癌	CEA	CA19-9、CA50
胰腺癌	CA19-9	CA50、CEA、CA125
卵巢癌	CA125	CEA、HCG、CA19-9
睾丸肿瘤	AFP、HCG	CA125、CEA
子宫颈癌	SCC	CA125、CEA、TPA
膀胱癌	无	TPA、CEA
骨髓瘤	本周蛋白、β_2-M	—

（蒋　斌）

重点提示

1. 肿瘤抗原　肿瘤抗原是指在肿瘤发生、发展过程中新出现的或过度表达的抗原物质的总称。依据肿瘤抗原的特异性，肿瘤抗原可分为肿瘤特异性抗原和肿瘤相关抗原。肿瘤特异性抗原是肿瘤细胞特有的抗原，它不存在于正常细胞，可明确诊断。肿瘤相关抗原不是肿瘤细胞特有的，可在正常细胞上存在，只是其含量在细胞癌变时明显增高，且一种肿瘤相关抗原可在多种肿瘤患者体内检出，故对肿瘤诊断的特异性较低，仅作为辅助诊断指标。

2. 肿瘤标志物　肿瘤标志物是指在恶性肿瘤发生和增殖过程中，由肿瘤细胞本身所产生或由宿主细胞针对肿瘤反应而异常产生和（或）升高的，能反映肿瘤存在和生长的一类物质。肿瘤标志物可分布于细胞表面、细胞质、细胞核，还可分泌至细胞外。肿瘤相关抗原是肿瘤标志物，易于检测。为了提高阳性检出率，也为了提高特异性，临床上常进行肿瘤标志物联合测定。

3. 肿瘤免疫检验内容及方法　肿瘤免疫检验内容包括肿瘤标志物检测和免疫功能状态评估。肿瘤标志物检测包括血清中标志物检测（如 AFP、CEA）和细胞上标志物检测（如 CD）。免疫功能状态评估主要指动态监测免疫细胞和免疫分子。

肿瘤免疫检验方法如下。

（1）检测血清肿瘤标志物：常用免疫标记技术如 CLIA、ELISA、RIA、TRFIA 和生化等测定技术，用于肿瘤标志物定性、定量测定和肿瘤疗效监测。

（2）测定位于细胞中的肿瘤标志物：采用免疫组织化学技术、流式细胞术等，用于肿瘤细胞表面标志物检测，肿瘤细胞分型、分化程度的判断，为临床治疗提供依据。

（3）测定癌基因及其表达产物：常用分子生物学测定技术如生物芯片、PCR 等，用于分析基因结构和功能改变，为肿瘤诊断和发病机制研究提供依据。

（4）检测免疫细胞、免疫分子：可用免疫标记技术、免疫组织化学技术、流式细胞术等方法检测 T 细胞及其亚群、NK 细胞和吞噬细胞等的功能，用于免疫功能状态评估、肿瘤疗效及预后判断。

4. 肿瘤标志物的临床意义　肿瘤标志物可用于肿瘤筛查、鉴别诊断、疗效观察、治疗后病情监测及预后判断等。

目标检测

一、单项选择题

1. 关于肿瘤的免疫逃避机制，以下说法错误的是（　　）。

A. 肿瘤细胞缺乏有效的抗原表位

B. 肿瘤细胞 MHC 分子发生改变，影响抗原提呈

C. 不能正常表达活化免疫细胞的黏附分子

D. 患者血清中存在封闭分子，促进 CTL 与中性粒细胞结合

E. 细胞表达 FasL，介导淋巴细胞凋亡

2. 细胞癌变过程中所表达的新生物或过量表达产物称为(　　)。

A. 肿瘤产物　B. 肿瘤抗原　C. 肿瘤抗体　D. 细胞产物　E. 细胞抗原

3. 特异性高，抗原性弱，常表现出明显的个体独特性，不存在于任何正常细胞中，此种肿瘤抗原可能的诱发物是(　　)。

A. 细菌　B. 病毒　C. 基因突变　D. 恶变细胞　E. 化学物质

4. 与原发性肝细胞癌的诊断最具相关性的指标是(　　)。

A. AFP　B. CEA　C. CA125　D. NSE　E. PSA

5. AFP 为多少时对原发性肝癌有较大诊断价值(　　)。

A. >10 μg/L　B. >20 μg/L　C. >100 μg/L　D. >400 μg/L　E. >1000 μg/L

6. 成人结肠癌辅助诊断的重要项目是(　　)。

A. CEA　B. AFP　C. PSA　D. CA　E. NSE

7. 前列腺癌相关的标志物是(　　)。

A. AFP　B. CEA　C. PSA　D. CA125　E. CA19-9

8. 胰腺癌相关的标志物是(　　)。

A. AFP　B. CEA　C. PSA　D. CA125　E. CA19-9

9. 可以作为卵巢癌预后评价的指标是(　　)。

A. AFP　B. CEA　C. PSA　D. CA125　E. NSE

10. 神经母细胞瘤和小细胞肺癌的标志物是(　　)。

A. AFP　B. CEA　C. PSA　D. CA125　E. NSE

二、简答题

1. 某患者在两家三甲医院使用双抗体夹心化学发光法检查肿瘤标志物 CA19-9，试剂分别使用 A、B 两公司的，结果分别是 233 kU/L 和 23 kU/L，差异极大，临床医师和患者对此意见很大。请指出问题所在并说明理由。

2. 患者，女，24 岁。停经 2.5 个月后，突发无诱因的阴道出血，出血量较多，阴道排出血液中可见水泡样组织，腹痛并伴有剧烈呕吐现象。B 超检查可见明显增大的子宫腔内充满弥散分布的光点和小囊样无回声区，疑诊为葡萄胎。取尿液送检做绒毛膜促性腺激素(HCG)检验，早早孕诊断试纸检测原尿标本 HCG 为阴性。试分析可能原因及应采取怎样的措施。

3. 患者，女，43 岁，从事兽医工作。一年前体检发现 CA19-9 水平明显高于正常参考值，怀疑肿瘤可能。但患者一般状况良好，主诉无任何不适。随后进行各种检查(包括全身体检、胃镜、肠镜、CT 等)，均正常。一年来，患者多次复查 CA19-9，结果始终在 800 U/mL 左右(正常参考值为(8.1±3.9) U/mL)。患者心理压力很大，临床医师也十分困惑。试分析可能原因及应采取怎样的检查措施。

4. 机体如何与肿瘤抗衡？为什么肿瘤早期不易发现？

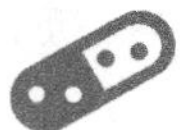

任务十四　器官移植的免疫检测

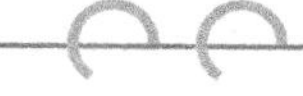

学习目标

1. 掌握移植的概念及其类型。
2. 熟悉移植排斥反应的主要类型及免疫监测项目。
3. 了解移植排斥反应发生的机制。

单元一　概　　述

一、器官移植

器官移植是指医学上将健康的组织或器官从原部位移植到自体或异体的特定部位，替换功能衰竭的组织和器官，以置换或补偿机体所丧失的结构和(或)生理功能的现代医疗手段。现代医疗技术几乎可以对全身任何组织或器官进行移植，器官移植已成为治疗组织器官衰竭性疾病和提高生命质量的有效途径。被移植的器官、组织或细胞称为移植物，提供移植物的个体称供体，接受移植物的个体称为受体或宿主。根据移植物的来源及其遗传背景不同，可将器官移植分为如下四类。

(1) 自体移植是指移植物来源于患者本人，这种移植不会发生移植排斥反应，感染几率极低，易成功。

(2) 同系移植是指遗传背景完全相同或基本近似的个体间的移植。例如，单卵孪生之间的移植，或同种动物多次交配而形成的近交系之间的移植，一般也不会发生移植排斥反应。

(3) 同种异体移植是指同种内遗传基因不同的个体间的移植，临床移植大多属于此类。这种移植常常出现排斥反应，排斥反应的强弱取决于供体和受体之间遗传背景的差异程度，差异越大，排斥反应越强烈。

(4) 异种移植是指不同种属个体间的移植。例如，羊和人之间的器官移植。由于异种动物间的遗传背景差异较大，尤其在非协调性的动物种属间，体内可能存在抗对方组织细胞成分的天然抗体，移植后可能产生严重的排斥反应，包括超急性排斥反应，故此类移植目前尚无长期存活的报道。

二、移植排斥反应

器官移植能否成功，很大程度上取决于是否发生移植排斥反应或移植排斥反应的强弱。移植排斥反应是针对移植抗物原诱导产生的免疫应答，从而导致移植物功能丧失或受者机体损害的一种免疫损伤。移植排斥反应的发生是以受体和供体间组织细胞上表达的抗原差异所导致的,抗原差异越大,排斥反应就越强烈,移植器官就越不容易成活,这是移植免疫学研究一直致力克服的难题。移植排斥反应包括宿主抗移植物反应和移植物抗宿主反应两大类。

(一) 宿主抗移植物反应

宿主抗移植物反应(Host versus graft reaction,HVGR)是宿主体内的效应细胞和抗体对移植物进行攻击,导致移植物被排斥。临床上一般见于器官移植。根据排斥反应发生的时间、强弱及免疫损伤机制和组织病理改变等,大致分为三种类型,即超急性排斥反应、急性排斥反应、慢性排斥反应。

1. 超急性排斥反应 移植器官在血液循环恢复后的数分钟至48 h内发生的不可逆转的体液排斥反应称为超急性排斥反应。

(1) 发生原因是受者体内存在针对移植物抗原的天然抗体而引发的体液免疫反应,如ABO血型抗体、Rh血型抗体、HLA抗体等,随血液进入移植物,通过与血管内皮细胞结合,激发一系列的免疫应答损伤。同种异体移植中,超急性排斥反应常见于ABO血型不符、移植前反复输血、长期血液透析、多次妊娠或接受过器官移植者。异种移植中,发生于体内有抗异种抗原天然抗体的受体。

(2) 治疗与监测:目前尚无治疗超急性排斥反应的有效手段,一旦发现应当立即切除移植物。因此移植前供者与受者之间需要进行仔细的ABO、Rh、HLA配型和交叉配型,并且确保相应抗淋巴细胞抗体的交叉配合均为阴性,配合切取移植物和再灌注时的熟练操作,多可避免此类排斥反应的发生。由于肝脏的特殊的生理结构和代谢特点,尚未发现肝移植中有超急性排斥反应发生。

2. 急性排斥反应 急性排斥反应是同种异体器官移植中最常见的一种排斥反应类型,一般发生于移植后的数周至数月内,排斥反应出现的早晚和反应的轻重与供体-受者HLA相容性有直接的关系。

急性排斥反应的主要临床表现如下:患者多有发热、全身不适、移植部位肿大疼痛并伴有移植器官功能减退的临床症状;病理特点是移植物实质和小血管壁上有以单个核细胞为主的细胞浸润、间质水肿与血管损害,后期在大动脉壁上有急性纤维素样炎症。

急性排斥反应发生机制如下。

(1) 免疫细胞被激活:究其原因可能有如下两点。①残留在供体移植物中的抗原提呈细胞(过客细胞)对受体的免疫系统提供了最初的抗原性刺激。这种抗原性刺激,来自于移植物中表面富含的HLA-Ⅰ、HLA-Ⅱ分子的树突状细胞和单核细胞等。②通过受体的抗原提呈细胞对具有同种异基因的HLA-Ⅰ、HLA-Ⅱ分子移植物实质细胞的识别。这是另一种抗原提呈途径。无论是供体还是受体,其APC提供的IL-1、IL-6等刺激信号,有助于淋巴细胞的激活。

(2) 出现特征性的急性血管排斥反应:其发生机制如下。①激活的T淋巴细胞直接杀伤血管内皮细胞,或者通过分泌淋巴因子激活炎性细胞,从而引起内皮细胞坏死;②受体产生针对血管内皮细胞的IgG类抗体,通过补体依赖细胞毒作用,导致移植物血管的坏死;③细胞免疫应答在此排斥反应中发挥着主要作用。其中$CD4^+$ T细胞介导的迟发型超敏反应是造成损伤的主要机制。$CD8^+$ CTL和$CD4^+$ CTL可以直接杀伤表达异型的移植物细胞。除此之外,巨噬细胞和NK细胞也参与急性排斥反应造成的组织损伤。

3. 慢性排斥反应 慢性排斥反应一般发生于移植后数月甚至数年，属于迟发型超敏反应，病程缓慢，表现为进行性移植器官的功能减退直至丧失。慢性排斥反应对免疫抑制疗法不敏感，从而成为目前移植物不能长期存活的主要原因。

(1) 病理特点：血管壁细胞浸润、正常组织结构功能丧失、间质纤维化和瘢痕形成是慢性排斥反应的病理特点；另一病理性特征是血管平滑肌细胞的增生，导致移植物血管的破坏。这是由于移植物血管壁富含同种抗原激活的淋巴细胞，而后诱导巨噬细胞分泌平滑肌细胞的生长因子所致。

(2) 发生原因：主要与细胞免疫有关，体液免疫也参与其中。免疫机制中 $CD4^+$ T 细胞间断活化可能发挥着主要作用。慢性迟发型超敏反应炎症由 Th1 细胞和巨噬细胞介导，Th2 细胞则辅助 B 细胞产生抗体，进而通过激活补体和 ADCC 作用，损伤移植器官血管内皮细胞。慢性排斥反应中移植器官的功能衰退还可能与局部缺血、高血压、糖尿病、再灌注损伤、免疫抑制剂毒副作用等非免疫因素有关。

（二）移植物抗宿主反应

移植物抗宿主反应(graft versus host reaction，GVHR)是由于移植物中含有大量的抗原特异性淋巴细胞，识别宿主受体组织相容性抗原，而后增殖分化为效应细胞，对宿主受体的组织器官发动攻击的一种排斥反应。GVHR 主要见于骨髓移植后，此外胸腺、小肠、脾脏的移植，以及新生儿接受大量输血也可发生。GVHR 一旦发生，一般难以逆转，不仅导致移植失败，还可危及受者的生命，造成严重后果。GVHR 的发生依赖于下列条件：①移植物与宿主之间组织相容性抗原不符；②移植物中含有较多的免疫细胞，特别是 T 细胞；③移植受体处于免疫功能极低或免疫无能的状态。

免疫排斥反应情况复杂，不同器官、不同部位的移植排斥反应也不尽相同。某些特殊的部位，如角膜、脑、胸腺等，接受同种或异种移植后可以不发生或仅发生轻微排斥反应。骨髓移植供体、受体之间遗传背景的差异，可以同时导致 GVHR 和 HVGR 发生。但由于接受骨髓移植的患者多伴有严重的免疫缺陷，所以很少发生明显的 HVGR。

单元二 组织配型

一、供者和受者的抗原

排斥反应本质上是一种特殊的免疫应答。同种不同个体之间移植后，由于供体、受体之间的组织相容性抗原不同，引起移植物刺激受体的免疫系统产生免疫应答，导致排斥反应，称为同种异型移植排斥反应。供体、受体之间组织相容性抗原的差异程度、移植物种类、受体的免疫状态、器官类型以及排斥反应防治措施等因素决定移植排斥是否发生及其发生的强弱。

（一）参与排斥反应的抗原成分

1. 主要组织相容性抗原 同种异型移植时，引起排斥反应最强的移植抗原当为人类白细胞抗原(HLA)。在不同类型的 HLA 分子中，Ⅰ、Ⅱ类分子是引发移植排斥反应的首要抗原,特别是 HLA-DR 位点的抗原分子。体外实验显示,T 细胞对带有同种异基因 HLA 的细胞表现出超常的反应性和有效的细胞毒作用。HLA 广泛的组织分布和特殊的分子结构,使得 HLA 具有强烈的引发移植排斥反应的生物学效应。

2. 次要组织相容性抗原 供体、受体 HLA 完全配型时发生的轻度、缓慢的移植排斥反应与个体之间存在着的次要组织相容性抗原密切相关,在某些组织器官移植时甚为明显。主要、次要组织相容性抗原均不相同时,移植排斥的发生显然会更加强烈。次要组织相容性抗原是相对于主要组织相容性抗原而言的,两者究竟为哪些特定基因所编码,至今为止尚无定论。尽管为次要组织相容性抗原,但其在某些组织器官移植时同样发挥着重要作用,尤其对骨髓移植患者而言。

3. 其他参与排斥反应发生的抗原

(1) 人 ABO 血型抗原是红细胞膜表面的一类糖蛋白,与人类器官移植的关系已经被确认,是一种重要的组织相容性抗原。ABO 血型抗原分布极为广泛,几乎人体所有组织器官的血管内皮细胞表面均含此类抗原。ABO 血型抗体系天然抗体。预存于供体的血型抗体,可针对存在于移植物血管内皮表面的 ABO 抗原发生血管排斥,导致移植失败。其机制为抗体介导的免疫病理损伤。当受体血清中的血型抗体与供体移植物血管表面 ABO 抗原结合时,通过激活补体而引起血管内皮细胞损伤和血管内凝血,导致超急性排斥反应的发生。因此,在进行组织器官移植时,应力求供体、受体之间 ABO 血型保持一致。除 ABO 血型抗原系统外,表达于供体血细胞的其他血型物质,都可以构成触发移植排斥反应的靶抗原。

(2) 组织特异性抗原是指一类特异地表达于某一器官、组织或细胞表面的抗原,属独立于 HLA 抗原和 ABO 血型抗原之外的一类抗原系统。此类抗原在移植排斥反应中的作用越来越受到重视,目前,已被关注的组织特异性抗原包括血管内皮细胞特异性抗原、分布于肾、肝脏、胰腺、心脏、骨髓的特异性抗原等。各种组织特异性抗原的生物学特性、作用机制及其与 HLA 的关系仍待进一步研究。组织特异性抗原尚未作为器官移植前组织配型的必要项目。

(二) 供受体抗原相容性

组织相容性是移植物能否成功的关键因素。

1. ABO 血型相容 一般临床输血的 ABO 选配原则也适用于移植,O 型受者只接受 O 型移植物;A 型受者接受 A 型或 O 型;B 型受者接受 B 型或 O 型;AB 型受者接受范围较广。一般情况下,不管是活体移植物还是尸体移植物,血型不相容就不应该进行移植。

2. HLA 相容性 供者与受者之间 HLA 相同的位点越多,相容性就越好,长期存活的可能性就越大。但是,临床上移植的绝大多数是同种移植,在非直系血缘关系的人群中,几乎不可能发现 HLA 完全相同者;只要能发现 1～2 个 HLA 位点相同,就比 HLA 完全不相同者之间的移植成功率大得多。如果有可能,移植物的供者最好是近亲的,如父母、子女或同胞兄弟姊妹等。

二、HLA 分型

人类 HLA 抗原的不合是引起器官移植后排斥反应的主要原因,移植物的存活率很大程度上取决于供者与受者之间 HLA 型别相合的程度。

（一）HLA 血清学分型

从 20 世纪 60 年代开始，HLA 抗原的分型采用了血清学和细胞学检测的方法。HLA 抗原的血清学分型技术与方法在临床的应用已达 30 多年，而且在长期的临床实践中也得到了很大的发展和完善，但是，由于 HLA 遗传特性的限制，血清学方法本身存在着难以弥补的缺陷，主要表现在以下几个方面。①由于分子生物学技术的普及对各个地区和民族 HLA 分子结构的研究不断的深入，新的等位基因逐年增加，能够分辨出所有特异性的标准抗血清已变得不可能。②由于 HLA 等位基因序列的高度同源性，血清学的交叉反应增加，结果的准确性下降，各血清学亚型的判定更加困难。③HLA 抗原Ⅱ类分型血清一般较弱，容易出现假阴性，而且由于抗体纯度的原因也会影响结果的准确性。④HLA-C 抗原至今缺乏单特异性的抗血清。⑤HLA 个体遗传学差异的本质是在编码 HLA 抗原的 DNA 序列上，而不是在血清学所能检测的基因产物上，血清学表型的相同并不能代表 DNA 序列的完全一致。因此，HLA 血清学分型现已少用。

（二）HLA 基因分型技术

HLA 的高度多态性或个体遗传差异的本质决定了必须在编码 HLA 抗原分子的 DNA 水平上才能最准确地解决 HLA 抗原的分型问题。从 20 世纪 80 年代开始，HLA 基因分型技术得到了迅速的发展，与血清学和细胞学检测方法相比，它具有更为直接、可靠、操作简便、迅速等优点。目前，以 PCR 为基础的 HLA 基因分型技术已全面代替传统的血清学分型方法。

根据目前的发展和使用情况，HLA 基因分型技术主要根据鉴定通量、鉴定时间和分辨率要求进行设计，不同的 HLA 基因分型技术各有特点，也各有其局限性，要根据不用的研究目的进行选择，常有以下四种分析法。

1. 限制性片段长度多态性分析法

限制性片段长度多态性分析法（restriction fragment length polymorphism，PCR-RFLP）是最早被用于研究 HLA 多态性的 DNA 分型技术，因为 HLA 抗原的特异性取决于其 α 链和 β 链氨基酸的组成和序列，由于氨基酸的组成和序列是根据基因中碱基序列的差异决定的，这些碱基序列的差异可造成限制性内切酶识别位点和数目的改变，因而可产生长度和数量均不同的酶切片段。通过 RFLP 法电泳、选择适当的 cDNA 探针用 Southern 法可以将 HLA-Ⅰ类抗原和 HLA-Ⅱ类抗原分型。此法特别适用于小量标本的研究和异基因骨髓移植供者的选择。

2. 序列特异性引物聚合酶链式反应分析法

序列特异性引物聚合酶链式反应分析法（sequence specific primers，PCR-SSP）的基本原理是通过设计出一整套等位基因的序列特异性引物，特异性扩增目的 DNA 序列。目前，HLA 基因序列已基本清楚。在此基础上通过分析各位点基因序列，可设计一系列引物，这些引物具有等位基因特异性、型特异性或序列特异性，利用这些引物可直接扩增出各种有序列差异的等位基因特异性片断。此技术的关键是特异性引物的设计，引物必须具有独一无二的序列，才能特异性扩增某一 HLA 等位基因，设计 SSP 时应注意将这些特异性序列放在 3′端，这样才能保证在退火阶段引物能与模板 DNA 完全匹配。HLA 基因扩增的特异性如下：座位特异性，如 HLA-A、HLA-B、HLA-DRB1 等；组织特异性，如 DRB1-01、

DRB1-02 等；等位基因特异性，如 DRB1-0401、DRB1-0402 等。PCR 扩增产物的特异性取决于引物的序列和扩增条件，在进行设计试验时应避免假基因共扩增的可能。此法可在 2～4 h 作出分型结果，特别适用于实体器官移植配型，也是唯一针对临床急诊和尸体器官移植而设计的 HLA 基因分型技术，是一种低"分辨率"的分型方法。

3. 序列特异性寡核苷酸探针分析法

序列特异性寡核苷酸探针分析法（sequence specific oligonucleotide probes，PCR-SSO）是 PCR 技术、斑点印迹与核酸杂交技术相结合的分析法。

（1）基本过程：①待检基因的 PCR 扩增：以 HLA 等位基因的超变区为基础，用 PCR 法扩增这些特异性片段。②PCR 产物转印：以 PCR 为基础，将凝胶上扩增的 HLA 基因 DNA 转移至硝酸纤维膜或尼龙膜上。③PCR 产物杂交：用放射性核素或酶、地高辛、过氧化物酶等非放射性物质标记的已知序列特异性寡核苷酸探针与之进行杂交，根据杂交部位显示，从而对扩增产物作出 HLA 型别判断。

（2）技术类型：PCR-SSO 分析法根据固相支持物所载成分的不同，有正向杂交法和反向杂交法两种。前者利于大量标本的分型，后者则主要用于少量标本的测定。目前临床常用的 PCR-SSO 分析法以反向杂交法为多。

①正向杂交法是将待测的 PCR 产物固定在杂交膜或玻片等其他载体上，然后与各种带标记的探针进行杂交。

②反向杂交法是先将非标记的 HLA 等位基因的序列特异性寡核苷酸探针固定在杂交膜或其他载体上，然后与带有标记物的 PCR 产物杂交，分析待测标本 HLA 各抗原的等位基因。

③用反向杂交法的 PCR-SSO 检测试剂盒进行 HLA 各抗原的基因分型时，试剂盒中会提供已点上特异性寡核苷酸探针的膜，操作者仅需要进行待检基因的 PCR 扩增、PCR 产物的标记如生物素-荧光标记，标记后的 PCR 产物再与膜上寡核苷酸探针进行杂交反应，洗膜、杂交信号的检测和 HLA 等位基因的分析就可完成整个分析过程。

（3）方法评价：该法不但能决定相应的抗原特异性基因寡核苷酸，还可以精确地分辨出相应抗原基因特异性座位上等位基因序列的多态性。该法稳定、敏感度高、样本用量少、结果精确可靠。但该法具有分型时间较长的缺点，一般需要 3 个工作日才能完成。

4. 多荧光微球免疫分析法

多荧光微球免疫分析法是建立在 PCR-SSO 基础上采用流式细胞仪技术为检测手段的新型 HLA 分型技术，有取代 PCR-SSO 和 PCR-SSP 的趋势。其原理是将用于检测 HLA 抗原等位基因的特异性寡核苷酸探针预先包被微磁珠表面，在检测时先用带有生物素标记的序列特异性引物对座位特异性基因进行扩增，如 HLA-A、B 位点的第 2、3 外显子，HLA-DRB1 位点的第 2 外显子等，对扩增后生物素化的 PCR 产物进行变性、中和，将预先包被有特异性探针的微球加入生物素化的 PCR 产物中进行杂交反应，洗脱没有杂交上的 DNA，与探针结合的标记有生物素的 DNA 片断再与荧光素标记的亲和素结合，形成微球-探针-PCR 产物-生物素-亲和素-荧光素复合物，此种多荧光微球在 Luminex 200 流式细胞仪上进行结果判读。

流式细胞仪对 PCR-SSO 技术进行结果分析是通过对微球的光谱分析而实现的，经荧光标记后，每一个微球都具有独特的光谱特征，通过分析流动的微球独特光谱特征，每一个微球被精确地归类到不同的亚群，同时通过识别微球表面探针上生物反应的荧光特征可判断被检测 HLA 各抗原的基因分型。同其他技术相比较，其最独特的优势是可在几秒内同时检测上千个分子，对 HLA 多个位点进行高、中、低分辨率的分型。

三、交叉配型

交叉配型试验是检测受者体内是否存在抗供者的特异性抗体和检测受者对供者抗原的相容程度。不管是否已进行过 HLA 分型试验，交叉配型是移植前必须做的一个检验项目，对选择移植物具有一定的参考价值。对一些曾经多次接受输血者、经产妇、有不成功移植史或接受过血清透析治疗者，尤其要慎重地进行检验。

1. 微量细胞毒试验 即交叉细胞毒试验，供者淋巴细胞作靶细胞，与受者的血清进行的补体依赖的细胞毒试验(complement dependent cytotoxicity，CDC)。将受体血清与供体外周血淋巴细胞共同孵育，在补体的作用下，如果受体血清中存在抗供体淋巴细胞的 HLA 抗体，可将供体的淋巴细胞杀死，阳性反应说明受者体内含有抗供者的特异性抗体，移植后很有可能发生超急排斥反应。若要进一步检测受体内抗 HLA-Ⅰ类或Ⅱ类抗原抗体，需分离 T 细胞和 B 细胞分别进行测定；若要排除受者自身抗体的影响，可以选用自身细胞与自身血清进行试验作为对照。如果受体血清中没有抗供体 HLA 抗体，供体淋巴细胞则能很好地保持活力，使交叉配型呈阴性。

2. 流式细胞仪检测 将供者淋巴细胞与受者血清共育后，用荧光标记的抗人 Ig 对结合抗体的细胞染色，于流式细胞仪上进行荧光标记测定。该法比微量细胞毒法的灵敏度高 100 倍，有条件的单位可以优先考虑使用。

3. 混合淋巴细胞反应 将供者与受者的淋巴细胞做双向混合培养，或者灭活供者的淋巴细胞做单向混合培养，由于供、受者 HLA 抗原差异，彼此间将产生较大的刺激，淋巴细胞将产生增殖反应，细胞反应的程度与供者和受者相容的程度呈负相关。

4. 细胞介导的淋巴细胞毒试验 该试验用于检测受者对移植物可能发生的细胞介导的淋巴细胞毒作用。将受者淋巴细胞与灭活的供者淋巴细胞做常规单向混合淋巴细胞培养，得到致敏的受者淋巴细胞后，再与 ^{51}Cr 标记的 PHA 刺激的供者淋巴细胞做细胞介导的淋巴细胞毒试验，^{51}Cr 释放的程度与供、受者相容程度呈负相关。

单元三 排斥反应的免疫监测和防治

一、排斥反应的免疫监测

排斥反应的判断主要依靠症状和体征、移植物功能状态及实验室检测等综合指标。移植物的功能状态需做生物化学、血液学指标测定。免疫监测在移植前检查受体体内免疫细胞和某些免疫分子的变化，对判断患者是否发生排斥反应有重要的参考意义。移植后对受者进行免疫监测，有助于排斥反应的早期诊断，以便及时采取措施，防止其发生和发展，同时，为移植效果观察，抑制排斥反应的治疗、疗程方案制定提供依据。

（一）细胞免疫和体液免疫的监测

1. 细胞免疫水平的监测

(1) 外周血T细胞及其亚群的测定：移植排斥反应主要由受体的T细胞介导，因此T细胞的监测在器官移植时起重要作用。用单克隆抗体免疫荧光法或者流式细胞仪测定T细胞及其亚群，在急性排斥反应时，外周血T细胞总数和CD4/CD8升高，可早于临床症状1～5天，进行抗排斥治疗可降低该比值。临床实验表明，其比值大于1.2时，预示着急性排斥反应即将发生；而其比值小于1.08时则感染的可能性很大（如巨细胞病毒感染时CD4/CD8会倒置）。若能进行动态监测，对感染和急性排斥的鉴别诊断有重要价值。

(2) 杀伤细胞活性测定：移植后由于免疫抑制剂的应用，杀伤细胞的活性受抑制。试验时，供者的淋巴细胞经灭活作为刺激细胞，受者的淋巴细胞为反应细胞，两种细胞混合反应后观察刺激细胞被破坏的情况，通过检测NK细胞和CTL来判断，动态监测则意义更大。

(3) 细胞因子测定：移植排斥反应的发生和多种细胞因子的参与密切相关，如IL-2、IL-1、IL-4、IL-6、IFN-γ等，这些因子的检测在器官移植排斥反应中及其重要。移植排斥反应的发生往往使这些因子水平升高。细胞因子与移植排斥的关系表现在细胞因子量的变化上，其基因多态性和受体急性排斥反应的发生有一定的关系。

(4) 黏附分子检测：黏附分子可通过抗原呈递介导效应细胞和靶细胞的识别从而参与排斥反应的发生。黏附分子主要为血管细胞黏附分子-1（VCAM-1）和细胞间黏附分子（ICAM-1），目前ICAM-1在临床中应用较多。

(5) HLA抗体检测：抗供者HLA抗体的检测利用交叉配合试验检测患者血清中是否存在抗供者HLA的抗体，抗体的存在预示着排斥反应的可能性。

2. 体液免疫水平的监测

(1) 抗体水平检测：一些抗体的存在可导致针对移植物的免疫反应从而引发超急性排斥反应，使移植失败或降低移植物的存活率。相关抗体有ABO及其他血型、冷凝集素、HLA抗体、血管内皮细胞抗体、抗供体组织细胞抗体等。检测的方法可根据抗原的特异性，采取淋巴细胞毒试验、交叉配型等。群体反应性抗体（PRA）的检测在提高移植成功率方面优点更为明显。受体体内的各种抗HLA抗体情况可通过PRA的检测进行了解，以此来预测移植后发生排斥反应的概率。

(2) 补体水平检测：移植物的抗原和受体抗体结合，使补体活化，补体的活化和急性排斥反应的发生有关。补体的降解产物C4d在移植排斥发生时变化最为明显。通常用免疫标记、免疫电泳等技术进行检测。

（二）排斥反应相关蛋白质的监测

C-反应蛋白（CRP）是第一个被认识的急性时相反应蛋白，不仅与炎症反应有关，而且同移植排斥的发生也密切相关，目前临床上主要是通过免疫比浊法来测定CRP。

在急性肾小管损伤患者的尿中检测出AST和β_2微球蛋白（β_2-M）量升高，β_2-M可提示肾小管损伤。已知，α_1-微球蛋白是能较早反映肾功能损害的指标，尿α_1-微球蛋白和尿HCG与肾移植受者短期肾功能关系密切。因此尿微球蛋白是用于检测肾移植排斥反应的指标。

由于移植排斥反应涉及范围广泛、情况较为复杂，至今仍未找到最为合适的检测指标，探索建立起敏感特异的客观指标和检测方法，对预测和诊断排斥反应具有重要意义。

二、排斥反应的免疫防治

临床器官移植术的建立已有数十年的历史。从肾移植到心脏、肺脏、肝脏移植；从完整的器官移植到部分组织器官甚至是细胞的移植；从单一的器官移植到器官的联合移植。临床器官移植术经历了各种考验后，逐步走向成熟并被越来越多的人接受。临床上开展较多的移植有：肾脏移植、心脏移植、肺移植、肝脏移植、胰腺移植、皮肤移植、角膜移植、骨髓移植等。移植排斥反应是临床移植所面临的重要问题，有效地进行排斥反应的预防、治疗是移植成功的重要手段。

（一）供受体相容性的选择

大量的临床实验证明，器官移植的成败主要取决于供体和受体之间的组织相容性。因此，必须进行一系列的检测，以选择较为理想的供体。

1. 超急性排斥相关因素的检查 人红细胞血型抗原是一种引起超急性排斥反应的重要抗原，所以供体的 ABO、Rh 血型抗原必须与受体相同，或者至少符合输血原则。而供体淋巴细胞和受体血清必须做交叉细胞毒试验，检测出受体血清中是否含有针对供体淋巴细胞的抗体，以防止超急性排斥反应的发生。

2. HLA 配型 HLA 等位基因的匹配程度是决定供体、受体之间组织是否相容的关键因素。不同 HLA 基因座位的产物对移植排斥的影响各异。在 HLA 配型时，主要进行 HLA-A、HLA-B 和 HLA-DR 三对位点的配型，只有供体与受体之间的 HLA 配型几乎相同时方可进行移植。中华造血干细胞捐献者的资料库统一采用 DNA 分型，至少对 HLA-A 位点的 58 个等位基因、B 位点的 95 个等位基因、DRB1 位点的 59 个等位基因直接检测。供体和受体均需进行 HLA 型别鉴定，将个人资料输入计算机数据库中进行比对，找到符合条件者方可进行捐赠、移植。

3. 次要组织相容性抗原型别鉴定 包括供体的性别选择和其他次要组织相容性抗原的分型。在 MHC 型别相符的情况下，雌性受体可能会排斥雄性供体的移植物，但同性别个体之间的移植一般不会发生排斥反应。在分子水平对次要组织相容性抗原进行分型，对选择骨髓移植供体具有肯定的意义。

4. 交叉配型 可选用交叉细胞毒实验、流式细胞仪等方法进行。交叉配型阳性，即使组织配型好，也不可进行移植，否则将会发生超急性排斥反应。交叉配型阴性，即使组织配型差，仍可进行移植。为了避免组织相容性抗原配型中的遗漏，或由于某些同种异型间的差异，在进行 HLA 配型的同时，仍有必要进行交叉配型。

（二）移植物功能、性状选择

1. 一般条件 ①移植物本身必须是健康的细胞、组织或器官，在形态和功能上都没有异常发现。②供者无传染病（尤其是艾滋病和肝炎等）或相关感染、无代谢病和恶性肿瘤（原发性脑肿瘤除外），全身重要器官的功能正常。③供者与受者的年龄应相仿，尤其供者应小于受者；但在生命器官移植时，供者年龄最好在 10～50 岁之间。④供者器官与受者的大小应相接近，尤在进行心、肝、肺等器官原位移植时，供者与受者体重相差不能过于悬殊，否则就植入困难或者不适应。

2. 移植物来源 选择健康志愿者，这样可以在移植前对双方较全面地进行检测和交叉配合试验，还可能有选择的余地。如果等待尸体器官，检测 HLA 的困难性增加，选择的机会也少。移植中心的建立可以解决许多难题。

3. 移植物的预处理 不同组织器官的移植，其处理方法不尽相同。例如，小肠移植时，用树突状细胞和巨噬细胞单克隆抗体对小肠进行预处理或进行放射线照射，对肠系膜淋巴结免疫细胞的功能进行抑制，可提高移植物的存活率，有效地延长移植物的存活时间。

对移植细胞的预处理大多采用的是补体依赖的细胞毒实验，即选择针对过客细胞的单克隆抗体，在补体的作用下，特异性地清除过客细胞，将有助于减轻或防止 HVGD 的发生。

（三）受体的预处理

在受体符合相应器官移植适应证的前提下，除进行必要的组织配型或交叉配型外，对将接受器官移植的患者，于移植前应用一定剂量的免疫抑制剂、清除预存抗体和其他免疫抑制方法，抑制受体的免疫应答，提高移植的成功率。免疫抑制剂主要包括以下类型。

1. 化学类免疫抑制剂 用于免疫抑制治疗的化学类免疫抑制剂大部分来源于抗肿瘤物，主要有抗代谢药和烷化剂两大类。

抗代谢药主要包括嘌呤、嘧啶的类似物及叶酸拮抗剂两大类。前者如硫唑嘌呤，主要通过抑制次黄嘌呤核苷的代谢，干扰 DNA 合成，减少 T 细胞的增殖，从而达到免疫抑制作用。后者如氨甲蝶呤，主要通过影响蛋白质的合成起作用。硫唑嘌呤对淋巴细胞有较强的选择性抑制作用，因此在器官移植方面应用较多。

常用的烷化剂包括环磷酰胺、氮芥、苯丁酸氮芥等。它们的主要作用是破坏 DNA 的结构，阻断 DNA 复制，从而导致细胞死亡，因此处于增殖期的细胞对烷化剂较为敏感。在烷化剂中，环磷酰胺的毒性相对较小，应用最为广泛，分裂速度快的 B 细胞比 T 细胞对其更加敏感，因此使用适当剂量的环磷酰胺可明显抑制抗体的产生，达到抑制免疫应答的作用。

2. 激素 多种激素都可参与免疫应答的调节。糖皮质激素有明显的免疫抑制作用，对中性粒细胞、单核-巨噬细胞、T 细胞、B 细胞有较强的抑制作用。临床上广泛应用于抗炎和超敏反应疾病的治疗。

3. 真菌代谢产物 真菌代谢产物主要有环孢素 A 和 FK-506，临床上它们的应用极大地推动了器官移植的发展。环孢素 A(Cyclosporine A，CsA)是从真菌培养液中分离出来的一种环形多肽，对 T 淋巴细胞活化和增殖的抑制作用有较高的选择性。FK-506 也可选择地作用于 T 细胞，且作用比环孢素 A 强数十甚至百倍。FK-506 与环孢素 A 联合使用具有明显的协同作用。

4. 中草药类免疫抑制剂 某些中药有不同程度的免疫抑制作用，如雷公藤和冬虫夏草。实验表明，雷公藤能明显抑制免疫功能，延长移植物的存活时间，且毒副作用低。其作用机制与干扰 T 细胞的转化、抑制 IL-2 的分泌和 IL-2 R 的表达有关。

三、临床常见的器官移植

临床器官的移植术的建立至今已有 50 多年的历史，从肾脏移植到心肺移植、肝脏移植；从完整的器官移植到部分组织器官甚至是细胞移植；从单一的器官移植到器官联合移植。器官移植逐步走向成熟并越来越多地被人们所接受，成为临床治疗不可逆器官的终末期衰竭性疾病的唯一手段。临床开展较多的移植有肾脏移植、肝脏移植、心脏移植、骨髓和干细胞移植，另外还有角膜移植、皮肤移植、胰腺移植等。

（一）肾脏移植

肾脏移植是临床开展最早、应用最多和效果最佳的一种器官移植。由于免疫抑制药物的不断更新和移植技术的不断提高，肾脏移植患者 1 年和 5 年的存活率，分别可达 90%～95%和 80%～90%，在 HLA 基因背景与供者相同或接近的患者，移植存活率甚至高达十几年或几十年。

1. 配型检查 组织配型是肾脏移植前选择供者的重要手段，包括 ABO 血型配型、HLA 配型和交叉配型。在同种肾脏移植中，HLA-DR 座位对移植排斥最为重要，其次为 HLA-B 和 HLA-A 座位。倘若供体和受体间 HLA 配型好，则可减少免疫抑制剂的治疗需要量，减少感染等并发症的发生。由于复杂的 HLA 抗原系统，难以选择到完全匹配的肾脏。“可允许的不相容匹配法则”的提出，使供者的选择范围得以扩大。该法则规定的必需匹配位点，包括 10 个Ⅰ类和 5 个Ⅱ类 HLA 位点，其余的位点均为“可允许的不相容配型位点”。总之，在器官无选择的情况下，不强调 HLA 配型，但 ABO 血型最好相容，预存的细胞毒抗体必须阴性。

2. 肾脏移植疗效的监测 肾脏移植中，急性、超急性排斥反应和慢性排斥反应均可出现。同时，由于免疫抑制剂的应用，也将影响移植物的存活和受者的健康。肾脏移植疗效的监测，主要依赖于受者免疫状态的检测。临床观测的指标包括：CD4 和 CD8 的比值、T 淋巴细胞总数、CD25、IL-2 的检测，以帮助判断排斥反应的发生和评估免疫抑制剂治疗效果。

（二）心脏移植

心脏移植是治疗终末期心脏病的重要手段。世界范围内，约有 300 多个心脏中心进行心脏移植，1 年和 5 年的存活率分别为 80%和 70%。心脏移植手术在国外发达国家已成为常规手术，我国心脏移植与国外相比，还有一定的差距，但普遍面临着供体紧缺问题，供体来源的局限性，是心脏移植的一个瓶颈。

1. 配型检查 心脏移植与其他器官移植一样，都需要器官保护技术，处于缺血过程的时间越长，对器官的损伤越大，手术成功率越低。一般来说，缺血时间小于 4 h 对心脏的损伤是有限的。因此，心脏的缺血保护就成了心脏移植急需解决的一个难题。心脏移植时，应进行 ABO 血型鉴定、HLA 配型、淋巴细胞毒交叉配合试验、群体反应性抗体检测。器官移植的研究显示，ABO 血型检测是避免急性排斥反应的首要条件。供体和受体之间 HLA-Ⅰ类和 HLA-Ⅱ类分子匹配则是移植器官长期存活的重要因素。

2. 心脏移植效果的监测 除可根据患者的临床表现或移入器官功能指征作出判断外，对受者机体进行免疫监测有助于评估和预测排斥反应发生的情况。心脏移植免疫监测的指标包括外周血淋巴细胞总数、淋巴细胞转化能力、T 细胞亚类分群及比值、CTL 细胞毒作用、NK 细胞介导的 ADCC 效应、细胞因子及受体的表达水平等。目前，HLA 配型在多数心脏移植中心并不是必做项目，其意义尚存争议。

3. 心脏移植的主要适应证 包括心肌病、终末期冠心病、难治性先心病和瓣膜病，以及依赖临时性心脏辅助装置的患者。

4. 心脏移植术后排斥反应 监测的金标准是心内膜心肌活检。移植术后服用大量免疫抑制剂，加之心脏病患者术前机体抵抗力较差，术后感染概率高，以呼吸道、泌尿系、血源性感染为多。因此除预防用抗生素外，严格消毒隔离制度和加强病原学监测非常重要。

（三）骨髓及干细胞移植

骨髓和干细胞移植均是非实质性器官的移植，其中骨髓移植开展得较早，而干细胞移植，尤其造血干细胞的移植正日益受到临床工作者的重视。二者的目的都是为了采集和移植造血干细胞，种植到患者体内，维持其造血及免疫功能。

1. 骨髓移植

骨髓移植是器官移植的一种，是将正常的骨髓由静脉输入患者体内，以取代病变骨髓的治疗方法，但骨髓移植需在麻醉的状态下采集骨髓 750～1000 mL，给供者带来了一定的痛苦和不便。

(1) 用途：用以治疗造血功能异常、免疫功能缺陷、血液系统恶性肿瘤及其他一些恶性肿瘤。骨髓移植可以提高疗效、改善预后、延长生存期等。

(2) 骨髓移植排斥反应：骨髓移植是器官移植中最独特的，移植的骨髓和受者之间，可同时存在两种移植排斥反应，即 HVGR 和 GVHR。根据移植的骨髓来源不同，骨髓移植分为自体骨髓移植、同基因骨髓移植、同种异基因骨髓移植三种类型。自体骨髓移植患者，因无 HLA 基因的差异，不产生移植排斥反应，成功率可达 100%。同基因骨髓移植的病例较少，但成功率很高。同种异基因骨髓移植较为多见，HVGR 和 GVHR 均发生于异基因骨髓移植患者。

(3) 骨髓移植配型与效果监测：为了提高移植成活率，应进行 HLA、红细胞血型配型。GVHR 可被视作移植成功的间接证据。骨髓移植实际上是造血干细胞移植，因此，骨髓中造血干细胞的质和量对移植的成败至关重要。

2. 外周血或脐血干细胞移植

(1) 干细胞来源 应使用药物提前 3～4 天进行供者外周血动员，促使骨髓中的造血干细胞释放到外周血，然后通过血细胞分离机获得大量造血干细胞用于移植，即外周血的干细胞移植。由于技术的进步，现在运用造血干细胞“动员”技术，只需采集分离 50 ～ 200 mL 外周血就可以获得足够多的造血干细胞。脐带血经 CSF、IL-3 等刺激动员后，脐带血 $CD3^+$、$CD4^+$ 细胞的含量会高出外周血 20 倍，与其他来源的干细胞相比，免疫原性弱，来源广泛，获取方法简单，易于保存，备受临床工作者的青睐。

(2) 造血干细胞移植的必要条件：①移植前的预处理，使受者能够接受外来的造血干细胞和减少本身肿瘤细胞的负荷；②受者和供者应有相匹配的人类白细胞抗原（HLA）系统，它存在于人类第六对染色体上，主要为 HLA-A、HLA-B、HLA-C 和 HLA-DR 位点，移植能否成功与 HLA-DR 位点关系密切；③要有一定量的造血干细胞。

(3) 方法评价：自从发现造血干细胞可被动员到血液中来并可用血细胞分离机分离采集后，目前多数的移植都采用外周血造血干细胞移植的方法。与骨髓移植相比，它具有采集方便、移植后造血恢复快、供者不需麻醉、痛苦少、GVHR 发生率和严重程度低等优点，供者易于接受，对供者的健康无任何影响。

(4) 造血干细胞移植的基本步骤：①移植前预处理：使用超大剂量的放疗或化疗，最大限度地消灭体内残存的肿瘤细胞，同时抑制患者免疫系统，使供者造血细胞能够顺利植入。②来源选择：根据供者造血干细胞来源的不同，可采集供者外周血或脐带血干细胞作为移植的“种子”。③干细胞植入：将正常的造血干细胞通过患者静脉输入体内，造血干细胞能自动定居在患者骨髓内，利用造血干细胞具有不断自我复制和分化的能力来重建患者造血功能，通常需要 1～2 个月的时间，免疫功能的恢复需长达 6 个月～1 年的时间。

（5）用途：造血干细胞移植可以治疗多种恶性血液病、非恶性难治性血液病、实体瘤、遗传性疾病、免疫缺陷病和重度急性放射病，并获得了较好的疗效。

（孙中文）

重点提示

1. 器官移植的概念　将健康器官移植到特定部位，替换功能衰竭的组织和器官，以补偿机体所丧失的结构和生理功能。根据移植物的来源及其遗传背景不同，可将移植分为自体移植、同系移植、同种异体移植和异种移植。

2. 移植排斥反应的实质　移植排斥反应的实质是一种免疫应答反应，引起该反应的最主要的移植抗原是人类白细胞抗原（HLA-Ⅰ、HLA-Ⅱ）。超急性排斥反应主要与体液免疫有关，急性排斥反应、慢性排斥反应主要与细胞免疫有关。

3. 组织配型常用的方法和类型　通过组织配型进行供体和受者的选择，临床上常通过以 PCR 为基础的 HLA 分型和以细胞学为基础的交叉配型进行供体和受者的筛选，以提高移植物的存活率，很大程度上取决于供者与受者之间 HLA 型别相容的程度。

4. 排斥反应的判断依据　主要依靠症状和体征、移植物功能状态及实验室检测等综合指标。移植物的功能状态需做生化、血液学指标测定。移植后通过对患者细胞免疫水平、体液免疫水平和 C 反应蛋白等相关蛋白的免疫监测，有助于尽早发现排斥反应的发生，以便及时采取措施。同时，通过对移植物的预处理和免疫抑制剂的应用，可以有效提高移植物的存活率。

5. 供体和受体组织相容性的重要性　ABO 血型检测是避免急性排斥反应的首要条件。供体和受体之间 HLA-Ⅰ类和 HLA-Ⅱ类分子匹配则是影响移植器官长期存活的重要因素。

6. 排斥反应发生的类型　骨髓和干细胞移植均是非实质性器官的移植，可同时存在两种移植排斥反应，即 HVGR 和 GVHR。器官移植常发生 HVGR。

目标检测

一、单项选择题

1. HLA 分型多采用（　　）。

A. 混合淋巴细胞培养法　　B. 凝集反应法

C. 分子生物学方法　　D. 酶联免疫吸附试验法

E. 化学发光法

2. 组织相容性抗原是(　　)。

A. 同种异型抗原　　B. 隐蔽的自身抗原

C. 有核细胞的表面抗原　　D. 同种异体抗原

E. 异种抗原

3. GVHR 最常见于(　　)。

A. 骨髓移植　　B. 肾移植

C. 心脏移植　　D. 肝移植

E. 肺移植

4. 免疫抑制剂不适用于下列哪种情况?(　　)

A. 类风湿性关节炎　　B. 艾滋病

C. 系统性红斑狼疮　　D. 抗移植物排斥反应

E. 超敏反应性疾病

5. 移植物组织配型筛选时必须检测(　　)。

A. HLA-Ⅰ类分子　　B. HLA-Ⅱ类分子

C. ABO 血型抗原　　D. 淋巴细胞交叉配型

E. 以上均应检测

二、简答题

1. 什么是 GVHR? GVHR 发生的条件是什么?

2. HLA 基因分型技术的类型有哪些?

3. 排斥反应的免疫监测包括哪些方面?

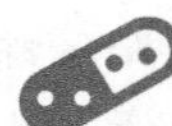

任务十五　临床免疫检验的质量控制

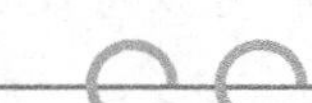

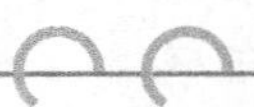

学习目标

1. 掌握临床免疫检验的质量控制原则。
2. 掌握分析前阶段的质量控制要素,明确其在质量保障中的重要性。
3. 正确使用标准品、质控品,明确其在质量控制过程中的作用。
4. 熟悉免疫检验质量控制的过程及内容。
5. 熟悉室内质量控制和室间质量控制的常用方法和评价。
6. 了解临床免疫检验检测方法的选择原则及 SOP 文件的建立。

单元一　概　　述

临床免疫检验在临床检验工作中承担了临床实验室相当一部分的重要检查项目。临床实验室是为患者疾病的诊断、治疗或临床实验研究服务的,而医学检验的质量保证

(quality assurance,QA)或质量控制(quality control, QC)的目的就是保证患者临床诊疗或临床实验研究的有效性。其内容涵盖了临床实验室所进行的所有活动,通过分析检验全过程中影响结果的各方面因素,以保证其工作满足质量要求。

一、有关概念

1. 质量保证(QA) 为了提供足够的信任表明实体能够满足质量要求,而在质量体系中实施并根据需要进行证实的全部有计划和有系统的活动。

2. 室内质量控制(internal quality control,IQC) 由实验室工作人员采取一定的方法和步骤,连续评价本实验室工作的可靠程度,目的是监测和控制本实验室常规工作的精密度,提高本实验室常规工作中批内、批间样本检验的一致性,以确定测定结果是否可靠、可否发出报告的一项工作。

3. 室间质量评价(external quality assessment,EQA) 室间质量评价是指多家实验室分析同一标本,由外部独立机构收集和反馈实验室上报的结果,并依此评价实验室操作能力的过程,开展这一系列组织、实施和评价的活动,又称实验室间比对。EQA是对实验室操作和实验方法的回顾性评价,是确定实验室能力而进行的活动,而不是用来决定实时的测定结果的可接受性。其目的是为了建立实验室结果的可比性。通过参与EQA,实验室可对自己的测定操作进行纠正,从而进行自我教育,促进实验室质量改进的作用。

4. 能力比对验证(proficiency testing,PT) 能力比对验证是指用来检验实验室检验能力的一种评审方法。当EQA用来为实验室执业许可或实验室认证的目的而评价实验室操作时,常描述为实验室能力比对试验。通过实验室间的比对来判定实验室的校准、检测能力。目的是利用实验室间比对检验结果,检查实验室间整体检验能力,评审各参与实验室的技术能力。

5. 质控品(quality testing materials) 一般包括室内质控品和室间质评品两类。

(1) 室内质控品:用于检测过程的控制,其目的是监测和控制实验室常规操作的精密度,缩小临床标本分析中的误差。室内质控品一般成分单一,适用于一种检测方法,易于大量获得,成本较低。

(2) 室间质评品:用于室间质量评价活动,目的是评价实验室常规测定的准确度,使各实验室的测定结果具有可比性。室间质评品一般是血清盘,而不是单个的血清样本。血清盘的血清数量由组织室间质评的机构来确定,如卫生部临床检验中心的临床免疫学室间质评血清盘一般为5份样本。室间质评品一般可适用于不同的测定方法。

二、免疫检验质量控制的原则

(一) 确定分析方法

1. 可靠性 方法具有良好的特异性、灵敏性、稳定性。

2. 实用性 检测快速、微量、技术要求不高、影响因素易控制。

(二) 建立标准化操作及流程

在免疫测定中,试剂准备、加样、温育、洗板、显色和测定等每一步骤对测定结果都可能产生影响。因此,需要有一套完整的标准操作规程文件做保障,包括仪器使用和维护的操作规程、分析项目的标准操作手册、质控品、标准品使用操作规程等，其目的是使实验室工作流程标准化、规范化。

（三）标准品和质控品的使用

标准品和质控品是保证质控工作的重要物质基础。使用质控品，建立质控标准，在常规工作基础上评价检测结果的精密度和准确性。

1. 标准品

（1）概念：标准品即含量确定、特性明确，处于一定基质（常为含蛋白质的缓冲液）中的物质。标准品质量的优劣直接影响样品的测定结果和室间检验结果的可比性。

（2）分级：

① 一级标准品：为国际标准品，它是国际公认的最高级别的标准品，由 WHO 指定的实验室制备，并与有关国家的特定机构（我国为中国药品生物制品检定所）联系，确定了国际单位(IU)的生物制品，如 100 IU/支的人血清 IgG、IgA、IgM。

②二级标准品：为国家标准品，由国家有关权威机构用高化学纯、高免疫纯和低交叉反应的纯品制备而成，供国家内部使用，应与国际参考品或其他国家的国家标准品比对，其效价单位与国际标准品一致，如胰岛素、甲胎蛋白（AFP）、三碘甲状腺原氨酸（T_3）、甲状腺素（T_4）等国家标准品。

③三级标准品：为商品校准品，与二级标准品或国家参考品比对，通常由实验室自己或由试剂生产厂家制备。

2. 质控品

（1）概念：质控品是指专门用于质量控制目的，含量已知、特性明确，处于与实际标本相同的基质中的物质。质控品必须按患者标本一样对待进行检验。

（2）分类：根据质控品的物理性状可分为冻干质控品、液体质控品；根据测定方法可分为定性测定用质控品和定量测定用质控品。

3. 标准品和质控品的基本条件 临床免疫较理想的标准品和质控品至少具备以下条件。

（1）基质对测定结果无明显影响。

（2）浓度在方法的测定范围内。室内质控品要求其所含的待测物的浓度接近试验或临床决定水平（如具有“医学决定水平”的临界值血清，在定性试验中确定其灵敏度）。

（3）良好的稳定性，冷冻干燥后不变性，溶解后澄清。

（4）无已知的传染危险性。

4. 标准品和质控品的使用

（1）灵敏度控制：将质控血清（又称临界值血清）插入常规检测工作中，检测试剂盒灵敏度是否达到规定要求。

（2）精密度控制：使用临界值血清插入常规检测工作中，连续检测 20 次以上，以所得结果之间的标准差（SD 或 S）和平均值（$\overline{x}$）作质控图，检测试剂盒多次检测所得结果之间的符合程度。

（四）保证试剂质量

不同检测项目的试剂应严格要求使用国家食品药品监督管理局正式批准生产文号及

卫生部"批检"合格产品或同意进口的试剂盒。并对所有的试剂品牌、规格、批号、效期作记录,以备质量评价。

（五）实验室的环境、设施和设备校准验证

作为一个临床检验实验室,首先应有充分的空间、良好的照明和空调设备,这是保证检验人员做好工作的前提。实验室仪器设备应保养良好,应定期校准、校准验证、定期核定并完善使用记录,例如,微量加样器就必须定期进行校准,从而使其保持有足够的准确度和精密度。免疫检验所涉及的仪器设备主要有酶标仪和洗板机或全自动免疫测定系统。酶标仪应定期校准。如使用全自动免疫分析仪,则必须对分析仪制订严格的维护保养措施,通常必须仔细注意仪器极易出现问题的区域,如探针、洗涤区等。由于光学系统缺乏保养或由于未能清洁空气滤光片所致的过热而引起的输出量的变化也会导致测定结果的改变和IQC的失败。对于洗板机则要注意加注洗液的探针孔的堵塞问题以及液体吸加的有效性。ELISA测定的板孔非特异性显色,常与洗板不彻底造成液体残留量大有关。

单元二　质量控制内容

一、分析前的质量控制

分析前阶段质量保证是临床实验室质量控制体系中最重要、最关键的环节之一。临床免疫检验分析前阶段质量控制的内容包括:检验项目的正确选择;根据临床医师的检验要求,患者的正确准备;样本的正确收集及处理。

（一）检验项目的正确选择

检验项目选择是否正确,是检验信息是否有用的前提。它要求临床实验室向临床提供实验室开展项目的清单或称"检验手册",使临床医师有针对性、有效性、时效性、经济性地选择检验项目,合理、科学地"组合"检测项目,从而提高检测灵敏度、特异度,对疾病早期诊断及治疗提供依据。

（二）患者的正确准备

患者的准备是保证送检标本质量的内在条件及前提要求。患者状态是影响检验结果的内在生物因素,包括固定的和可变的两个方面。固定的因素如年龄、性别、民族等,他们的参考区间是不同的。可变的因素如患者的情绪、运动、生理节律等为内在因素,饮食、药物的影响等为外源性的因素,这些可变的因素有可能含有干扰免疫检验导致假阳性或假阴性的干扰因素。

（三）标本的正确收集及处理

送检标本必须能真实、客观地反映患者当前的状态。因此应尽可能避免一切可以影响检测结果正确性的干扰因素。"用不符合质量要求的标本进行检验,不如不进行这项检验"应该成为牢记的座右铭。免疫分析前的标本收集应注意以下几点。

1. 采样时间的控制　一些项目的采集标本时间与患者药物治疗、饮食、基础状态有关,因此,应选择最佳采样时间,排除干扰。

2. 保持标本性状的原始状态 采取最合乎要求的标本，避免溶血，防止过氧化物酶样物质造成的假阳性。

3. 无菌操作 有些项目如细胞免疫功能、补体测定标本应新鲜，防止细菌污染。

4. 标本保存 血清在 2～8 ℃冷藏不超过 5 天，以免 IgG 聚合影响本底显色。短期保存不应冰冻，以免反复冻融影响结果，例如用聚乙二醇沉淀法检测循环免疫复合物时，标本反复冻融或血脂含量过高会造成假阳性结果。

5. 建立标本唯一性标志 必须仔细查对标本的患者姓名、年龄、性别及检验联号，防止贴错标签。实验室人员对送检标本应进行相关信息查验，出现不合要求的情况，应拒收标本，登记并及时告知相关科室。

6. 及时送检 标本采集后应及时检测，不宜久置。放置时间对结果的影响因检测项目不同而异，也与保存条件有关。有些标本久置后应注意溶血、标本中生物因子性状和浓度改变。

二、分析中的质量控制

分析中的质量控制应包括标本前处理和分析过程。

（一）标本前处理

标本前处理包括标本的分离和保留。许多检验是测定血清或血浆的成分，都要求及时分离，以免细胞内物质渗入血清而改变其浓度。在采血及分离过程中应尽可能避免溶血。溶血可发生在体内或体外，体外溶血常因采血或处理不当造成人为的溶血。溶血后红细胞内含量高的成分进入血清可使测定结果偏高，游离的血红蛋白本身又可以干扰光学检测，所以应避免人为的溶血。

（二）分析过程

分析过程主要应注意临床免疫检验室内质量控制原则，包括方法学的选择评价、试剂盒的选择、严格的操作规程、实验室环境及设备的控制。

三、分析后的质量控制

（一）结果分析解释

检验结果产生后，首先观察质控品结果是否正确，同时应结合临床情况分析判断，排除试验中的干扰因素，防止假阳性或假阴性结果。

（二）室内复核

复核报告是实验室质控小组应进行的工作之一。每天负责检查室内质控是否在允许的误差范围内，核对有无漏项，一旦发现问题，及时复查标本，把差错消灭在发报告之前。

（三）填发和登记报告

检验报告单是传送信息的一种主要形式和文书，是临床医师诊治患者的重要依据，从某种意义上讲它还具有法律效力，也是检验工作人员辛勤劳动的成果。因此必须重视检验报告单的规范书写、签发和登记。

（四）失控处理

在质控测定时，如发现失控应填写失控报告单，并检查整个检验过程，分析是何原因引起某个环节发生错误，如操作步骤、试剂、设备、质控品等多种因素，然后进行调整、修正、更换等，再与临床标本同步检验。同时，应在每月末对当月的所有质控数据进行汇总和统计处理，包括每个测定项目原始质控数据的平均值、标准差和变异系数，对质控数据图、表进行整理归档保存，实施有效管理，保证对实验室质量评价的客观性。

单元三　质量控制的方法与评价

用室内质控品与临床常规标本同时检测，然后根据室内质控品的测定结果，采用统计学的原理方法进行质量控制分析，判断所进行的临床常规标本测定是否在控。因此，统计学质量控制首先涉及室内质控样本的选择，然后就是适当的统计分析方法。

一、统计学质控的功能

临床免疫检验与其他临床检验一样，产生的检验误差有两类：一类是系统误差，一类是随机误差。系统误差通常表现为质控品测定均值的漂移，是实验过程中产生的，与操作者、使用的仪器设备、方法与试剂、标准品或校准物等因素有关，这种误差可以通过前述的措施方法加以控制，是可以排除的。而随机误差则表现为测定标准差的增大，主要是由实验操作人员的操作等随机因素所致，其出现难以完全避免和控制。统计学质控的功能就是发现误差的产生及分析误差产生的原因，采取措施予以避免。因此，在开展统计质量控制前，应将可以控制的误差产生因素尽可能地加以控制，这不但是做好室内质控的前提，也是保证常规检验工作质量的先决条件。

二、统计学质控方法

（一）基线测定

英国学者 Whitehead 最早对临床检验的统计学室内质量控制提出了一个操作步骤，即实验室在开展室内质控前，首先要进行实验变异的基线测定，所谓基线测定就是首先使用质控品确定实验在最佳条件和常规条件下的变异。

1. 最佳条件下的变异(optimal conditions variance, OCV)　OCV 是指在仪器、试剂和实验操作者等可能影响实验结果的因素均处于最佳时，连续测定同一浓度同一批号质控物 20 批次以上，即可得到一组质控数据，经计算可得到其均值($\bar{x}$)、标准差(S)和变异系数(CV)，此 CV 即为 OCV，为批间变异。需注意的是，所有测定数据不管其是否超出 3 S，均应用于上述统计计算。

2. 常规条件下的变异(routine conditions variance, RCV)　RCV 则是指在仪器、试剂和实验操作者等可能影响实验结果的因素均处于通常的实验室条件下时，连续测定同一浓度同一批号质控物 20 批次以上，即可得到一组质控数据，经计算可得到其平均值($\bar{x}$)、标准差(S)和变异系数(CV)，此批间 CV 即为 RCV。同样，所有测定数据不管其是否超出 3 S，均应用于上述统计计算。

当 RCV 与 OCV 接近，或小于 2 倍的 OCV 时，则 RCV 是可以接受的，否则，就需要对常规条件下的操作水平采取措施予以改进。

（二）质控图方法

1. Levey-Jennings 质控图方法 Levey-Jennings 质控图也称 Shewhart 质控图，是由美国学者 Shewhart W. A 于 1924 年首先提出来，并用于工业产品的质量控制。1951 年 Levey-Jennings 将 Shewhart 质控图引进临床实验室，经 Henry 和 Segalove 的改良即成为目前常用的 Levey-Jennings 质控图（图 15-1）。

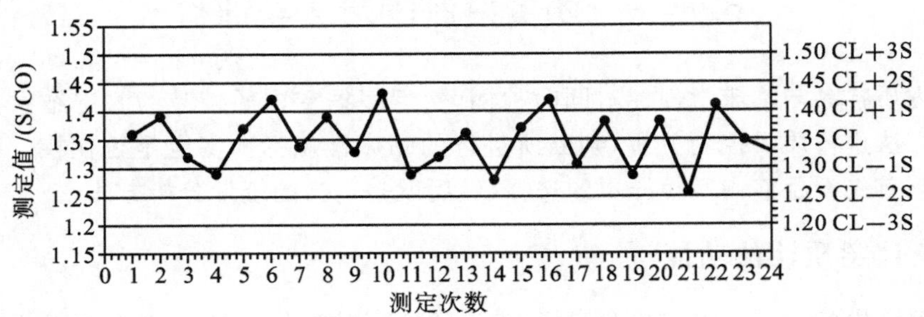

图 15-1 Levey-jennings 质控图

IQC 数据是用来控制实际过程的，在质控图记录结果时，应同时记录测定的详细情况，如日期、试剂、质控品批号和含量及测定者等。在室内质控的结果判断中，必须依赖于质控规则，它是判断测定在控或失控的一个标准。通常质控规则以符号 AL 来表示，其中 A 为质控测定中超出质量控制限的测定值的个数，L 为控制限，通常用均值或均值±（1～3）S 来表示。当质控测定值超出控制限 L 时，即可将该批测定判为失控。例如常用的 1_{3S}质控规则，其中 1 为原式中的 A，3 S 为原式中的 L，表示均值±3 S，其确切的含义为：在质控测定值中，如果有一个测定值超出均值±3 S 范围，即可将该批测定判为失控。

2. Westgard 多规则质控方法 Levey-Jennings 质控图结合 Westgard 多规则质控方法即是将多个质控规则同时应用进行质控判断的方法。常用的有 6 个质控规则，即 1_{2S}、1_{3S}、2_{2S}、R_{4S}、4_{1S}、10_{x}，其中 1_{2S}规则作为告警规则。通常上述规则中，1_{3S}和 R_{4S}规则反映的是随机误差，而 2_{2S}、4_{1S}和 10_{x}反映的是系统误差，系统误差超出一定的程度，也可从 1_{3S}和 R_{4S}反映出来。

3. “即刻法”质控方法 “即刻法”质控方法的实质是一种统计学方法，即 Crubs 异常值取舍法，只要有 3 个以上的数据即可决定是否有异常值的存在。在基层医院的临床基因扩增检验中，通常不是每天都有测定，有的几天才做一次，“即刻法”质控只要有连续 3 批质控测定值，即可对第 3 次测定结果进行质控。具体步骤是：①将某一检验项目连续的质控测定值按从小到大排列，即 $x1$、$x2$、$x3$、$x4$、$x5$、$x6$……xn（$x1$ 为最小值，xn 为最大值）；②计算均值（$\overline{x}$）和标准差（S）；③按下述公式计算 SI 上限值和 SI 下限值；

$$SI_{上限} = \frac{X_{最大值} - X}{S}$$

$$SI_{下限} = \frac{X_{最小值} - X}{S}$$

④将 SI 上限值和 SI 下限值与 SI 值表（表 15-1）中的数值比较。

表 15-1 “即刻法”质控 SI 值表

n	n3 s	n2 s	n	n3 s	n2 s
3	1.15	1.15	12	2.55	2.29
4	1.19	1.46	13	2.61	2.33
5	1.75	1.67	14	2.66	2.37
6	1.94	1.82	15	2.71	2.41
7	2.10	1.94	16	2.75	2.44
8	2.22	2.03	17	2.79	2.47
9	2.32	2.11	18	2.82	2.50
10	2.41	2.18	19	2.85	2.53
11	2.48	2.23	20	2.88	2.56

注：n——代表某一检验项目质控检测次数。

质控结果的判断：SI 上限值和 SI 下限值均小于表 15-1 中 n2 s 对应的值时，说明质控测定值的变化在 2 s 内，是可以接受的。如 SI 上限值和 SI 下限值中之一处于 n2 s 和 n3 s 对应的值之间时，说明该质控测定值的变化在 2～3 s 之间，处于“告警”状态。当 SI 上限值和 SI 下限值之一大于 n3 s 对应的值时，说明该质控测定值的变化已超出 3 s，属“失控”。

（三）定性测定的室内质控统计方法

免疫学检验中定性测定的方法，有的方法可以量化，例如，定性 ELISA 测定中因 OD 值波动较大，可以计算标本吸光度/阴性对照吸光度（S/N 值）或 S/CO 值（cut off 值，被检物量的判断值），然后进行统计。也有的方法不能量化，如斑点 ELISA、免疫印记法等。但无论是哪种检测方法，定性测定的室内质控不能简单地统计阴性或阳性，也应转换为数值的记录。统计的方法可以参考上述定量测定的质控图统计方法进行质控。

需要注意的是，当仅使用一个质控品时必须用弱阳性质控，除应遵守常规质控规则外，该质控品的检测应为阳性，否则视为失控。在无法将检测结果量化时，也应采用弱阳性质控品，只有在该质控品检测结果为阳性且阴性质控品结果为阴性时才能视为试验有效。

三、室内质量控制评价

室内质控所得的数据可用于评价：①单个测定批内该质控品的测定值是否失控；②当整个质控过程中使用同一个质控品时，可用来判断一个以上测定批中该质控品的测定值是否失控；③当整个质控过程中使用两个或两个以上的不同的质控品时，可用来判断同一测定批内的两个或两个以上的质控品的测定值是否失控；④当整个质控过程中使用两个或两个以上的不同的质控品时，可用来判断不同测定批的两个或两个以上的质控品的测定值是否失控。

IQC 的实施涉及实验室的每一个人，是一个集体性的活动，在每批临床标本的测定中，除实际测定者外，还应有另外一人对测定数据进行质检。注意不能将 IQC 作为一个监察方法，当发现一次测定未达到质量标准时，应以建设性的而非批评的方式去探查失控的原因。

除了将 IQC 数据作为日常质控，定期进行评价外，还应定期评价累积数据以监测在测定操作中的长期变化趋势。

四、室间质量控制评价

（一）室间质量评价的方式

1. 发放质控品进行调查 这是国内、外室间质评的最常用形式。卫生部临床检验中心及各省（市、自治区）临床检验中心定期发放质控品至各专业实验室，各专业实验室在规定的日期进行检验，并将检验结果报至部、省临床检验中心。部、省临床检验中心对收集回报结果进行统计分析，将评价结果寄回各实验室。通过评价，各实验室了解本室工作质量，发现差距，并设法改进，以不断提高检验质量。

这种评价方式有一定缺点，即各实验室常对质控品特殊对待，在检验时选用特殊试剂盒，选派特别的技术员进行检验。这就使 EQA 的结果不能真实反映该实验室日常工作水平。

2. 现场调查 这种调查事先不通知，临时派观察员到实验室，指定采用常规方法，检验规定一组标本，进行评价。这种调查方式，容易发现该实验室存在的实际问题，可以直接给予指导和帮助，解决问题，提高检验质量。这种调查通常可以使用真实样本，但需要一定人力、经费，多用于专项调查或成绩不合格的实地调查。

（二）评分方法

卫生部临床检验中心临床免疫室对免疫学检验项目的室间质评分为两种类型：一种是报告阴性或阳性型质评评分；另一种是报告实验室数据的数字型质评评分。

1. 阴性或阳性型质评评分

（1）阴性或阳性的判定即 S/CO 计算：在部分定性的酶免疫分析中，以试剂盒说明判定结果的方法来计算（S/CO）值。S 为样本 A 值（吸光度值），CO 为 cut off 值（一般为阴性对照均值 $A\times 2.1$）。当 $S/CO\geqslant 1$ 时判为阳性；$S/CO<1$ 时为阴性。注意：竞争抑制法则 $S/CO>1$ 时判为阴性；$S/CO\leqslant 1$ 时判为阳性。所有质评样本的测定结果与预期结果的符合率达到 80%以上时，可以接受。

（2）评分公式及意义如下：

$$SI=\frac{\text{该室该项目得分}(X)-\text{全国该项目平均分}(\bar{x})}{\text{全国该项目标准差}(\mathrm{S})} \tag{1-1}$$

样本结果与预期结果相符合者给 2 分，不符合者及不填报的以 0 分计算。若 $SI\geqslant 0$ 为合格，说明该项目成绩居于全国平均水平之上。$SI<0$ 为不合格，说明该项目成绩居于全国平均水平之下。

2. 数字型质评评分 通过各实验室得到的数据，依据公式（2-1）计算全国平均值（$\bar{x}$）和标准差（S），求 SI 值：

$$SI=\frac{|\text{该室该项目检测值}(\bar{x})-\text{全国该项目平均值}(\bar{x})|}{\text{全国该项目标准差}(\mathrm{S})} \tag{1-2}$$

当 SI 趋于 0 时，说明该参评实验室该检测值接近全国预期值（靶值）。

当 $SI\leqslant 1$ 时，说明该参评实验室该项目测定值在全国检测分布的 1 S 范围内。当 $1<SI\leqslant 2$ 时，说明该参评实验室该项目测定值在全国检测值分布的 1 S 之外、2 S 之内的范

围。$SI>2$，为不合格，说明测定存在较大的问题。

（三）室间质量评价的作用

在临床免疫检验的室间质量评价中，对参评实验室检测能力的评价，上述评分方法可采用，但不一定非得使用与上述一模一样的模式，具体评分方法可以根据具体的项目研究确定。

1. 室间质量评价的作用

室间质量评价可以客观地反映该实验室的检测能力，帮助实验室提高检验质量，通过分析实验中存在的问题，采取相应的措施，纠正差错，避免可能出现的医疗纠纷和法律诉讼。室间质评的主要作用包括：①评价实验室是否具有开展相应检测项目的能力；②作为实验室外部措施，补充实验室内部的质量控制程序；③增加患者和临床医师对实验室能力的信任度。

室间质量评价是为确定实验室能力而进行的活动。其目的是确定实验室进行检测以及对实验室质量进行持续监控的能力，识别实验室存在的问题，确定新的检测方法的有效性和可比性，并对这些方法进行相应的监控，识别实验室之间存在的差异。

2. 室间质量评价的局限性

（1）参评实验室没有同等的对待 EQA 样本和患者样本。这是一种较为常见的情况，实验室担心自己的质评成绩不好，常常采用特选的试剂多次重复检测质评样本，这其实是一种对自己实验室日常检测没有信心的表现，是不可取的。当然，这种质评的结果也就反映不了实验室的真实测定情况。

（2）当使用单一靶值时，难以评价单个实验室和测定方法。由于临床免疫检验的标准化仍有待改进，不同的方法或不同的试剂盒间测定值的差异有时较大，有些方法或试剂盒本身就有较大的批间变异，此时单一的靶值对于特定的实验室测定的评价有时会欠准确。

（3）可能会妨碍给出不同结果的改良方法的发展。

（4）在不同的 EQA 程序中，对实验室的评价可能不同。由于不同的外部机构，其所发样本的类型、浓度、数量或评价方法可能会有所差异，因此，同一个实验室参加不同外部机构组织的室间质量评价，评价的结果很有可能出现较大的不同。

五、质量保证、室内质控和室间质评之间的关系

临床免疫检验实验室的质量保证是实验室工作的一个核心活动。临床实验室常规免疫检验的步骤多，基本上可分为标本收集和处理、实验室测定过程和结果报告及其解释等。IQC 覆盖测定分析前的仪器设备状态、试剂方法的选择，SOP 的制定、实验室测定过程和结果报告及其解释分析步骤；而 EQA 还包括一个较大范围的实验室活动，诸如在标本接收中样本处理的可靠性，以及测定结果的报告和解释。QA 覆盖了更宽范围的活动，最为重要的是标本收集、结果报告和解释阶段。QA 还应评价实验报告的发出周期（及时性）、完整性和简洁性。

采用统计学方法对临床免疫检验进行过程质控，是临床免疫检验 IQC 的中心环节，其伴随着每一次常规检验的始终，决定了当批测定的有效性，应根据自身实验室的特点选用适当统计质控方法。EQA 作为 IQC 的补充，在临床免疫检验的质量保证中是一个不可缺少的部分，但临床免疫检验在临床指标测定中的应用极为广泛，有很多缺乏参考方法，难以

校准。另外，检测技术多种多样，不同方法和试剂间的偏差仍然是不同实验室测定结果间缺乏一致的直接原因，因此，EQA 的实施，将有力地促进临床免疫检验的标准化。

现代临床免疫检验实验室已经进入到信息时代，通过建立实验室质量管理的信息系统和远程 EQA 系统，自动采集质控数据，自动转换、发送、检索信息，自动判断在控或失控警告，使质量控制智能化，将使实验室硬件和软件的管理变得简单易行，并更容易与临床建立起有机的联系，从而保障实验室质量管理的真实性和有效性，促进检验质量的提升。

（杨国宗）

重点提示

1. 室内质量控制概念的理解　IQC 由实验室工作人员采取一定的方法和步骤，连续评价本实验室工作的可靠程度，目的是为了保证每个检测结果的稳定性。

2. 室间质量评价概念的理解　EQA 是多家实验室分析同一标本并由外部独立机构收集和反馈实验室上报的结果并依此评价实验室检测能力的过程。常通过定期发放质控品或现场调查方式，展开质评活动，以阴性或阳性型质控评分或实验室数据的数字型质控评分，从而评价参评实验室检验能力，进行质量监控，了解其是否存在问题。

3. 分析前的质量控制　分析前的质量控制又称检验前过程的质量控制，始于临床医师的申请、患者准备、标本采集、运送到实验室并在内部的传递，至检验分析过程开始，是 QA 重要环节。

4. 质量控制内容　临床免疫检验的质量要求、质量控制的内容适用于临床实验室所有检验项目。质量控制包括室内质控和室间质控两方面，其内容包含检测分析前、分析中和分析后结果解释报告各个环节的检验活动，涉及操作者、标本、试剂与方法、设备、SOP 管理文件等硬件和软件多方面的质控。

5. PT 和 EQA 的意义　通过 PT，可提供该实验室具有得出可靠检验结果能力的主要依据，提高实验室检验结果的可靠性、可信度和质量。EQA 的意义是通过多家实验室对同一质控品进行盲测，然后进行结果准确度比对，达到实验室检验能力评估和室间检验质量的改进。

6. EQA 和 PT 试验的区别　EQA 是指进行实验室之间的比对试验，PT 是利用 EQA 的结果评审实验室的技术能力。EQA 的目的是多方面的，包括：评价实验室整体检验能力、实验室工作人员的个人检验能力；确定检验方法精密度；确定某一样品准确度。PT 的目的仅是评价实验室整体检验能力。

7. 标准品、质控品的作用　室内质控品用于控制临床标本分析中的误差，监测实验室常规操作的精密度；室间质评品，用于室间质量评价活动，目的是评价实验室常规测定的准确度，使各实验室的测定结果具有可比性。

目标检测

一、单项选择题

1. 在 ELISA 定性检测实验中，室内质控图通常应记录(　　)。

A. P/N 比值　　B. 质控物的 S/CO 比值

C. 质控物的 OD 值　　D. 阳性对照的 OD 值

E. 阴性对照的 OD 值

2. 关于免疫学测定的质量控制，下列说法正确的是(　　)。

A. 定性检测只做阴性、阳性对照，不用做室内质控

B. 参加室间质评的项目则不必再做室内质控

C. 免疫学测定质量控制的目的是保证检测结果的可重复性、准确性和各实验室结果具有可比性

D. 室间质评成绩合格则可不做室内质控

E. 室间质评的样本要有专人采用特殊试剂来做

3. 在 ELISA 定性检测时，当阳性质控品为阴性时，对当天的检测结果的处理应为(　　)。

A. 阳性结果可以发出，找到失控原因后，对阴性样本重新进行检测

B. 先将结果发出，再查找原因

C. 报告一律不发，找到失控原因后，对所有样本重新进行检测

D. 阴性结果可以发出，找到失控原因后，对阳性样本重新进行检测

E. 报告发出，下次检测时更换质控品

4. 室内质控主要目的是评价实验室的(　　)。

A. 精密度　　B. 准确度　　C. 特异性　　D. 灵敏度　　E. 有效性

5. 在免疫检验中保证检验信息正确、有效，最为关键的环节是(　　)。

A. 分析前阶段的质量保证　　B. 分析中阶段的质量保证

C. 分析后阶段的质量保证　　D. 申请单的质量管理

E. 实验室的质量管理

6. 临床免疫室内质控过程中，若质控血清的检测结果超出 $\overline{x}\pm 3$ S，则判断为(　　)。

A. 不能判断　　B. 在控　　C. 警告　　D. 失控　　E. 难以确定

7. Levey-Jennings 质控图中，常用的警告线为(　　)。

A. $\overline{x}\pm$S　　B. $\overline{x}\pm 2$ S　　C. $\overline{x}\pm 2.5$ S

D. $\overline{x}\pm 3$ S　　E. $\overline{x}\pm 6$ S

8. 免疫学检测质控品应具备的特征不包括(　　)。

A. 基质对测定结果无明显影响　　B. 纯品并准确定量　　C. 性质稳定

D. 无已知的传染危险性　　E. 定性质控品预期结果已确定

9. 室间质量评价既能力验证是指(　　)。

A. 通过实验室室间和室内的比对判定实验室的校准/检测能力的活动

B. 通过实验室室间的比对判定实验室的校准/检测能力的活动

C. 利用室间和室内的比对,对实验室的全程质量控制技能进行判定

D. 利用实验室间的比对,对实验室的全程质量控制水平进行判定

E. 利用室间和室内的比对,对实验室的全程质量控制体系进行判定

10. 在每次室间质量评价活动中,若某一分析项目未能达到80%得分,则认为该分析项目为(　　)。

A. 不满意的EQA成绩　　B. 不成功的EQA成绩

C. 不满意的IQA成绩　　D. 不成功的IQA成绩

E. 不及格

11. 我国常规免疫学室间质量评价活动的可接受成绩为(　　)。

A. ≥90%　　B. ≤90%　　C. ≥80%　　D. ≤80%　　E. ≥75%

12. 某一实验室甲胎蛋白在参加室间评价活动,五个标本中有两个不在可接受范围之内,得分为60%,并且其偏倚一个为正,另一个为负,可提示测定系统存在误差类型是(　　)。

A. 随机误差　　B. 过失误差　　C. 操作误差

D. 系统误差　　E. 线形误差

二、简答题

1. 作为质控品的基本条件是什么?

2. 常用免疫检验的质量控制方法有哪些?

3. 分析前的质量控制主要包括哪些?

免疫学发展重大成就概览

MIANYIXUEFAZHANZHONGDACHENGJIUGAILAN

在免疫学发展史上很多学者进行了研究与探索，自1901年诺贝尔奖设立医学与生理学奖之后，有19项免疫学研究成果获得诺贝尔生理学或医学奖，为人类的健康作出了不可磨灭的贡献（附表A）。

附表A　免疫学发展重大成就概览

年份	人　物	成　果
1798	爱德华·詹纳（Edward Jenner）	牛痘预防天花
1880	路易斯·巴斯德（Louis Pasteur）	减毒疫苗
1883	梅奇尼科夫（Elie I. I. Metchnikoff）	吞噬作用、细胞免疫学说
1890	贝林格（Emil A. von Behring） 北里柴三郎（Shibasaburo Kitasato）	抗毒素（白喉及破伤风抗毒素）、血清治疗的建立
1891	郭霍（Robert Koch）	郭霍现象
1896	乔治·肥达（George F. I. Widal） 阿瑟·西卡尔（Arthur Sicard ）	伤寒血清诊断（肥达反应）
1894	博尔德（Jules J. B. V. Bordet）	补体和溶菌中抗体的作用
1900	兰德斯坦纳（Karl Landsteiner）	发现人类ABO血型，开拓了免疫化学的领域，认识抗原的结构与特异性
1902	里歇·查尔斯（Charles R. Richet） 保罗·波蒂尔（Paul J. Portier）	过敏反应
1903	阿瑟（Nicohs M. Arthus）	Arthus 现象
1903	爱德华·怀特（E. Wright） 斯图尔特·道格拉斯（Stewart R. Douglas）	调理作用
1905	Clemens P. von Pirquet 贝拉·锡克（Bela Schick）	血清病、变态反应概念形成
1908	保罗·艾利希（Paul Erhlich）	抗体形成的侧锁学说
1910	Henry H. Dale 帕特里克·莱德劳（Patrick P. Laidlaw）	组胺的生物学活性
1910	威廉·舒茨（William H. Schutz）	过敏反应中 Schutz-Dale 试验

续表

年份	人　物	成　果
1921	Abert L. C. Calmette, Camille Guerin	卡介苗培养成功并用于预防接种
1923	加斯顿・雷蒙(Gaston Ramon)	白喉毒素脱毒形成类毒素
1930	弗里德里希・布雷恩(Friedrich Breinl) 弗力克斯・豪若威兹(Felix Haurowitz)	抗体形成的模板学说
1935—1936	海德伯格(Michacl Heidelberger) 弗莱斯特・肯德尔(Forrest E. Kendall)	纯化抗体、定量沉淀反应
1936	R. A. Gorer	小鼠 H-2 系统
1938	Arne W, Tielius, Elvin E. K. Kabat	证实抗体为 γ-球蛋白
1941	Coons 等	用免疫荧光法证明免疫细胞表面有 Ab 分子(SmIg)
1942	Chase 和 Landsteiner	迟发型超敏反应由细胞免疫引起
1942	Albert H. Coons	免疫荧光法
1942	朱尔斯・弗洛伊德(Jules T. Freund)	免疫佐剂
1944	彼得・梅达沃(Peter B. Medawar) F. M. 伯内特(F. M. Burnet)	获得性免疫耐受性
1948	Orjan Ouchterlony, S. D 艾立克(S. D. Elek)	双向琼脂扩散法
1948	Astrid Fagraeus	浆细胞中抗体的形成(由抗原刺激,淋巴细胞转化成浆细胞后产生)
1948	G. D. 斯内尔(G. D. Snell)	组织相容性抗原
1948—1949	Elvin Kabat 等	ABO 血型抗原的结构
1953	Pirre Grabar, C. A. William	免疫球蛋白(Ig)多样性
1954	约瑟夫・默里(Joseph E. Murray) E. D. 托马斯(E. Donnall Thomas)	肾脏移植
1955—1957	F. M. 伯内特(F. M. Burnet), N. K. 杰尼(Niels K. Jerne)	细胞克隆选择学说
1957	B. Glick	腔上囊的免疫功能
1957	弗登伯格(H. H. Fudenberg) 库恩凯尔(H. Kunkel)	具有抗体活性的巨球蛋白
1958	J. Dausset, F. Rapaport	白细胞组织相容性抗原
1959	R. R. 波特(R. R. Porter) G. M. 埃德曼(G. M. Edelman)	免疫球蛋白分子结构(四肽链结构)
1960	R. 耶洛(R. Yalow), S. A. 波森(S. A. Berson)	放射免疫分析
1961	J. F. 米勒(J. F. Miller), Good	胸腺的免疫功能

续表

年份	人　　物	成　　果
1962	M. 乔治(M. George)	巨噬细胞游动抑制因子
1963	B. Benacerraf,H. O. McDevitt	免疫应答基因
1966	S. Avrameas,G. Pierce	酶标记技术
1966	H. N. Claman,G. F. Mitchell 等	B 细胞与 T 细胞相互作用
1968	J. F. Miller, G. F. Mitchell	辅助性 T 细胞(Th 细胞)、T-B 协同作用
1969	D. C. Dumonde	淋巴因子
1971	R. F. Gershon, P. J. Baker	抑制性 T 细胞(TB 细胞)
1974	Niels K. Jerne	免疫网络学说
1974	R. Zinkernagel, P. Doherty	MHC 限制性
1975	C. 米尔斯坦(C. Milstein) G. J. F. 科勒(G. J. F. Köhler)	杂交瘤细胞和单克隆抗体
1978	S. G. Nathenson, J. Strominger	MHC 产物抗原结构
1979	J. J. 奥本海姆(J. J. Oppenheim)	白细胞介素(IL-2)
1980	利根川进(S. Tonegawa)	免疫球蛋白基因结构
1981	J. 卡普兰(J. Kaplan), R. B. Herberman	自然杀伤细胞(NK 细胞)
1983—1984	J. 克莱恩 J. Klein),A. 梅勒(A. Mellor)	MHC Ⅰ类和Ⅱ类基因
1984	M. K. McNamara,R. E. Ward	抗独特型抗体疫苗
1985	M. J. 欧文(M. J. Owen) K. L. 柯林斯(K. L. Collins)	T 细胞抗原受体
1985	T. Taniguchi	IL- 2 基因的分子克隆
1986	D. R. Green,W. Ptak	反抑制 T 细胞
1986	B. A. Kyewski	胸腺护理细胞
1986	肖 · 史蒂芬(Stephan Shaw)	人类 T 细胞 CD 系统
1987	K. A. 史密斯 (K. A. Smith)	IL- 2 受体结构
1987	R. B. Herberman,E. A. Grimm	淋巴因子活化杀伤细胞
1988	J. Trowsdale,R. Duncan	人类 HLA 基因图
1988	J. J. Marchalouis, et. al	T 细胞受体 γ-δ 链
2011	布鲁斯 · 博伊特勒 朱尔斯 · 霍夫曼 拉尔夫 · 斯坦曼	免疫系统激活的关键原理

目标检测参考答案

MUBIAOJIANCECANKAODAAN

任务一

一、单项选择题

1. B 2. D 3. D 4. B 5. A

二、简答题

1. 从免疫功能的正常和异常表现来简述免疫发挥的生理效应和病理效应。

2. 有以下几方面的任务。

(1) 检测任务：进行免疫物质的检测分析，免疫功能的检测。

(2) 辅助诊断任务：提供有效的实验数据，解释临床意义，辅助临床诊断。

(3) 监测任务：为分析病情、调整治疗方案和判断预后提供免疫学评价依据。

(4) 服务任务：桥梁作用（基础免疫学研究和临床免疫学研究之间的桥梁），信息交流（协助和指导临床医师正确选择相关实验方法）。

(5) 质量控制任务：规范取样、规范操作，规范报告、规范管理。

任务二

一、单项选择题

1. A 2. D 3. C 4. D 5. B 6. A 7. E 8. A. 9. E 10. D

二、简答题

1. 影响抗原物质免疫原性的因素很多。首先是抗原的异物性，异物性是抗原的核心。非己物质是异物，一般而言，抗原与机体之间的亲缘关系越远，组织结构差异越大，其免疫原性越强；第二是抗原的理化性质，包括抗原的化学性质、相对分子质量大小、结构的复杂性、物理状态等因素。蛋白质是良好抗原，其相对分子质量越大，含有的芳香族氨基酸越多，结构越复杂，免疫原性即越强；第三是遗传性，个体遗传因素的差异，对同一种抗原的免疫应答能力也不同。机体对抗原应答的强弱受免疫应答基因的调控，成年动物比老年动物免疫应答强，故与年龄、性别及健康状态有关；第四是抗原进入机体的剂量、途径、次数以及免疫佐剂的选择都明显影响抗原的免疫原性，免疫途径以皮下免疫最佳。

2. 见表 2-2 TD-Ag 与 TI-Ag 主要特性的比较。

任务三

一、单项选择题

1. E 2. A 3. E 4. D 5. D 6. E 7. C 8. B 9. A 10. E

二、简答题

1. 抗体的功能：(1)特异性结合抗原。(2)激活补体。(3)通过与细胞 Fc 受体结合发挥生物效应，即①调理作用；②ADCC 作用；③IgE 介导Ⅰ型超敏反应；④人 IgG 的 Fc 段能非特异性与 SPA 结合。(4)穿过胎盘和黏膜；(5)具有免疫原性。

2. IgG 的血清含量最高，是唯一能主动穿过胎盘的 Ig，对防止新生儿感染具有重要的自然被动免疫作用。可分为 4 个亚类，即 IgG1～IgG4。IgG1～IgG3 通过经典途径激活补体，是机体再次免疫应答的主要抗体，是主要的抗感染抗体，具有抗菌、抗病毒、中和毒素及免疫调节作用。IgM 为五聚体，相对分子质量最大，一般不易透出血管，主要分布在血液中，具有较多的抗原结合部位，其激活补体和免疫调理作用较 IgG 强，是个体发育中最早合成的 Ig，不能通过胎盘，在抗原诱导的体液免疫中最早合成并分泌。人天然血型抗体为 IgM，是造成血型不符输血反应的重要因素。

3. 补体系统由固有成分、调节成分和补体受体三部分组成。其作用有：①溶解细胞作用；②调理作用；③清除免疫复合物；④过敏毒素及趋化作用。

4. ①参与抗原提呈作用；②制约免疫细胞间的相互作用；③参与免疫细胞分化过程；④参与移植排斥反应。

任务四

一、单项选择题

1. C　2. B　3. D　4. D　5. D　6. A　7. D　8. A　9. D　10. D　11. A　12. E　13. D　14. C　15. E

二、简答题

1. 免疫器官可分为中枢免疫器官和外周免疫器官两部分。中枢免疫器官包括骨髓和胸腺两部分。鸟类特有的法氏囊(又称腔上囊)功能相当于哺乳动物的骨髓。外周免疫器官主要包括淋巴结、脾和黏膜相关淋巴组织，是成熟淋巴细胞定居的场所，也是免疫应答发生的主要场所。

2. T 细胞主要表面分子包括 T 细胞抗原受体、绵阳红细胞受体、病毒受体、细胞因子受体、有丝分裂原受体、MHC 抗原、白细胞分化抗原；B 细胞主要表面分子 B 细胞抗原受体、IgGFc 受体、补体受体、细胞因子受体、有丝分裂原受体、MHC 抗原、白细胞分化抗原。

3. $CD4^+$ T 细胞活化需要双活化信号的刺激，第一活化信号为双识别(第一识别为：TCR 识别抗原肽-MHC-Ⅱ类分子复合物。第二识别为：CD4 识别 MHC-Ⅱ类分子)，第二活化信号为 CD28 识别 B7。

4. 抗体产生的一般规律主要指初次应答与再次应答抗体的区别，主要从抗体的潜伏期、效价、亲和力、维持的时间长短及抗体的主要类型等方面进行分析，参考表 4-3。

5. 人工自动免疫和人工被动免疫的区别：参考表 4-4。

任务五

(一) 单项选择题

1. D　2. D　3. A　4. E　5. D　6. E　7. A　8. E　9. C　10. E

(二) 简答题

1. 体外抗原抗体出现可见反应与多种因素有关：抗原抗体的特异性、抗原抗体反应时结合的量比、疏水胶体的形成、电解质参与、反应时间(阶段性)有关。关键是电解质作用促进反应可见。

2. 抗原抗体反应的特点:①特异性是抗原抗体是否反应、结合是否牢固的必备条件;②比例性与抗原抗体反应速度、抗原抗体结合后是否出现可见反应有关,比例不当可出现带现象,导致假阴性。③可逆性说明抗原抗体结合具有动态性,可用于抗原或抗体成分的分离。④阶段性说明抗原抗体结合需要一定时间,观察反应结果时应考虑抗原抗体反应时间是否充分,以防误判。反应时,所处的温度、给予震荡等外环境也将影响反应速度。⑤电解质是抗原抗体结合是否出现可见反应的关键因素,故试验时常用0.85%氯化钠或各种缓冲液作抗原及抗体的稀释液及反应液,但电解质的浓度不宜过高以防盐析现象。⑥酸碱度改变影响抗原、抗体表面所带电荷,从而影响抗原抗体反应结果,故抗原抗体反应必须在合适的pH值环境中进行,一般在pH值为6～9条件下进行,pH值为3左右时,易出现非特异性酸凝集,导致假阳性。⑦抗原的性质不同,设计检测抗原抗体反应的类型和出现反应结果的现象不同。

任务六

一、单项选择题

1. B 2. A 3. D 4. B 5. C 6. D 7. C 8. C 9. E 10. B

二、简答题

1. 基因工程抗体的概念及种类:①基因工程抗体是指应用DNA重组和蛋白质工程技术,对抗体编码基因按需要的不同进行切割、拼接、修饰和重组,然后将改造基因导入适宜的受体细胞,表达的一种新型抗体。②基因工程抗体主要有嵌合抗体、人源化抗体、小分子抗体、抗体融合蛋白、双特异性抗体等。

2. 单克隆抗体的制备流程,见流程示意图。

单克隆抗体的临床应用:①作为临床免疫检测试剂,应用于临床诊断;②作为药物载体,用于肿瘤治疗;③作为免疫层析技术的亲和物,应用于物质的提取和纯化。

3. 抗血清的制备大致分为三个阶段:免疫原的制备、免疫动物和血清的分离、纯化与鉴定。免疫血清的纯化主要是指提纯免疫血清中的IgG并去除无关的杂抗体。提纯IgG类抗体的方法有:硫酸铵盐析法粗提、离子交换层析法和亲和层析法,采用亲和层析法提取IgG时,可使用纯化抗原或葡萄球菌蛋白A交联Sepharose 4B制成层析柱。另外,还可通过吸附法获得单价特异性抗血清。方法是将不含特异性抗原的杂抗原与戊二醛等双功能试剂混合制成固相吸附剂,以吸附免疫血清中的杂抗体,或将杂抗原交联于Sepharose 4B上,通过亲和层析去除杂抗体。抗血清的质量鉴定:包括抗血清的效价、纯度及特异性、敏感性、稳定性鉴定,根据所用的免疫抗原的性质不同,对抗血清应选用不同的鉴定方法。同时,应注意抗血清的无菌检查,鉴定合格后小量分装保存。

任务七

一、单项选择题

1. B 2. A 3. C 4. C 5. E

二、简答题

1. 预防假阳性结果干扰判断。盐水中出现凝集最常见的原因是细菌变异、pH或药物等原因导致细菌自凝。将细菌接种于营养培养基中传代，使其恢复典型生物学特性。

2. 由于在正常血清中有低水平的抗“O”抗体，只有超过正常抗体水平才有意义。ASO胶乳试验的设计原理表明，只有先用中和试剂（溶血素“O”）与待检血清（含抗“O”抗体）中和后，如有过多的抗体，则与定量的溶血素“O”致敏颗粒结合，如果抗“O”抗体在正常水平，中和反应后，则无抗体与致敏颗粒反应，以此判断待检血清中有无高效价的抗体出现，如果顺序颠倒，待检抗体将直接与溶血素“O”致敏颗粒结合，将无法判定是否抗体增高。

任务八

一、单项选择题

1. C 2. D 3. D 4. C 5. B 6. B 7. A 8. A 9. B 10. D

二、简答题

1. 决定抗原抗体最佳配比的方法有抗原稀释法、抗体稀释法、棋盘滴定法三种。具体方法见絮状沉淀试验。

2. 免疫浊度测定的反应体系中保持抗体过量的原因：抗原和抗体的比例是浊度形成的关键因素，抗原和抗体必须在一个适当的浓度才会出现最高结合率。当抗原过量时，由于钩状效应，形成的免疫复合物分子小，而且会发生再解离，使浊度下降，光散射减少。当反应液中抗体过量时，免疫复合物的形成随着抗原量的增加而递增，光散射的强度也随之递增，因此，免疫浊度测定的反应体系中必须始终保持抗体过量，以保证免疫复合物的生成量与浊度的改变一致，这是免疫浊度测定的基本原则。

3. 本周蛋白的检测：本周蛋白即尿中游离的免疫球蛋白轻链，其检测对轻链病的诊断是必不可少的项目，并对多发性骨髓瘤、原发性巨球蛋白病、重链病等疾病的诊断、鉴别和预后判断均有一定帮助。

本周蛋白在 pH 值为 5.0 的条件下，加热至 50～60 ℃时出现沉淀，继续加热至 90 ℃后又重新溶解。根据这种理化性质，又将其称为凝溶蛋白，故可根据这一特点用化学方法进行检测。这种加热沉淀法简便易行，但敏感度较低，也不能确定轻链的型别。

也可用抗 κ 和 λ 型轻链抗血清进行免疫电泳分析。

4. 自动化免疫电泳的认识：传统免疫电泳技术耗时长、手工操作、实验过程不易标准化。近年推出了自动化电泳仪，使免疫电泳和免疫固定电泳技术能够自动化，缩短了检测时间并标准化。自动化电泳仪主要包括两个系统。

① 电泳系统：一种多参数的自动化电泳仪，以琼脂糖凝胶或醋酸纤维素膜为载体，点样、电泳、蛋白质染色、脱色、载体烘干、凝胶扫描及结果分析均由仪器自动化完成。人工只进行加待测样本、加固定剂和抗血清以及启动仪器。该技术可对血清、脑脊液和尿液中的多种蛋白成分进行电泳检测，检测效率高（60～90 个标本/h），检测结果的分辨率和清晰度高，重复性好。

② 光密度扫描系统：为程序化多功能自动光密度扫描仪，可对自动化电泳仪的沉淀结果进行扫描分析。

任务九（单元一）

一、单项选择题

1. A 2. B 3. C 4. B 5. C 6. C 7. C 8. D 9. D 10. B

二、简答题

1. ①酶活性高，能对低浓度底物产生较高的催化反应率，纯度高；②酶作用的专一性强，酶活性不受标本中其他成分影响；③酶的性质稳定，易与抗原或抗体偶联，偶联后不影响抗原、抗体和酶的活性；④酶催化底物后的产物易于测定，且测定方法简便易行、敏感、精确；⑤酶和底物对人体无害；⑥酶和底物价廉易得。

2. 将已知表面抗体包被固相载体，待检标本中的相应抗原与固相表面的抗体结合，洗涤去除未结合成分，然后再与抗原特异的酶标抗体结合，形成固相抗体-抗原-酶标抗体复合物，根据加底物后的显色程度确定待检抗原的含量。

3. ①NC膜吸附蛋白能力强，微量抗原吸附完全，故检出灵敏度可较普通ELISA高6～8倍；②如将NC膜裁剪成膜条，并在同一张膜条上点有多种抗原，将整个膜条与同一份血清反应，则可同时获得对多种疾病的诊断结果；③试剂用量较ELISA节约5～10倍；④试验和结果判断不需特殊设备条件；⑤NC膜上的结果可长期保存（－20 ℃下可达半年）。

4. 方法类型及应用如下。

①双抗体夹心法：用于检测抗原，适用于检测两个或两个以上抗原决定基的多价抗原。

②间接法：用于检测抗体。

③竞争法：用于抗原和半抗原的定量测定，也可对抗体进行测定。

④捕获法：用于血清中某种抗体亚型成分（如IgM）的测定。

任务九（单元二）

一、单项选择题

1. A 2. E 3. D 4. E 5. E 6. B 7. E

二、简答题

1. 用于标记的荧光素应符合以下要求：①应具有能与蛋白质分子形成共价键的化学基团，结合后不易解离，未结合者易清除；②荧光效率高，与蛋白质结合后，仍能保持较高的荧光效率；③荧光色泽与背景组织的色泽对比鲜明；④与蛋白质结合后不影响蛋白质原有的生化与免疫学性质；⑤标记方法简单、安全无毒；⑥与蛋白质的结合物稳定，易于保存。

2. 荧光免疫显微技术是以荧光显微镜为检测工具，用荧光素标记特异性抗体或抗抗体，检测固定组织细胞上的抗原或血清中的抗体，常用于定性和定位检查的一门技术。

临床常应用于：①血清中自身抗体的检测；②各种微生物的快速检查和鉴定；③寄生虫感染的诊断；④白细胞分化抗原的检测。

3. 荧光偏振免疫测定基本原理：荧光偏振免疫测定是利用荧光素经偏振光照射而跃入激发态，在回复至基态后可释出光子，经偏振仪形成偏振荧光，荧光偏振强度与荧光分子的大小成正比的关系而建立的免疫分析技术。

4. 时间分辨荧光免疫测定法具有特异性强，灵敏度高，标准曲线范围宽，分析速度快，标记物制备较简便，有效使用期长，无放射性污染等优点，因此是很有发展前途的超微量物质免疫分析技术。

任务九(单元三)

一、单项选择题

1. A 2. D 3. C

二、简答题

(1) IRMA 与 RIA 的区别：

	IRMA	RIA
标记物质	抗体	抗原
标记物用量	过量	限量
反应方式	直接结合	竞争性结合
B、F 分离方法	固相抗体法等	第二抗体法等

(2) 方法学评价：

① RIA：a. 优点是敏感度高，能测到 μg/L 水平，甚至可测到 ng/L 或 pg/L 水平；特异性强，与结构类似物质间的交叉反应少；准确性好，重复性好，批间批内误差低；用血量少。b. 缺点是放射性核素对环境和实验室污染；放射性核素易衰变以及放射性标记物不稳定，导致试剂有效期短。

② IRMA：a. 优点是敏感性高；特异性强；标记物稳定，易标记制备；结果稳定。b. 缺点是抗体用量偏多，且抗体的特异性纯化较难，如用单克隆抗体可克服这些缺点。

任务九(单元四)

一、单项选择题

1. B 2. D 3. E 4. C 5. B 6. C 7. A 8. B 9. E 10. D

二、简答题

1. 生物素的分子结构特点：生物素分子结构中有两个环状结构，其中Ⅰ环为咪唑酮环，是与亲和素或链霉亲和素(SA)结合的主要部位，Ⅱ环为四氢噻唑吩环，其戊酸侧链末端羧基是与蛋白质(酶和抗体)结合的唯一结构。

2. 用于标记亲和素或链霉亲和素的小分子示踪物有 ^{125}I、胶体金、荧光素和化学发光物，大分子物质如酶、抗原或抗体、铁蛋白和荧光蛋白等，其中最常用的是酶、异硫氰酸荧光素(FITC)和胶体金。

3. 生物素与蛋白质和核酸类等生物大分子结合形成的生物素衍生物，不仅保持了大分子物质的原有生物活性，而且比活度高，具有多价性。每个亲和素分子有四个生物素结合部位，可同时以多价形式结合生物素化的大分子衍生物和标志物。因此，BAS 具有多级放大作用，使其在应用时可极大地提高检测方法的灵敏度。

4. BAS 在应用中的基本类型有两种：一类以游离亲和素为中间物，分别连接包含生物素化大分子的待检反应体系和标记生物素，称为 BAB 法；另一类是直接用标记亲和素连接生物素化大分子反应体系进行检测的 BA 法，或称标记亲和素-生物素法。

任务九(单元五)

一、单项选择题

1. D 2. A 3. A 4. A 5. C

二、简答题

1. 化学发光免疫分析的原理:参考重点提示。

2. 荧光和化学发光的根本区别是形成激发态分子的激发能原理不同,荧光是发光物质吸收了激发光后使分子产生发射光,化学发光是化学反应过程中所产生的化学能使分子激发产生的发射光。

化学发光反应系统中以化学反应为基础,首要条件是吸收了化学能而处于激发态的分子或原子必须能释放出光子或者能将能量转移到另一个物质的分子上并使这种分子激发,当这种分子回到基态时能释放出光子。

任务九(单元六)

一、单项选择题

1. D 2. B 3. A 4. B 5. C 6. B

二、简答题

1. 免疫金的制备包括:胶体金溶液 pH 值的调配、蛋白质最适用量的确定、胶体金与标志物的结合、胶体金结合物的纯化与鉴定等过程。

2. 胶体金的一般性状包括胶体悬浮的稳定性(胶体性)、对电解质的敏感性、颗粒大小的呈色性、光吸收性(详见有关书籍相关内容)。

任务十

一、单项选择题

1. B 2. A 3. D 4. D 5. C 6. D 7. A 8. E 9. D 10. C 11. B 12. B 13. D 14. C 15. A

二、简答题

1. T 细胞转化试验原理:T 细胞在受到非特异性有丝分裂原或特异性抗原刺激后能发生增殖反应,细胞代谢旺盛,蛋白质和核酸合成增加;与此同时细胞体积增大,分裂成母细胞样,此为淋巴细胞转化现象。因此可借助形态学方法观测淋巴细胞形态变化情况,^{3}H-胸腺嘧啶核苷(^{3}H-TdR)掺入法测定 DNA 合成情况,或 MTT 比色法测定线粒体代谢活性即可判定淋巴细胞转化程度。

镜下可见淋巴母细胞、过渡型淋巴细胞、正常淋巴细胞三种淋巴细胞形态,其特征见表 10-1。

2. 细胞分选是指从细胞群体中将选定的细胞分离出来。细胞分选时,振荡装置充电产生每秒 4 万次的振动频率,使喷嘴射出一连串均匀的成千上万个小液滴,流动的细胞就分散在这些小液滴中。此时,给细胞流束一个充电脉冲信号,选定细胞形成的液滴带有特定的电荷,未被选定细胞形成的液滴和不含细胞的空白液滴均不带电荷。带有电荷的液滴向下落入偏转板的高压静电场时,依据自身所带电荷正负向左或右发生偏转,落入各自的收集容器中。不带电荷的水滴则垂直下流进入中间的废液容器中。

任务十一

(一) 单项选择题

1. A　2. D　3. C　4. B　5. C　6. E　7. C　8. B　9. D　10. C

(二) 简答题

1. 从免疫应答的两种结果进行分析，说明超敏反应只是一种病理性免疫应答，再分析它们对机体造成的影响。

2. 青霉素是一种半抗原，进入机体后先与组织蛋白结合形成完全抗原后才能刺激机体产生抗体。发生机制中分三阶段叙述，包括致敏阶段、激发阶段和效应阶段。

3. 分别从参与成分、发生机制和临床常见疾病进行比较。

4. 根据皮试局部反应现象，判断为＋＋，表明该受试者曾受过结核菌素感染，或接种过卡介苗，对结核分枝杆菌已建立免疫力。同时表明其机体的细胞免疫状态良好，机体免疫系统对抗原的刺激产生保护性反应。出现的症状是机体对皮试液的反应，属正常现象。

任务十二

一、单项选择题

1. A　2. D　3. A　4. B　5. A　6. B　7. D 8. E　9. E　10. E

二、简答题

1. 对自身免疫性疾病，免疫检验的目的是协助诊断，帮助分析疾病进展情况，从而指导临床治疗。在选择免疫学检验项目中并不是任何一例病例均需全面的免疫检验，而是根据疾病发生机制及病情需要选择。特异性自身抗体的检测较为重要，对临床诊断和治疗有重要的意义。对临床上怀疑为自身免疫性疾病的患者，首先可选择检测血清中抗核抗体，免疫球蛋白 IgG、IgA、IgM 含量，补体量(CH50 或单一补体 C3)、类风湿因子等。如结果异常，则需作进一步的检测，如抗 ENA 抗体谱、抗 dsDNA 抗体、抗角蛋白抗体等特异性自身抗体。综合以上结果帮助临床分析、诊断。自身免疫性疾病患者在治疗过程中，还应随时动态观察原自身抗体有无阴转，以便及时了解病情。

2. 从自身免疫性疾病的发病机制来分析；自身免疫病的发病机制尚不清楚，但其发生的关键是机体针对自身成分发生了免疫应答，产生自身抗体或自身致敏性 T 细胞所致。自身免疫病的发生与下列因素有关。

(1) 自身抗原的出现：自身组织器官成分成为抗原，主要有三种原因。①隐蔽抗原的释放；②自身抗原的改变；③异嗜性抗原引发的交叉反应。

(2) 免疫系统发育或调节功能异常：由于胸腺(或骨髓)功能障碍，导致某些自身反应性 T 细胞逃避阴性选择而发育成熟，该 T 细胞克隆可对自身组织成分产生应答，引起 AID。Th1 和 Th2 细胞比例失调和功能失衡也可发生 AID，如 Th1 细胞功能亢进可促进某些器官特异性 AID 的发生，如胰岛素依赖型糖尿病。另外，多克隆刺激剂和超抗原可直接激活耐受状态的 T 细胞，从而辅助刺激自身反应性 B 细胞活化产生自身抗体，引发 AID。组织细胞表面异常表达 MHC-Ⅱ类抗原也可启动自身免疫应答。

(3) 遗传因素：许多自身免疫病具有家族遗传倾向。研究中发现多种自身免疫性疾病的发生率与 HLA 的某些基因型相关，主要表现在 HLA-B 或 DR 抗原上。

任务十三

一、单项选择题

1. D 2. B 3. E 4. A 5. D 6. A 7. C 8. E 9. D 10. E

二、简答题

1. 两家医院虽然CA19-9检测都是利用了双抗体夹心法的化学发光法，但是抗体组合不同和使用试剂不同。前者用的是A公司的试剂，采用：单克隆捕获抗体（鼠）＋ 多克隆结合抗体（兔）；后者使用的B公司试剂，采用：单克隆捕获抗体（鼠）＋ 单克隆结合抗体（鼠）。从方法设计上而言，单克隆捕获抗体（鼠）＋ 多克隆结合抗体（兔）优于单克隆捕获抗体（鼠）＋ 单克隆结合抗体（鼠），但最终的方法优劣判断需要结合CT等检查及患者临床表现及进展。此外CA19-9在国际上没有标准物，所以从溯源角度上两公司都是自己用自己的方法标定了自己的标准品。

2. 钩状效应导致假阴性。将尿液进行倍比稀释，HCG结果会呈阳性。

3. 曾被鼠或宠物咬过的人，以及使用过动物免疫剂（如单克隆抗体）治疗过的患者，体内会产生人抗鼠IgG抗体（HAMA），后者会干扰用单克隆抗体试剂进行的免疫学检测的结果，产生假阳性。可在患者标本中加入正常小鼠的血清吸收，再用聚乙二醇沉淀，形成免疫复合物后，再对标本测定，结果CA19-9的浓度降至正常。

4. 从机体抗肿瘤机制与肿瘤的免疫逃避机制来回答此问题。

机体的免疫功能与肿瘤的发生如同两军对垒，当机体免疫监视功能正常发挥作用时，肿瘤被抑制，而当宿主免疫功能低下或受抑制时，肿瘤发生率增高。

机体有多种免疫效应机制发挥抗肿瘤作用，包括非特异性抗肿瘤免疫和特异性抗肿瘤免疫（以细胞免疫为主），两者相互协调，共同参与机体免疫监视和抗肿瘤效应。非特异性抗肿瘤免疫机制主要有补体介导肿瘤细胞溶解、NK细胞的杀瘤效应、巨噬细胞的杀瘤效应、γδT细胞的杀瘤效应等。此外，中性粒细胞和多种细胞因子如IFN-γ、穿孔素和FasL等效应分子也具有抗肿瘤作用。机体特异性抗肿瘤免疫机制包括细胞免疫机制，如$CD4^+$ T细胞和$CD8^+$ T细胞等抗肿瘤效应，以及体液免疫机制，如补体依赖的细胞毒作用、ADCC、抗体的免疫调理作用、抗体的封闭作用和干扰肿瘤细胞的黏附作用等。

尽管体内具有一系列的免疫监视机制，但仍难以阻止肿瘤的发生和发展。这主要因为肿瘤细胞也可通过多种机制逃避机体的免疫攻击。肿瘤主要免疫逃逸机制有：肿瘤细胞抗原的缺失和抗原调变（指被攻击的肿瘤细胞表面抗原决定簇减少或丢失）、MHC-Ⅰ类分子表达异常、肿瘤细胞表面的“抗原覆盖”、协同刺激分子表达异常、肿瘤细胞的“漏逸”、肿瘤细胞导致的免疫抑制以及肿瘤细胞表达FasL，诱导免疫细胞凋亡等。（自学有关书籍，全面了解抗肿瘤免疫和肿瘤的免疫逃逸机制）

任务十四

一、单项选择题

1. C 2. D 3. A 4. B 5. E

二、简答题

1. GVHR是由于移植物中含有大量的抗原特异性淋巴细胞，识别宿主受体组织相容性抗原，而后增殖分化为效应细胞，对宿主受体的组织器官发动攻击的一种排斥反应。

GVHR 的发生依赖于下列条件:①移植物与宿主间组织相容性抗原不符;②移植物中含有足够数量的免疫细胞,特别是 T 细胞;③移植受体处于免疫功能极低或免疫无能的状态。

2. HLA 基因分型技术主要有:①限制性片段长度多态性分析法;②序列特异的寡核苷酸探针分析法;③序列特异性引物聚合酶链反应;④多荧光微球免疫分析。

3. 移植后对受者进行免疫监测主要包括细胞水平的免疫监测和体液水平的免疫监测,前者有外周血 T 细胞及其亚群的测定、杀伤细胞活性测定、细胞因子测定、黏附分子检测、HLA 抗体检测;后者有抗体水平检测、补体水平检测;另外还有 CRP、β_2-m、尿 α_1-微球蛋白和尿 HCG 等排斥反应相关蛋白检测。

任务十五

一、单项选择题

1. B　2. C　3. A　4. B　5. A　6. D　7. B　8. B　9. B　10. A　11. C　12. A

二、简答题

1. (1)基质对测定结果无明显影响。

(2) 浓度在方法的测定范围内。室内质控品要求其所含的待测物的浓度接近试验或临床决定水平。

(3) 良好的稳定性。

(4) 无已知的传染危险性。

2. (1) Levey-Jennings 质控图方法。

(2) Westgard 多规则质控方法。

(3)“即刻法”质控方法。

3. 免疫检验分析前阶段质量控制的内容包括:检验项目的正确选择;根据临床医师的检验要求,患者的正确准备;原始样本的正确采集、运送及验收。

中英文对照

ZHONGYINGWENDUIZHAO

A

adaptive immune response	适应性免疫应答
affinity	亲和性
alkaline phosphatase, AP	碱性磷酸酶
alphafetoprotein, AFP	甲胎蛋白
aminopterin, A	氨甲蝶呤
antibody, Ab	抗体
antigen presenting cell, APC	抗原提呈细胞
antigen, Ag	抗原
antigenic determinant, AD	抗原决定簇
antinuclear antibody, ANA	抗核抗体
anti-nucleosome antibody, AnuA	抗核小体抗体
artificial active immunization	人工自动免疫
artificial passive immunazation	人工被动免疫
autoimmune disease, AID	自身免疫病
avidin, AV	亲和素
avidin-biotin-peroxidase complex, ABC	亲和素-生物素化酶复合物
avidity	亲和力

B

B cell antigen receptor, BCR	B 细胞抗原受体
biocytin hydrazide, BCHZ	肼化生物胞素
bioluminescence	生物发光
biotin, B	生物素
biotin-avavidin sysstem, BAS	生物素-亲和素系统
biotin-avidin bind, BAB	桥联亲和素-标记生物素法
biotinyl-N-hydroxy succinimide ester, BNHS	生物素 N-羧基丁二酰亚胺酯
biotin hydrazide, BHZ	生物素酰肼

C

carbohydrate antigen,CA	糖链抗原
carcinoembryonic antigen,CEA	癌胚抗原
caspase-3	半胱氨酸蛋白酶-3
chemiluminescence	化学发光
chemiluminescence enzyme immunoassay,CLEIA	化学发光酶免疫分析
chemiluminescence immunoassay,CLIA	发光免疫分析技术
circulating immune complex,CIC	循环免疫复合物
cloned enzyme donor immunoassay,CEDIA	克隆酶供体免疫分析
colloidal gold	胶体金
complement,C	补体
complement dependent cytotoxicity,CDC	补体依赖性淋巴细胞实验
complementary determining region,CDR	互补决定区
constant region	恒定区
cyclosporine A,CsA	环孢素 A
cytokine,CK	细胞因子

D

delayed type hypersensitivity,DTH	迟发型超敏反应
dimethylthiazol diphenyltrazolium bromide,MTT	溴化二甲噻唑二苯四唑
dot enzyme linked immunosorbent assay,Dot-ELISA	斑点酶免疫吸附试验
dot immunogold chromatographic assay,DICA	斑点金层析试验
dot immunogold filtration assay,DIGFA	斑点金免疫渗滤试验

E

electrochemiluminescence immunoassay,ECLIA	电化学发光免疫分析
encyme-linked immunospot assay,ELISPOT	酶联免疫斑点试验
enzyme immunoassay,EIA	酶免疫测定
enzyme immunohistochemistry technique,EIHCT	酶免疫组化技术
enzyme linked immunosorbent assay,ELISA	酶联免疫吸附试验
enzyme-mutiplied immunoassay technigue,EMIT	酶增强免疫测定技术
external quality assessment,EQA	室间质量评价
extractable nuclear antigen, ENA	可提取性核抗原

F

ficoll-hypaque	聚蔗糖-泛影葡胺
flow cytometry,FCM	流式细胞术

fluorescein isothiocyanate, FITC	异硫氰基荧光素
fluorescence enzyme immunoassay, FEIA	荧光酶免疫测定
fluorescence immunoassay, FIA	荧光免疫测定
fluorescence polarization immunoassay, FPIA	荧光偏振免疫测定
fluorescence, FL	荧光
forward scatter, FSC	前向散射光
framework region, FR	骨架区

G

genetic engineering antibody, GEAb	基因工程抗体
graft versus host reaction, GVHR	移植物抗宿主反应

H

heavy chain	H 链重链
horseradish peroxidase, HRP	辣根过氧化物酶
host versus graft reaction, HVGR	宿主抗移植物反应
human chorionic gonadotropin, HCG	人绒毛膜促性腺激素
human leukocyte antigen, HLA	人类白细胞抗原
hypoxanthine, H	次黄嘌呤
hypoxanthine-guanine phosphoribosyl transferase, HGPRT	次黄嘌呤-鸟嘌呤磷酸核糖转化酶

I

immune colloidal gold technique	免疫胶体金技术
immune complex, IC	免疫复合物
immunity	免疫
immunoblotting test, IBT	免疫印迹法
immunofluorescence technique	荧光免疫技术
immunofluorescent microscopy	荧光免疫显微技术
immunoglobulin, Ig	免疫球蛋白
immunogold	免疫金
immunology	免疫学
immunoradiometric assay, IRMA	免疫放射分析
interleukin, IL	白细胞介素
internal quality control, IQC	室内质量控制

L

labeled avidin-biotin, LAB	标记亲和素-生物素法

laboratory immunology	免疫学检验
light chain	L 链或轻链

M

mannanbinding lectin,MBL	甘露聚糖结合凝集素
MBL-associated serine protease,MASP	MBL 相关的丝氨酸蛋白酶
membrane attack complex,MAC	膜攻击复合物
mitochondrial membrane potential,MMP	线粒体膜电位
monoclonal antibody,McAb	单克隆抗体

N

natural killer cell,NK	自然杀伤细胞
nitrocellulose,NC	硝酸纤维素膜
nitroublue tetrazolium,NBT	硝基蓝四氮唑

O

optimal conditions variance,OCV	最佳条件下的变异
o-phenylenediamine,OPD	邻苯二胺

P

peripheral blood mononuclear cell,PBMC	外周血单个核细胞
phenylalanine methyl ester,PME	苯丙氨酸甲酯
photoluminescence	光照发光
phycoerythrin,PE	藻红蛋白
preparetion of Fluorescein Lablled	荧光标记物的制备
primary response	初次应答
proficiency testing,PT	能力验证
prostate specific antigen,PSA	前列腺特异抗原

Q

quality assurance,QA	质量保证
quality control,QC	质量控制

R

radioimmunoassay,RIA	放射免疫分析
recombinant immunobinding assay,RIBA	重组免疫结合试验
restriction fragment length polymorphism, PCR-RFLP	限制性片段长度多态性分析法

rheumatoid factor, RF 类风湿因子
rhodamine 罗丹明
tetraethyl rhodamine 四乙基罗丹明
ribonuclear protein, RNP 核糖核蛋白
routine conditions variance, RCV 常规条件下的变异

S

secondary response 再次应答
sequence specific oligonucleotide probes, PCR-SSO 序列特异的寡核苷酸探针分析法
sequence specific primers, PCR-SSP 序列特异性引物聚合酶链反应
side scatter, SSC 侧向散射光
stimulating index, SI 刺激指数
streptavidin, SA 链霉亲和素
streptavidin-biotin-peroxidase complex, SABC 链霉亲和素-生物素化酶复合物
streptolysin O, SLO 链球菌溶血素 O
substrate-labeled fluorescent immunoassay, SLFIA 底物标记荧光免疫测定
surface membrane immunoglobulin, SmIg 膜表面免疫球蛋白

T

T cell antigen receptor, TCR T 细胞抗原受体
tetramethyl rhodamine isothiocynate, TRITC 四甲基异硫氰酸罗丹明
thymidine, T 胸腺嘧啶核苷
thymus dependent antigen, TD-Ag 胸腺依赖性抗原
thymus independent antigen, TI-Ag 胸腺非依赖性抗原
time-resolved fluorescence immunoassay, TR-FIA 时间分辨荧光免疫测定
tripropylamine, TPA 三丙胺
tumor antigen 肿瘤抗原
tumor marker, TM 肿瘤标志物
tumor specific antigen, TSA 肿瘤特异性抗原
tumor-associated antigen, TAA 肿瘤相关抗原
3,3',5,5'-tetramethylbenzidine, TMB 四甲基联苯胺

V

variable region V 区(可变区)

Z

zonephenomenon 带现象

参考文献

CANKAOWENXIAN

1. 吕世静.免疫学检验[M].2版.北京:人民卫生出版社,2008.

2. 刘辉.免疫学检验[M].3版. 北京:人民卫生出版社,2010.

3. 王兰兰,吴健民.临床免疫学与检验[M].4版. 北京:人民卫生出版社,2007.

4. 吴俊英. 免疫检验[M]. 北京:高等教育出版社,2008.

5. 金伯泉. 医学免疫学[M]. 5版. 北京:人民卫生出版社,2008.

6. 龚非力. 医学免疫学[M]. 2版.北京:科学出版社,2007.

7. 陈兴保. 病原生物学和免疫学[M].6版,北京:人民卫生出版社,2009.

8. 鲜尽红. 免疫检验技术[M]. 北京:人民卫生出版社,2009.

9. 张瑞兰. 免疫学基础[M]. 北京:科学出版社,2008.

10. 肖纯凌. 病原生物学和免疫学[M]. 北京:人民卫生出版社,2010.

11. 刘荣臻. 病原生物与免疫学[M].北京:人民卫生出版社,2010.

12. 沈关心.现代免疫学实验技术[M].2版.武汉:湖北科学技术出版社,2007.

13. 吴后男.流式细胞术原理与应用教程[M]. 北京:北京大学医学出版社,2008.

14. 中华人民共和国卫生部医政司.全国临床检验操作规程[M].3版.南京:东南大学出版社,2008.

15. 王鸿利,仲人前,周新,等. 实用检验医学(上)[M]. 北京:科学出版社,2009.

推荐学习网站

TUIJIANXUEXIWANGZHAN

1. 卫生部临床检验中心：http://www.nccl.cn/
2. 中华医学会检验分会：http://www.cslmnet.org/
3. 中国免疫学信息网：http://www.immuneweb.com/
4. 中华微生物学和免疫学杂志：http://www.zhwswxhmyx.periodicals.net.cn/
5. 中国生物医学文献服务系统：http://sionmed.imicams.ac.cn/index.asp
6. 中国生物技术信息网：http://www.biotech.org.cn/
7. 中华检验医学网：http://www.labweb.cn/
8. 检验医学网：http://www.labmed.cn/
9. 检验医学信息网：http://www.clinet.com.cn/
10. 检验天空网：http://www.immuneweb.com/
11. 检验世界网：http://www.ddm360.com/
12. 检验在线：http://www.ddm360.com/
13. 中国免疫学实验网：http://www.immuexp.com/
14. 美国国家医学图书馆(NLM)：http://www.nlm.nih.gov
15. 美国生物技术信息中心(NCBI)：http://www.ncbi.nlm.nih.gov/
16. 中文科技期刊数据库(维普期刊导航)：http://oldweb.cqvip.com/
17. 外文期刊文献数据库(PubMed)：http:// www.ncbi.nlm.nih.gov/sites/entrez/
18. 中华医学检验杂志：http://www.periodicals.net.cn/zhonghuayixue01.asp